现代临床药物治疗基础与实践

甄怡君　孙彩丽　刘宣彤　主编

U0189853

中国纺织出版社有限公司

图书在版编目（CIP）数据

现代临床药物治疗基础与实践 / 甄怡君，孙彩丽，刘宣彤主编. -- 北京：中国纺织出版社有限公司，2023.12

ISBN 978-7-5229-1253-0

Ⅰ.①现… Ⅱ.①甄…②孙…③刘… Ⅲ.①药物疗法 Ⅳ.①R453

中国国家版本馆CIP数据核字（2023）第238899号

责任编辑：樊雅莉　特约编辑：张小敏
责任校对：高　涵　责任印制：王艳丽

中国纺织出版社有限公司出版发行
地址：北京市朝阳区百子湾东里A407号楼　邮政编码：100124
销售电话：010—67004422　传真：010—87155801
http://www.c-textilep.com
中国纺织出版社天猫旗舰店
官方微博 http://weibo.com/2119887771
三河市宏盛印务有限公司印刷　各地新华书店经销
2023年12月第1版第1次印刷
开本：787×1092　1/16　印张：13.25
字数：300千字　定价：98.00元

凡购本书，如有缺页、倒页、脱页，由本社图书营销中心调换

编 委 会

前　言

　　社会经济的高速发展，医药科技的不断进步，极大地推动了临床药学的发展。新药物及新制剂的不断上市，也极大地丰富了临床药学的内容。为了顺应时代变化，更好地指导医疗、药学等方面的工作，进一步满足医药工作者的实际临床需求，编者结合自身丰富的药学经验，参考国家颁布的药事法规文件、临床诊治指南和国内外相关文献倾力编写了此书。

　　本书首先介绍临床药物治疗学的概况和临床药理学基础，然后详细阐述药物的临床应用，涉及循环系统常用药物、血液系统常用药物、神经系统疾病的药物治疗、消化系统疾病的药物治疗以及抗肿瘤药物等，最后介绍了中药的相关内容。全书内容力求严谨准确，科学实用，尽可能做到全面覆盖，重点突出，既体现理论的完整性，又强调实践的系统性。希望本书能为广大医药同仁提供参考。

　　由于编写内容较多、时间仓促，尽管在编写的过程中反复校对、多次审核，但书中难免有不足和疏漏之处，望各位读者批评指正，提出宝贵意见，以便再版时修订，谢谢。

编　者

2023 年 10 月

目　录

第一章

绪论

第一节　药物治疗学概述

　　药物治疗学是运用药学专业基础知识（包括药理学、临床药理学、生物药剂学等），针对疾病的发病机制和临床发展过程，依据患者的病因、病理、生理、心理和遗传特征，制订合理的个体化药物治疗方案，以获得最佳治疗效果的学科。临床药物治疗学是一门集药理学、诊断学和临床医学为一体的，研究药物预防、治疗疾病理论和方法的学科，是医学与药学之间的桥梁，是一门实践性很强的应用型学科。

　　随着人民生活水平的提高及健康意识的增强，公众对医疗保健服务的要求越来越高。药物作为疾病治疗的主要手段之一，在发挥防治疾病作用的同时，又不可避免地影响或损害机体功能。如何安全合理地应用药物，已经成为备受关注的焦点。临床药物治疗学综合应用基础医学、临床医学和药学的基本理论，根据患者的临床资料，研究临床治疗实践中如何安全、有效地进行药物治疗，目的是指导临床医师制订和实施合理的个体化药物治疗方案，以获得最佳疗效并最大限度地降低治疗风险。随着 20 世纪 90 年代药学服务这一理念的提出及推广，临床药物治疗学已被部分药学院校列入必修课程。

一、开设临床药物治疗学课程的必要性

　　医学是一门不断发展的学科，新的治疗技术、治疗方法和治疗药物的不断涌现以及疾病谱的变化，为药物的临床应用和管理带来极大的挑战。不合理地使用药物不仅造成疾病治疗的延误，引起不良反应甚至危害生命，还会造成医疗资源的严重浪费，给患者和社会带来沉重负担。据世界卫生组织（WHO）统计，超过一半的药物处方、配药或销售不当，约有50%的患者未得到最佳的药物治疗。尤其是在卫生条件相对薄弱的发展中国家，不合理使用药物的问题更为严重。不合理用药在我国各级医疗机构中也是普遍存在的现象，据保守估计，不合理用药约占实际用药总量的30%。造成这种现象的原因有很多，其中最主要的是广大医务人员尤其是开具处方的临床医师不能全面、系统地掌握《药理学》《临床药物治疗学》和《内科学》等相关内容，不能根据患者的病情变化给予最合适的药物，对联合使用的药物间可能出现的相互作用及常见的不良反应不能预知并加以避免，以及药物剂量大小和疗程长短不合理等。

　　当前，我国医学高等教育的教学课程体系主要是由通用基础课程、专业基础课程和专业

课程等内容构成。对于临床医学专业的学生来说，其课程设置主要倾向于临床医学及相关基础学科，而对于与疾病药物治疗相关的课程涉及较少，即使在近年来开展的住院医师规范化培训和全科医师规范化培训的相关课程中也未将临床药物治疗学课程纳入培训范畴。随着疾病谱的改变，新的治疗方法和治疗药物层出不穷，导致学生毕业后在面对千差万别的患者和复杂的病情时不知该怎样选择和合理地使用具体的药物进行治疗。对他们进行不同疾病状态下的临床合理用药培训是提高临床合理用药水平的关键。有学者对美国临床药物治疗学课程进行研究，得到以下信息：①参考教材覆盖面广；②药物治疗学的授课时间跨度长、学时充足；③教材模块更细化；④各院校对各个模块的选择不一。通过以上信息可以看出，美国临床药物治疗学的课程设置与我国大多数院校相比具有内容更系统全面、授课重点突出、模块组合更合理、授课时间跨度长、学时更充足等特点。因此，在当前医学院校的临床医学课程中或医师毕业后的教育中设置临床药物治疗学课程具有十分重要的意义。

二、临床药物治疗学课程的任务

临床药物治疗学的重点是利用对于疾病和药物的全面认识，研究可能影响药物治疗效果和不良反应的药物或机体因素，并通过这些研究结果指导临床医师合理地选择并正确地进行药物治疗，而不是研究具体药物的药理作用机制以及疾病的病因和病理生理机制等。临床药物治疗学的主要任务是综合应用基础医学、临床医学与药理学等相关学科的基本理论、基本知识和基本技能，根据患者的病理生理特点和遗传学特征，综合分析判断疾病的发病原因、临床表现、分型（或分期）和预后，指导临床医务工作者（主要是临床医师）为患者制订和实施个体化的药物治疗方案，目的是获得最佳的治疗效果并将治疗风险降到最低。

三、临床药物治疗学与其他相关课程的关系

临床药物治疗学是研究药物预防、治疗疾病理论和方法的学科，是医学与药学之间的桥梁，它与很多学科既有紧密的联系又有显著的区别。临床药物治疗学不同于药理学。药理学根据药物的作用机制将药物分类，主要介绍药物的作用、具体机制、用途及不良反应等药学知识，为使用药物防病、治病提供理论依据，但很少介绍疾病状态下的药物治疗；而临床药物治疗学以疾病为纲介绍治疗疾病的临床用药，主要是应用基础医学、临床医学和药理学基本理论和知识，根据患者的具体情况制订个体化的药物治疗方案，以获得最佳疗效和最低治疗风险，强调在不同疾病状态下该选什么药、怎样使用、注意事项等临床治疗中亟待解决的问题。

临床药物治疗学也不同于临床药理学。临床药理学通常根据药物的作用机制分类介绍具体药物的药理作用、药代动力学、临床应用和不良反应，很少或基本不介绍疾病的病理生理、临床表现和治疗等相关知识；而临床药物治疗学则多是以系统的疾病为纲，通过有针对性地介绍具体疾病的病因、发病机制、临床表现和分型（或分期）等信息，重点描述疾病状态下治疗方案的制订和实施策略，目的是促进临床合理用药。临床药理学侧重于新药的临床研究以及用药后人体药代动力学参数变化等药学信息的获得，而临床药物治疗学则主要关注药物单药或联合其他药物对某一个体具体疾病的药物治疗。

此外，临床药物治疗学虽然也关注具体疾病，但区别于临床医学中的其他学科。内科学等临床医学学科通常是在系统性描述疾病的流行病学、病因学、病理生理学和发病机制的基

础上，重点阐述疾病的临床表现、诊断（包括诊断措施和诊断标准等）、鉴别诊断、疾病发展过程中可能出现的并发症以及治疗原则等。其中治疗原则的阐述不仅包括药物治疗，也包括手术、放疗和（或）介入等非药物治疗方式，而对于如何在不同的疾病状态下合理地选择和使用药物的关注不够。临床药物治疗学虽然也介绍疾病的病因、发病机制和临床表现等相关信息，但侧重于描述不同疾病状态下治疗方案的制订和药物的合理使用。

（吴　狄）

第二节　药物治疗的基本原则

一、药物治疗的基本过程

（一）确定诊断，明确用药目的

合理用药的前提条件是疾病的诊断明确，临床医师在制订治疗方案前首先应明确疾病的诊断和病情严重程度，明确当前需要解决的核心问题，并以此选择合适的药物，制订合理的用药方案。诊断一时难以明确，但症状又必须及时处理时可给予相应的对症处理，并进一步完善相关检查以明确诊断。

（二）制订详细的用药方案

根据患者的诊断，在综合考虑拟选用药物的药效学、药代动力学和其他可能影响药物效果的机体或药物因素后，制订详细的包含给药剂量、给药途径、给药频次、给药疗程和是否联合用药及联合用药选择等信息的用药方案。

（三）及时完善用药方案

在具体的药物治疗过程中既要严格执行前期制订的药物治疗方案，又要随时根据患者病情和相关实验室检查的变化适当调整治疗方案。在治疗过程中要密切关注患者用药后的疗效和不良反应，及时修改和不断完善先前制订的治疗方案，必要时采取新的治疗措施。

（四）个体化药物治疗

古人云"是药三分毒"，任何药物在发挥治疗疾病作用的同时，也可能造成不良反应。并且在疾病的不同状态下，机体对于药物反应的敏感性也存在较大的差别，这就使得采用同一剂量的同一药物难以满足临床治疗疾病的需要。此外，药物在体内常存在复杂的相互作用，好的相互作用可能会提高治疗效果，而不好的相互作用则可能会增加药物的不良反应，导致机体的损伤。因此，在药物治疗过程中需要对患者的用药方案进行个体化制订。

二、合理用药的定义

临床药物治疗学的核心是综合运用药学、医学及相关学科的知识为患者制订最优的治疗方案，达到合理用药的目的。1985年世界卫生组织在肯尼亚首都内罗毕召开的合理用药专家会议上将合理用药定义为："合理用药要求患者接受的治疗药物适合其临床需要，药物的剂量满足其个人需要，疗程足够并且药价对患者个人及其所在的社区最低。"这句话常被简化为5个"合适"，即对于合适的患者，在合适的时间，通过合适的途径，给予合适剂量的合适药物。如果处方过程中包含以下步骤，则有望达到合理用药的要求：①明确患者的问题

（即诊断明确）；②确定安全和有效的治疗（包括药物和非药物治疗）；③选择适当的药物、剂量和疗程；④开具一个明确的处方；⑤向患者提供充分的信息和咨询；⑥对治疗反应进行评估。

三、不合理用药的现状及促进合理用药的措施

现实情况是，处方开具并不总是符合理想的合理用药模式，并且常会出现一些不合理的处方。据估算，全世界50%左右的药品处方、配药或销售不当，50%左右的患者没有达到合理用药的标准。此外，约有1/3的世界人口无法获得基本治疗药物。在美国，每年大约有12.5万名患者因为没有正确服用药物而死亡。常见的不合理处方包括：①在不需要药物治疗的情况下使用药物治疗，如使用抗生素治疗病毒性上呼吸道感染；②在需要药物治疗的特定情况下使用错误的药物，如使用抗生素治疗需要口服补液盐的儿童病毒性腹泻；③使用疗效可疑或未经证实的药物，如使用胃肠动力调节药治疗急性感染性腹泻；④正确的药物，但不正确的给药途径、剂量或持续时间，如当口服甲硝唑合适时使用甲硝唑静脉滴注；⑤非必要使用昂贵药物，如一线使用窄谱抗菌药物就足够的情况下使用第三代广谱抗菌药物；⑥联合使用多种维生素和营养品等辅助用药。

促进合理用药的教育措施包括印刷材料、研讨会、简报和面对面的干预。促进合理用药的管理方法是指对处方的开具进行各种限制，如限制每张处方的最大药品数量、最大处方金额或住院处方的最长期限等。促进合理用药的监管措施包括严格评价药物上市的临床研究和临床前研究数据（如数据表、患者信息单）和药物不同销售水平的调度（如柜台、药房或处方）等。

四、合理用药的原则

概括地说，合理用药的基本原则主要包括"安全、有效、经济、方便"，应在确保患者安全的前提下使用有效的药物，尽可能经济和方便地选择合适的药物。

（一）安全性原则

合理用药首先是要确保安全性，这是合理用药的前提。安全用药的目的是获得最佳疗效的同时尽可能降低药物治疗相关的损害。引起药物治疗安全性问题的常见原因主要包括：药物自身的理化性质、药品的质量问题以及不合理地使用药物。为保证安全用药，临床治疗过程中应尽可能避免选择不良反应较大的药品。此外，在多种药物联合使用时还需要注意配伍禁忌，尽量避免毒性叠加，如顺铂和氨基糖苷类药物都有肾脏毒性，这两类药物应避免联合使用。

（二）有效性原则

用药的有效性是指根据患者的病症，因病施治、对症下药，选择安全有效的治疗药物。有效用药是合理用药的关键，常用的判断药品有效性的指标包括治愈、显效、好转和无效。影响药物治疗有效性的因素包括药物因素（如药物的理化性质、剂型、给药途径、给药剂量以及药物相互作用等）和机体因素（患者的年龄、性别、体重、遗传背景和疾病状态等）。临床用药时，要结合这两方面因素，综合考虑。

（三）经济性原则

在保证安全、有效用药的前提下，还应考虑患者的经济承受能力。通俗地讲，用药的经济性就是在获得最佳治疗效果的同时付出最小的药物经济成本。药物治疗的经济性原则并不是一味地选用廉价的药品，其真正的含义是在获得相同或相似治疗效果的情况下尽可能减少用药成本，从而达到减轻患者经济负担和节约社会医疗资源的目的。药物的经济性原则主要包括以下三方面的内容：①避免盲目追求新药、高价药，控制不合理的药物需求；②对有限的药物资源进行合理配置，避免医药卫生资源的浪费；③减少商业利益驱动的不合理药物治疗。此外，刚上市的新药临床疗效和不良反应还需要大规模的临床观察，一些罕见但严重的不良反应可能还没有被发现，因此临床医师不必盲目地追求新药。

（四）方便性原则

用药依从性是患者对既定药物治疗方案的执行程度，它也是影响药物治疗效果的重要因素。药物治疗方案过于复杂或治疗相关不良反应是导致患者依从性差的主要原因。因此，医师在制订治疗方案时应符合方便性原则，提高患者对治疗的依从性。在处方时应尽可能做到能外用不口服，能口服不注射，并尽可能少地使用药物，且选择合适的剂型和给药方案。

（吴 狄）

第二章

药物治疗的临床药理学基础

第一节　临床药物代谢动力学

临床药物代谢动力学简称临床药动学，其应用动力学原理和数学模型，定量地描述药物的吸收、分布、代谢和排泄过程（简称 ADME 过程）随时间变化的动态规律，以及各种临床条件对体内过程的影响，根据计算出的药动学参数制订最佳给药方案，指导临床合理用药。

临床药物代谢动力学是在药物代谢动力学的基础上发展和壮大起来的，是药物代谢动力学的分支。药物代谢动力学的历史可追溯至 1841 年，苏格兰学者 Alexander 进行了第一个人体药物代谢试验。1913 年，德国学者 Michaelis 及 Menten 提出了以米氏方程式描述酶动力学，为非线性药物代谢动力学奠定了理论基础。1937 年瑞典学者 Teorell 提出以二室模型分析血浆与组织中的药物浓度，由于他为药物代谢动力学多室模型的发展做出重要贡献，因此被公认为是现代药物代谢动力学理论的奠基人。1953 年，Dost 首先将"药代动力学（Pharmacokinetics）"这一概念引入这门学科，这也标志着临床药物代谢动力学形成独立的分支学科。1965 年，Beckett 等发现苯丙胺的消除取决于尿液 pH，因此在临床上采用改变尿液 pH 的方法加速或减慢药物经尿的排出。从此，医学界开始认识到药物代谢动力学在制订合理给药方案及个体化用药中的重大意义，临床药物代谢动力学应运而生。

一、药物的体内过程

（一）药物的吸收及影响因素

1. 吸收

药物由给药部位进入血液循环的过程称为吸收。

除静脉注射和静脉滴注给药是直接进入血液循环之外，其他血管外给药途径都存在药物跨血管壁进入血液的吸收过程，不同给药途径药物吸收快慢顺序依次为：吸入 > 舌下 > 直肠 > 肌内注射 > 皮下注射 > 口服 > 透皮。临床常用的血管外给药途径分为消化道给药、注射给药、呼吸道给药及皮肤黏膜给药。

（1）消化道内吸收：分为口腔、胃、小肠及直肠吸收等。

1）口腔吸收：药物经口腔黏膜吸收为被动吸收。唾液和咀嚼可以促进药物吸收，唾液流速一般为 0.6 mL/min，每日分泌 1～2 L，pH 6.2～7.2，能降低弱碱性药物的解离度和提高弱酸性药物的解离度，可促进弱碱性药物吸收，但不利于弱酸性药物吸收。口腔吸收的优点是吸收迅速，作用快，药物吸收完全，如防治心绞痛急性发作的硝酸甘油舌下含服。

2）胃吸收：胃液的 pH 对药物吸收影响较大。通常胃液的 pH 在 3 以下，弱酸性药物在此环境中多不解离，容易吸收，如水杨酸、丙磺舒等；相反，弱碱性药物如茶碱、地西泮、麻黄碱等在此环境中大部分被解离而难以吸收。

3）小肠吸收：由于小肠吸收面积大、血流量丰富，药物在肠道中存留时间长，小肠成为消化道药物吸收的主要部位。肠腔内 pH 由十二指肠到回盲部越来越高，pH 变化范围较大，弱酸性药物和弱碱性药物均适宜吸收。

由胃和小肠吸收的药物都要经门静脉进入肝脏，经首过消除再进入体循环。

4）直肠吸收：栓剂或溶液剂经直肠给药后由直肠黏膜吸收，直肠虽然吸收面积不大，但血流丰富，药物吸收较快，且 2/3 的药量不经过门静脉而直达体循环，可以减轻药物首过消除现象。

（2）注射部位吸收：常用的肌内注射和皮下注射给药后，药物先沿结缔组织向周边扩散，然后通过毛细血管壁被吸收。毛细血管壁细胞间隙较宽大，药物分子常以简单扩散或滤过方式转运，吸收快且完全。

（3）呼吸道吸收：某些脂溶性、挥发性的药物通过喷雾或气雾给药方式由呼吸道黏膜或肺泡上皮细胞吸收。粒径较大的颗粒（10 μm）大多滞留在支气管黏膜而发挥局部抗菌、消炎、止喘和祛痰作用；粒径较小的微粒（2 μm）可直接通过肺泡吸收而发挥全身作用。

（4）皮肤黏膜吸收：通常情况下完整皮肤的吸收能力很差，皮肤薄的部位略强于皮肤厚的部位，可将药物和促皮吸收剂制成贴剂，称为经皮给药，产生局部或全身作用。黏膜的吸收能力强于皮肤，除了口腔黏膜、支气管黏膜以外，还有鼻黏膜和阴道黏膜也可吸收药物。

2. 影响药物吸收的因素

（1）药物的理化性质和剂型：既不溶于水也不溶于脂肪的药物极难吸收。甘露醇不能被吸收，静脉快速滴注可产生组织脱水作用，消化道给药可导泻。同是注射剂型，水溶液吸收迅速；混悬剂、油剂吸收则缓慢，在局部形成药物储库，故作用持久。

（2）首过消除：指某些药物在首次通过肠黏膜和肝脏时，部分被代谢灭活而使进入体循环的药量减少，又称首过效应。如硝酸甘油的首过消除可达 90% 以上，因此口服疗效差，多采用舌下含服、静脉滴注、吸入和经皮给药。

（3）吸收环境：包括胃肠蠕动和排空、胃肠液酸碱度、胃肠内容物和血流量等。

（二）药物的分布及影响因素

1. 分布

药物吸收后随血液循环分配到各组织中称为分布。

药物分布有明显的规律性：一是药物先向血流量相对大的组织器官分布，然后向血流量相对小的组织器官转移，这种现象称为再分布；如静脉麻醉药硫喷妥钠先向血流量相对大的脑组织分布，迅速产生麻醉效应，然后向脂肪组织转移，效应又迅速消失；二是药物在体内分布有明显的选择性，多数是不均匀分布，如碘集中分布在甲状腺组织中，甘露醇集中分布在血浆中，链霉素主要分布在细胞外液，还有的药物分布在脂肪、毛发、指甲和骨骼中；三是给药后经过一段时间的平衡，血液循环中和组织器官中的药物浓度达到相对稳定，这时血药浓度水平可以间接反映靶器官的药物浓度水平，后者决定药效强弱，因此，测定血药浓度可以预测药效强弱。

2. 影响药物分布的因素

（1）药物—血浆蛋白结合：血浆中与药物结合的蛋白有以下几种。①白蛋白，有 3 个结合位点，主要结合弱酸性药物。②α_1 酸性糖蛋白，有 1 个结合位点，主要结合弱碱性药物。③脂蛋白，结合脂溶性强的药物。此外，还有 β 和 γ 球蛋白，主要结合内源性生物活性物质。

血浆中的蛋白含量相对稳定，药物的结合部位和结合容量有限，随着药量增加，结合部位达到饱和后，增加药量就可使血中游离药物浓度剧增，导致药效增强或产生毒性反应。如服用血浆蛋白结合率为 99% 的双香豆素后，再服用结合率为 98% 的保泰松，保泰松与双香豆素出现蛋白结合竞争现象，可使血中双香豆素游离浓度成倍增加，其抗凝作用增强而导致渗血甚至出血不止。血浆蛋白含量降低（如老年人或肝硬化、慢性肾炎患者）或异常（如尿毒症）均可改变血中游离药物浓度，使药效增强或出现不良反应。

（2）体内特殊屏障：机体中有些组织对药物的通透性具有特殊的屏障作用，主要有血脑屏障、胎盘屏障和血眼屏障等。①血脑屏障：是血液与脑组织、血液与脑脊液、脑脊液与脑组织三种屏障的总称。因为脑毛细血管内皮细胞间连接紧密，间隙较小，同时基底膜外还有一层星状细胞包围，大多数药物较难通过，只有脂溶性强的药物或者分子量较小的水溶性药物可以通过血脑屏障进入脑组织，因此，脑脊液中的药物浓度常低于血浓度。临床由于治疗需要，有时将一定容量的药液注入脑脊液，但在注射前应将等容脑脊液放出，避免颅内压增高引起头痛。新生儿以及患脑膜炎时血脑屏障的通透性可增加。②胎盘屏障：是胎盘绒毛与子宫血窦间的屏障，对胎儿是一种保护性屏障。所有药物均能通过胎盘进入胎儿体内，仅是程度、快慢不同。在妊娠期禁止使用对胎儿发育生长有影响的药物。③血眼屏障：是血液与视网膜、血液与房水、血液与玻璃体屏障的总称，可影响药物在眼内的浓度，脂溶性药物及分子量小于 100 的水溶性药物易于通过。全身给药时，药物在眼内难以达到有效浓度，可采取局部滴眼或眼周边给药，包括结膜下注射、球后注射及结膜囊给药等。

（3）其他因素：包括局部器官血流量、组织亲和力、细胞内液及细胞外液的 pH 等。

（三）药物的代谢及影响因素

1. 代谢

药物作为外源性物质在体内发生化学结构改变称为代谢。

（1）药物代谢的部位及其催化酶：药物代谢的主要部位是肝，肝外组织如胃肠道、肾、肺、皮肤、脑、肾上腺、睾丸、卵巢等也能不同程度地代谢某些药物。药物在体内的代谢必须在酶的催化下才能进行，这些催化酶又分为两类：一类是专一性酶，如胆碱酯酶、单胺氧化酶等，它们只能转化乙酰胆碱和单胺类等一些特定的药物或物质；另一类是非专一性酶，它们是一种混合功能的氧化酶系统，一般称为"肝细胞微粒体混合功能氧化酶系统"，简称"肝微粒体酶"，此酶存在于肝细胞内质网上，由于能促进数百种药物的代谢，故又称"肝药酶"，现已在人体中分离出 70 余种肝药酶。

（2）药物代谢的时相和类型：代谢过程分为 2 个时相 4 种类型。Ⅰ 相包括氧化、还原及水解反应，主要由肝微粒体酶以及存在于细胞质、线粒体、血浆、肠道菌群中的非肝微粒体酶催化，使药物分子结构中引入或暴露出极性基团，如产生羟基、羧基、巯基、氨基等；

Ⅱ相为结合反应，使药物分子结构中的极性基团与体内化学成分如葡糖醛酸、硫酸、甘氨酸、谷胱甘肽等经共价键结合，生成极性大、易溶于水的结合物排出体外。

（3）药物代谢的意义：药物经转化后其药理活性发生改变。大多数药物失去活性（减弱或消失）的过程，称为灭活。少数药物需要被活化而出现药理活性，如可待因在肝脏去甲基后变成吗啡而生效，这种需经活化才能产生药理效应的药物称为前药。有些药物经转化后生成的代谢产物，具有药理活性或毒性，如普萘洛尔的代谢物4-羟基普萘洛尔仍然具有β受体拮抗效应，但较原型药弱；非那西丁的代谢物对乙酰氨基酚具有较原型药强的药理活性；异烟肼的代谢物乙酰异烟肼对肝脏有较强毒性。因此，将药物的代谢称为"解毒"并不确切。

2. 影响药物代谢的因素

（1）遗传因素：遗传因素对药物代谢影响很大，最重要的表现是遗传决定的氧化反应及结合反应的遗传多态性。根据人体对某些药物代谢的强度与速度不同，有时可将人群分为强（快）代谢者与弱（慢）代谢者。遗传因素所致药物代谢差异将改变药物的疗效或毒性。

（2）环境因素：环境中存在的许多化学物质可以使肝药酶活性增强或减弱，改变代谢速度，进而影响药物作用的强度与持续时间。

1）酶的诱导：某些化学物质能提高肝药酶的活性，从而提高代谢速率，此现象称酶的诱导。具有肝药酶诱导作用的化学物质称酶的诱导剂，能促进自身代谢，连续用药可因自身诱导而使药效降低。

2）酶的抑制：某些化学物质能抑制肝药酶的活性，使其代谢药物的速率减慢，此现象称酶的抑制。具有肝药酶抑制作用的化学物质称为酶的抑制剂，在体内灭活的药物经酶的抑制剂作用后，代谢减慢，作用增强，作用时间延长。

常见的酶诱导剂和酶抑制剂及其相互作用见表2-1。

表2-1 常见的酶诱导剂和酶抑制剂及其相互作用

分类	药物名称	受影响的药物
诱导剂	巴比妥类	巴比妥类、氯霉素、氯丙嗪、可的松、香豆素类、洋地黄毒苷、地高辛、阿霉素、雌二醇、保泰松、苯妥英钠、奎宁、睾酮
	灰黄霉素	华法林
	保泰松	氨基比林、可的松、地高辛
	苯妥英钠	可的松、地塞米松、地高辛、氨茶碱
	利福平	双香豆素、地高辛、糖皮质激素类、美沙酮、美托洛尔、口服避孕药
抑制剂	异烟肼	安替比林、双香豆素类、丙磺舒、甲苯磺丁脲
	西咪替丁	地西泮、氯氮䓬、华法林
	双香豆素类	苯妥英钠
	口服避孕药	安替比林
	去甲替林	苯妥英钠、甲苯磺丁脲
	保泰松	华法林、氢化可的松、磺酰脲类降糖药

（3）生理因素与营养状态：年龄不同，肝药酶活性不同。胎儿和新生儿肝药酶活性很

低，对药物的敏感性比成人高，常规剂量就可能出现很强的毒性，老年人肝脏代谢药物的能力也明显降低。食物中不饱和脂肪酸含量增多，可增加细胞色素 P_{450} 单加氧酶系（CYP）含量，而食用缺乏蛋白质、维生素 C、钙或镁的食物，可降低肝脏对某些药物的代谢能力，此外，高碳水化合物饮食可使肝脏转化药物的速率降低。

（4）病理因素：疾病状态能影响肝药酶活性，如有研究发现肝炎患者的葡萄糖醛酸结合反应和硫酸结合反应受阻，其对乙酰氨基酚的半衰期比正常人长 33%。

（四）药物的排泄及影响因素

1. 排泄

排泄是指药物及其代谢产物经机体的排泄或分泌器官排出体外的过程。机体的排泄或分泌器官主要是肾脏，其次是胆道、肠道、唾液腺、乳腺、汗腺及肺等。

（1）肾脏：药物及代谢物经肾脏排泄有 3 种方式，即肾小球滤过、肾小管主动分泌和肾小管被动重吸收。①肾小球毛细血管网的基底膜通透性较大，分子量小于 20 000 的物质皆可滤过，因此，除了血细胞成分、较大分子的物质以及与血浆蛋白结合的药物外，绝大多数游离型药物和代谢物均可滤过，排入肾小管腔内。②按照被动转运规律，脂溶性大、极性小、非解离型的药物和代谢产物经肾小管上皮细胞重吸收入血，此时改变尿液 pH 可以明显改变弱酸性或弱碱性药物的解离度，从而改变药物的重吸收程度。如苯巴比妥、水杨酸中毒时，碱化尿液使药物解离度增大，重吸收减少，增加排泄。③经肾小管分泌而排泄的药物遵循主动转运的规律，肾小管上皮细胞有 2 类转运系统，即有机酸和有机碱转运系统，前者转运弱酸性药物，后者转运弱碱性药物。分泌机制相同的两类药物合用时，经同一载体转运可发生竞争性抑制，如丙磺舒可抑制青霉素的主动分泌，依他尼酸可抑制尿酸的主动分泌等，可对临床治疗产生有益或有害的影响。

（2）胆道：部分药物经肝脏转化形成极性较强的水溶性代谢物，经胆汁排泄。能经胆汁排泄的药物，必须具有一些特殊化学基团，分子量在 300 ~ 5 000。有的药物在肝细胞内与葡萄糖醛酸结合后分泌到胆汁中，随后排泄到小肠中被水解，游离药物再吸收进入体循环，这种在肝脏、胆汁、小肠间的循环称为肝肠循环。洋地黄毒苷、地高辛、地西泮等药物因肝肠循环使血药浓度维持时间延长，还有些药物的代谢产物在小肠重吸收，经肾排出体外。

（3）肠道：经肠道排泄的药物主要来源于口服后肠道中未吸收的部分，随胆汁排泄到肠道的部分和肠黏膜分泌排入肠道的部分。

（4）其他途径：许多药物可通过唾液、乳汁、汗液及泪液排出。非解离型药物依赖于从腺上皮细胞扩散到分泌液中的量，解离型的药物则依赖于局部 pH。唾液中的药物浓度与血浆中的浓度有良好的相关性，由于唾液容易采集、无创伤性等优点，现在临床常以此代替血液标本进行血药浓度监测。乳汁的 pH 略低于血浆，弱碱性药物较弱酸性药物更容易通过乳汁排泄，在婴儿体内产生药理作用。挥发性药物、全身麻醉药可通过肺排出体外。

2. 影响药物排泄的因素

（1）体液流量：当肾血流量增加时，主要经肾小球滤过和肾小管主动分泌排泄的药物量都将随之增加。当胆汁流量增加时，主要经胆汁排泄的药物量增加。

（2）体液 pH：当肾小管液、唾液、胆汁等细胞外液 pH 升高时，会使弱酸性药物解离增加，排泄增多；使弱碱性药物解离减少，重吸收增加，排泄减少。反之，pH 降低时，会使弱碱性药物解离增加，排泄增多；使弱酸性药物解离减少，重吸收增加，排泄减少。

二、药动学参数计算及意义

药物动力学又可分为吸收动力学、分布动力学和消除动力学，可分别计算各自的参数，定量描述药物的体内过程，以下列举 9 个重要参数。

1. 峰浓度和达峰时间

血管外给药后药物在血浆中的最高浓度值称为峰浓度（$C_{\max}$），其出现时间称为达峰时间（$T_{\max}$），分别代表药物吸收的程度和速度。血管外给药途径、药物制剂均可影响药物吸收的程度和速度。

2. 曲线下面积

药物浓度—时间曲线和横坐标围成的区域称曲线下面积（AUC），表示一段时间内药物在血浆中的相对累积量，是计算生物利用度的重要参数。公式为：

$$AUC = \int_0^\infty C\mathrm{d}t = \frac{A}{\alpha} + \frac{B}{\beta}$$

3. 生物利用度

药物的活性成分从制剂释放吸收进入体循环的程度和速度称生物利用度（F）。通常以绝对生物利用度表示，公式为：

绝对生物利用度 $F = A_{(吸收入血的量)}/D_{(给药量)} \times 100\% = AUC_{(血管外给药)}/AUC_{(血管内给药)} \times 100\%$

通常以血管内（如静脉注射）给药所得 AUC 为 100%，再与血管外给药（如口服、肌内注射、舌下、吸入等）所得 AUC 相除，可得到经过吸收过程而实际到达全身血液循环的绝对生物利用度，以此评价不同给药途径药物的吸收效果。

4. 生物等效性

生物等效性（BE）指比较同一种药物的相同或者不同剂型，在相同试验条件下，其活性成分吸收程度和速度是否接近或等同。通常主要以相对生物利用度表示，公式为：

相对生物利用度 $F' = AUC_{(供试药)}/AUC_{(对照药)} \times 100\%$

相对生物利用度可用于评价药品制剂之间、生产厂商之间、批号之间的吸收药物量是否相近或等同，如果有较大差异将导致药效方面的较大改变。相对生物利用度是新型药物制剂生物等效性评价的重要参数。

5. 表观分布容积

表观分布容积（V_d）是指理论上药物以血药浓度为基准均匀分布应占有的体液容积，单位是 L 或 L/kg。

$$V_d = \frac{D}{C_0}$$

式中 D 为体内总药量，C_0 为药物在血浆与组织间达到平衡时的血浆药物浓度。

V_d 并非指药物在体内占有的真实体液容积，所以称为表观分布容积。通过此数值可以了解药物在体内的分布情况，如一个 70 kg 体重的正常人，V_d 在 0.05 L/kg 左右时表示药物大部分分布于血浆；V_d 在 0.6 L/kg 时则表示药物分布于全身体液中；V_d 大于 0.6 L/kg 时则表示药物分布到组织器官中；V_d 大于 1.0 L/kg 时则表示药物集中分布至某个器官内或深部范围组织内，前者如碘集中于甲状腺，后者指骨骼或脂肪组织等。一般来说，分布容积越小的药物排泄越快，在体内存留时间越短；分布容积越大的药物排泄越慢，在体内存留时间越长。

6. 消除速率常数

消除速率常数（K_e）是指单位时间内消除药物的分数，如 K_e 为 0.18/h，表示每小时消除前 1 小时末体内剩余药量的 18%。K_e 是体内各种途径消除药物的总和，对于正常人来说，K_e 基本恒定，其数值大小反映药物在体内消除的速率。K_e 的大小变化只依赖于药物本身的理化性质和消除器官的功能，与剂型无关。

7. 半衰期

半衰期（$t_{1/2}$）是指血浆中药物浓度下降一半所需要的时间。绝大多数药物在体内属于一级速率变化，其 $t_{1/2}$ 为恒定值，且与血浆药物浓度无关。其公式为：

$$t_{1/2} = 0.603/K_e（一室模型）$$
$$t_{1/2} = 0.693/\beta（二室模型）$$

$t_{1/2}$ 的意义在于：①反映药物消除快慢的程度，也反映机体消除药物的能力；②$t_{1/2}$ 与药物转运和转化的关系为，一次用药后经过 4~6 个 $t_{1/2}$ 后体内药量消除 93.5%~98.4%；同理，若每隔 1 个 $t_{1/2}$ 用药一次，则经过 4~6 个 $t_{1/2}$ 后体内药量可达稳态水平的 93.5%~98.4%；③按 $t_{1/2}$ 的长短不同常将药物分为 5 类，超短效为 $t_{1/2} \leq 1$ 小时，短效为 $1 < t_{1/2} \leq 4$ 小时，中效为 $4 < t_{1/2} \leq 8$ 小时，长效为 $8 < t_{1/2} \leq 24$ 小时，超长效 $t_{1/2} > 24$ 小时；④肝肾功能不全者 $t_{1/2}$ 改变，绝大多数药物的 $t_{1/2}$ 延长。可通过测定患者肝肾功能调整用药剂量或给药间隔。

8. 清除率

清除率（CL_S）是指单位时间内多少毫升血浆中的药物被清除，是肝清除率（CL_H）、肾清除率（CL_R）和其他消除途径清除率的总和，即 $CL_S = CL_H + CL_R + \cdots$，其计算公式为：

$$CL_S = V_d \times K_e = F \times D/AUC$$

式中 V_d 为表观分布容积，K_e 为消除速率常数，F 为生物利用度，D 为体内药量，AUC 为血药浓度曲线下面积。清除率以单位时间的容积 mL/min 或 L/h 表示。

9. 稳态血药浓度与平均稳态血药浓度

如按固定间隔时间给予固定药物剂量，在每次给药时体内总有前次给药的存留量，多次给药形成多次蓄积。随着给药次数增加，体内总药量的蓄积率逐渐减慢，直至在剂量间隔内消除的药量等于给药剂量，从而达到平衡，这时的血药浓度称为稳态血药浓度（C_{ss}），又称坪值。假定按半衰期给药，则经过相当于 5 个半衰期的时间后血药浓度基本达到稳定状态。

稳态血药浓度是一个"篱笆"形的药时曲线，它有一个峰值（稳态时最大血药浓度，$C_{ss,max}$），也有一个谷值（稳态时最小血药浓度，$C_{ss,min}$）。由于稳态血药浓度不是单一的常数值，故有必要从稳态血药浓度的起伏波动中，找出一个特征性的代表数值，来反映多剂量长期用药的血药浓度水平，即平均稳态血药浓度（$C_{ss,ax}$）（图 2-1）。所谓 $C_{ss,av}$ 是指达到稳态时，在一个剂量间隔时间内，血药浓度曲线下面积除以给药间隔时间的商值，其计算式为：

$$C_{ss,av} = AUC_{0-\tau}/\tau$$

或

$$C_{ss,av} = FD/K_e\tau V_d$$

式中 τ 为两次给药的间隔时间，AUC 为血药浓度曲线下面积，F 为生物利用度，D 为给药剂量，K_e 为消除速率常数，V_d 为表观分布容积。

达到 C_{ss} 的时间仅决定于半衰期，与剂量、给药间隔及给药途径无关，但剂量与给药间隔能影响 C_{ss}。剂量大，C_{ss} 高；剂量小，C_{ss} 低。给药次数增加能提高 C_{ss} 并使其波动减小，但不能加快到达 C_{ss} 的时间（图 2-2A）；增加给药剂量能提高 C_{ss} 但也不能加快到达 C_{ss} 的时间（图 2-2B）；首次给予负荷剂量，可加快到达 C_{ss} 的时间（图 2-2C）。临床上首量加倍的给药方法即为了加快到达 C_{ss} 的时间。对于以一级动力学消除的一室模型药物来说，当 τ 等于消除半衰期时，负荷剂量等于 2 倍的维持剂量，即首剂加倍量。

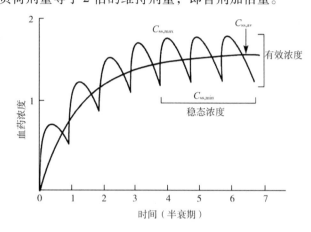

图 2-1 多次给药后的药—时曲线

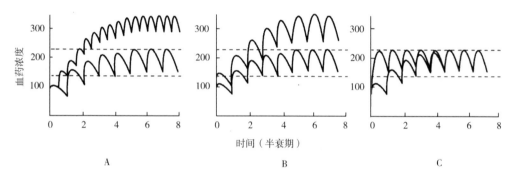

图 2-2 给药方式与达到稳态浓度时间的关系
A. 缩短给药时间；B. 增加给药剂量；C. 负荷量给药

20 世纪 80 年代以后，新的分析检测手段和分子生物学技术的应用，使药物代谢动力学和临床药物代谢动力学的发展日新月异。气相色谱—质谱联用法（GC-MS）、液相色谱—质谱联用法（LC-MS）等检测手段在微量药物浓度分析和代谢物鉴定中显示出强大的优势，已经成为现阶段药物代谢动力学研究常规和普遍应用的方法。高效毛细管电泳（HPCE）技术在药物和代谢物分离、微透析技术在体内药物分布试验、磁共振（MR）技术的快速测定和高分辨率、飞行时间质谱（TOF-MS）对生物大分子和代谢产物的分析优势、正电子发射断层显像（PET）技术用于痕量药物代谢动力学筛选等，均使药物代谢动力学及药物安全性的研究登上了更高台阶。此外，分子生物学技术的发展，使重组 CYP 酶广泛运用于药物代谢动力学、临床药物代谢动力学及遗传药物代谢动力学研究。蛋白质克隆技术、细胞转染技术及转基因和基因敲除动物等基因工程技术已经渗入药物转运体与药物代谢动力学的深入研究中，使药物在体内的吸收、分布、代谢和排泄过程的解析向分子水平、基因水平迈进。遗传药理学、遗传药物代谢动力学研究的迅猛发展，使得药物"因异给药"的临床应用指日可待。

近年来，中药药物代谢动力学领域也取得了重大进展，目前国外对中药药物代谢动力学的研究主要是研究其单一成分的药物代谢动力学，而我国在这方面的研究除了单一成分外，还体现了中药的整体观思想。采用指纹图谱技术研究其多组分的药物代谢动力学，并结合血清药理学研究药动—药效关系，重点研究中草药的活性成分或组分，体现了中医药的特点，为中医药走出国门做出了贡献。

（赵　霞）

第二节　临床药物效应动力学

临床药物效应动力学简称临床药效学，是研究临床用药过程中药物对机体的作用、机制及"量"的规律的科学，其内容包括药物与靶点之间相互作用所引起的生理生化反应、药物作用的分子机制等。研究临床药效学的目的是指导临床合理用药，避免药物不良反应和为新药研究提供依据。

临床药物效应动力学是药物效应动力学的分支，1906 年，Langley 发现烟碱和箭毒作用于既非神经又非肌肉的某些物质，称之为"接受物质"；1910 年，Ehrlich 根据抗体对抗原性物质具有高度特异性提出"受体"这个概念；1979 ~ 1982 年，由 Segre 首次提出、Sheiner 等以效应室而改进的药动—药效连接模型，使直接拟合血药浓度与效应之间的关系成为可能，并逐渐发展为如今的临床药效学。

一、药物作用与药理效应

药物作用是指药物对机体的初始作用，是动因。药理效应是药物作用的结果，是机体反应的表现。由于二者意义接近，通常并不严加区别，但当二者并用时，应体现先后顺序。药物作用改变机体器官原有功能水平，功能提高称为兴奋，功能降低称为抑制。例如，肾上腺素升高血压、呋塞米增加尿量均属兴奋；阿司匹林退热以及吗啡镇痛均属抑制。

多数药物是通过化学反应而产生药理效应的，这种化学反应的专一性使药物的作用具有特异性。例如，阿托品特异性地阻断 M 胆碱受体，而对其他受体影响不大。药物作用特异性取决于药物的化学结构，这就是构效关系。药理效应的选择性是指在一定的剂量下，药物对不同的组织器官作用的差异性。有些药物可影响机体的多种功能，有些药物只影响机体的一种功能，前者选择性低，后者选择性高。药物作用特异性强并不一定引起选择性高的药理效应，即二者不一定平行。

二、治疗作用与不良反应

药物对机体产生的作用总是会有两个方面：一方面是对机体有利的作用，即药物作用的结果有利于改变患者的生理、生化功能或病理过程，使患病的机体恢复正常，称为治疗作用；另一方面则是对机体不利的作用，即与用药目的无关，并为患者带来不适或痛苦，统称为药物不良反应。

1. 药物的治疗作用

根据治疗作用的效果，可将药物的治疗作用分为对因治疗和对症治疗。

（1）对因治疗：用药目的在于消除原发致病因子，彻底治愈疾病，称对因治疗，如用抗生素杀灭体内的致病菌。

（2）对症治疗：用药目的在于改善症状，称对症治疗。对症治疗不能根除病因，但对病因未明而暂时无法根治的疾病却是必不可少的。对某些重危急症如休克、惊厥、心力衰竭、心搏或呼吸暂停等，对症治疗可能比对因治疗更为迫切。有时严重的症状可以作为二级病因，使病情进一步恶化，如高热引起惊厥、剧痛引起休克等，此时的对症治疗（如退热或止痛）对惊厥或休克而言，又可看成是对因治疗。

2. 药物的不良反应

多数药物不良反应是药物固有的效应，在一般情况下是可以预知的，但不一定能够避免。少数较严重的不良反应较难恢复，称药源性疾病，例如庆大霉素引起的神经性耳聋、肼屈嗪引起的红斑狼疮等。药物的不良反应主要有以下 7 类。

（1）不良反应：是由于药物作用选择性低，药理效应涉及多个器官，当某一效应用作治疗目的时，其他效应就成为不良反应（通常也称副反应）。如阿托品用于治疗胃肠痉挛时，往往引起口干、心悸、便秘等不良反应。不良反应是在治疗剂量下发生的，是药物本身固有的作用，多数较轻微并可以预料。

（2）毒性反应：是指在剂量过大或药物在体内蓄积过多时发生的危害性反应，一般比较严重。毒性反应一般是可以预知的，应该避免发生。短期内过量用药引起的毒性反应称急性毒性反应，多损害循环系统、呼吸系统及神经系统功能。长期用药时由于药物在体内蓄积而逐渐发生的毒性反应称为慢性毒性反应，多损害肝、肾、骨髓、内分泌等功能。致癌、致畸胎和致突变反应也属于慢性毒性反应范畴。

（3）后遗效应：是指在停药后，血药浓度已降至阈浓度以下时残存的药理效应。如服用巴比妥类催眠药后，次日凌晨出现的乏力、困倦等现象。

（4）停药反应：是指患者长期应用某种药物，突然停药后出现原有疾病加剧的现象，又称反跳反应。如长期服用可乐定降血压，突然停药，次日血压明显升高。

（5）继发反应：是继发于药物治疗作用之后的不良反应，是治疗剂量下治疗作用本身带来的间接结果。如长期应用广谱抗生素，使敏感细菌被杀灭，而耐药葡萄球菌或真菌大量繁殖，造成二重感染。

（6）变态反应：是药物引起的免疫反应。非肽类药物作为半抗原与机体蛋白结合为抗原后，经过接触 10 日左右的敏感化过程而发生的反应，也称过敏反应。常见于过敏体质患者，反应性质与药物原有效应和剂量无关，用药理性拮抗药解救无效。临床用药前虽常做皮肤过敏试验，但仍有少数假阳性或假阴性反应，可见这是一类非常复杂的药物反应。

（7）特异质反应：少数特异体质患者对某些药物反应特别敏感，反应性质也可能与常人不同，但与药物固有的药理作用基本一致，反应严重程度与剂量成比例，药理性拮抗药救治可能有效。这种反应不是免疫反应，故不需预先敏化过程。现已知道特异质反应是一类先天遗传异常所致的反应，如先天性葡萄糖-6-磷酸脱氢酶缺乏的患者服用伯氨喹后，容易发生急性溶血性贫血和高铁血红蛋白血症。

三、药物与受体

药物作用机制可分为非特异性和特异性两种。少部分药物可以通过改变细胞内外环境的理化性质而发挥非特异性作用，如腐蚀、抗酸、脱水等；而大多数药物则是参与或干扰靶器官（细胞）的特定生化过程而发挥特异性作用。药物特异性作用的靶点包括受体、酶、离子通道、核酸、载体、基因等，其中受体学说是药物作用的理论基础。

1. 作用于受体的药物

受体是一类存在于细胞膜、细胞质或细胞核内，具有识别和结合细胞外特定化学物质（配体）、介导细胞信号转导并产生生物学效应的功能蛋白质。药物作为配体，只能与其相应的受体结合，这是药物作用特异性的基础。药物的特异性作用起始于药物与受体结合，进而改变受体的蛋白构型，引发一系列细胞内变化，完成信号向下游转导，并使原始信息逐级放大，最终产生药理效应。评价药物与受体作用的指标为亲和力和内在活性，亲和力指药物与受体的结合能力，内在活性指配体与受体结合后产生效应的能力。

（1）受体激动剂：既有亲和力又有内在活性，能与受体结合并激动受体产生效应的药物。

（2）受体拮抗剂：这类药物有亲和力但无内在活性，与受体结合后不能产生效应，反而会妨碍受体激动剂的作用。受体拮抗剂分为竞争性拮抗剂和非竞争性拮抗剂。

1）竞争性拮抗剂：与受体的结合是可逆的，只要增加激动剂的剂量，就能与拮抗剂竞争结合部位，最终仍能使量效曲线的最大效应达到原来的高度。在应用一定剂量的拮抗剂后，激动剂的量效曲线平行右移（图2-3）。

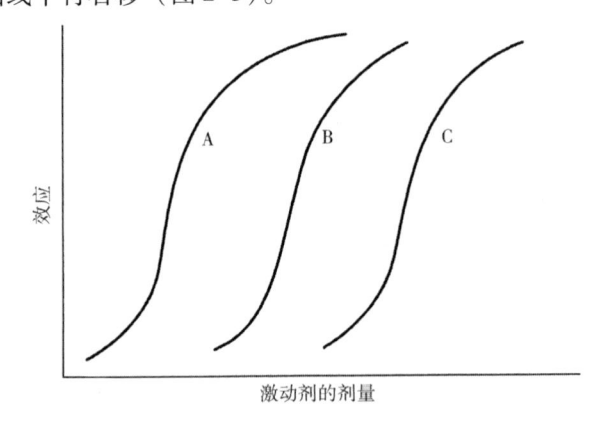

图2-3 竞争性拮抗剂对激动剂量效曲线的影响

A. 单用激动剂；B、C. 浓度依次增加的竞争性拮抗剂＋激动剂

2）非竞争性拮抗剂：与受体的结合是不可逆的或者能引起受体的构型改变，从而干扰激动剂与受体正常结合，而且激动剂不能竞争性地克服此种干扰。增大激动剂的剂量也不能使量效曲线的最大效应达到原来的水平，如增加此类拮抗剂的剂量，激动剂的量效曲线下移（图2-4）。

（3）部分激动剂：受体的亲和力与激动剂相似，但其内在活性很小，与受体结合后只产生弱的效应，但在有别的强激动剂存在时，这种药物与受体的结合反而妨碍了强激动剂的作用，起到受体拮抗剂的作用。

（4）反向激动剂：这类药物与受体结合后可引起受体构型的变化，引起与原来激动剂相反的效应。

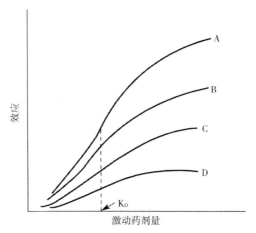

图 2-4 非竞争性拮抗剂对激动剂量效曲线的影响
A. 单用激动剂；B~D. 浓度依次增加的非竞争性拮抗剂 + 激动剂

2. 受体的调节

受体虽是遗传获得的固有蛋白，但并不是固定不变的，而是经常代谢转换处于动态平衡状态，其数量、亲和力及效应力经常受到各种生理及药理因素的影响。受体的调节是维持机体内环境稳定的重要因素，其调节方式有脱敏和增敏两种类型。

（1）受体脱敏：是指在长期使用一种激动剂后，组织或细胞对激动剂的敏感性和反应性下降的现象。如仅对一种类型的受体激动剂的反应性下降，而对其他类型受体激动剂的反应性不变，则称激动剂特异性脱敏；若组织或细胞对一种类型受体激动剂脱敏，对其他类型受体激动剂也不敏感，则称激动剂非特异性脱敏。前者可能与受体磷酸化或受体内移有关，后者则可能是由于所有受影响的受体有一个共同的反馈调节机制，也可能受到调节的是它们信号转导通路上的某个共同环节。

（2）受体增敏：是与受体脱敏相反的一种现象，可因受体激动剂水平降低或长期应用拮抗剂而造成。如长期应用 β 受体阻断药普萘洛尔时，突然停药可致"反跳"现象，这是由于 β 受体的敏感性增高所致。

若受体脱敏和增敏只涉及受体密度的变化，则分别称下调和上调。

（赵 霞）

第三章

临床常见症状的药物治疗

疾病的临床表现多样，有些只有主观感觉，如疼痛、眩晕等；有些既有主观感觉，又能凭借客观检查发现，如发热、黄疸、心悸、呼吸困难等；有些主观无异常感觉，是通过客观检查才发现，如黏膜出血、肝/脾肿大等。许多症状不仅是机体的一种自我保护性反应，如发热、疼痛、咳嗽、呕吐和腹泻等，而且有助于临床对疾病的正确诊断。临床上拟采取对症治疗时，要格外慎重，在进行对症治疗的同时，应积极治疗病因。

第一节　发热

正常人体温一般为 36 ~ 37 ℃，且受机体内外因素影响稍有波动，但一般波动范围不超过 1 ℃。正常人的体温受下丘脑调控，并通过神经因素、体液因素使产热和散热过程呈动态平衡，保持体温相对恒定。当机体在致热原作用下或各种原因引起体温调节中枢功能障碍时，体温升高超出正常范围，称为发热。

一、病因和发病机制

（一）病因

1. 感染性发热

各种病原体如细菌、病毒、支原体、立克次体、螺旋体、真菌和寄生虫等感染人体均可引起发热。

2. 非感染性发热

指发热不是由病原体侵入机体感染所引起，而是因无菌性物质作用于体温调节中枢，使体温调节中枢功能紊乱或各种原因引起产热过多、散热减少，导致体温升高超过正常范围。主要有以下 6 类原因。

（1）无菌性组织损伤及坏死物质的吸收：常见于机械性、物理或化学性损伤，如大手术后组织损伤、大面积烧伤等；因血管栓塞或血栓形成而引起的心肌、肺等内脏梗死或肢体坏死；组织坏死与细胞破坏，如肿瘤、白血病、淋巴瘤、溶血反应等。

（2）抗原抗体反应：如药物热、血清病、风湿病、免疫性疾病、结缔组织病等。

（3）内分泌与代谢性疾病：如甲状腺功能亢进、重度脱水等。

（4）皮肤散热减少：如广泛性皮炎、鱼鳞病等。

（5）中枢性发热：有些致热因素不通过内源性致热原而直接损害体温调节中枢，使体温调定点上移，造成产热大于散热，体温升高，称为中枢性发热。如中暑、重度安眠药中毒、脑出血、脑震荡和颅骨骨折等。

（6）自主神经功能紊乱：影响正常体温调节过程，使产热大于散热，体温升高，属功能性发热范畴。

（二）发病机制

下丘脑体温调节中枢通过对产热及散热 2 个过程的精细调节，使体温维持于相对恒定水平（正常人为 37 ℃左右）。发热是细菌或病毒等感染时，病原体及其毒素或其他致热原（抗原抗体反应、炎症、组织损伤和坏死肿瘤组织等）刺激中性粒细胞或其他细胞，使之产生并释放内源性致热原，如白介素 1（IL-1），进入中枢神经系统，作用于体温调节中枢，使该处前列腺素 E（PGE）合成与释放增多，将体温调定点提高至 37 ℃以上，这时产热增加，散热减少，因此体温升高，产生发热。

二、临床表现

（一）发热的分度

临床上按体温的高低将发热分为 4 种程度：低热，体温为 37.3 ~ 38 ℃；中热，体温为 38.1 ~ 39 ℃；高热，体温为 39.1 ~ 41 ℃；超高热，体温在 41 ℃以上。

（二）临床过程及特点

发热的临床过程一般分为以下 3 个阶段。

1. 体温上升期

该期体温上升的方式有骤升型和缓升型 2 种，患者常有疲乏无力、肌肉酸痛、皮肤苍白、畏寒或寒战等症状。

2. 高热期

体温上升达高峰后并保持一定时间，短则数小时，长则数日，甚至数周，持续时间的长短可因病因人而异。该期患者可有皮肤发红并有灼热感、呼吸加深变快、心搏加快等表现。

3. 体温下降期

体温开始下降至正常水平，患者表现为出汗多、皮肤潮湿等。

（三）热型及临床意义

将发热患者不同时间测得的体温数值分别记录在体温单上，将各体温数值点连接起来成体温曲线，该曲线的不同形状称为热型。不同病因所致热型不同，临床上可根据热型的不同进行发热病因的诊断和鉴别诊断。临床上常见的热型有稽留热、弛张热、间歇热、波状热、回归热、不规则热等。

（四）伴随症状

发热时患者常常伴有其他症状，如寒战、皮疹、关节肿痛、结膜充血、淋巴结肿大、肝/脾肿大、出血甚至惊厥昏迷等。伴随症状的不同也有助于发热病因的诊断和鉴别诊断。

三、治疗原则

（一）一般治疗原则

注意合理休息，适当补充营养物质、水分及维生素。对高热者用冰袋和湿毛巾冷敷或用50%的酒精擦拭四肢、胸背、头颈部以帮助退热。

（二）药物治疗原则

1. 在明确病因和进行病因治疗的前提下用药

遇发热患者时不能首先使用解热药，应尽快明确诊断，因为一次小剂量的解热药也会扰乱热型，延误诊断。解热药属对症治疗药物，不能代替病因治疗，故用药前应明确病因，同时应积极治疗病因。

2. 严格掌握用药指征

只有在明确诊断和积极治疗病因的同时或遇下列情况时才选用解热药：①发热，体温在39 ℃以上，危及生命，特别是儿童高热惊厥；②热度虽不高，但伴有明显的头痛、肌肉痛、失眠、意识障碍，影响患者休息和疾病恢复时；③持续高热，影响心肺功能或患者对高热不能耐受时；④某些未能控制的长期发热，如急性血吸虫病、丝虫病、伤寒、布氏菌病、结核及癌症等；⑤采取物理降温（酒精浴、冰袋冷敷等）无效时。

3. 严格控制用药剂量和次数

控制药物剂量（宜小剂量）和给药次数（收效即停药），并注意补充液体，谨防出汗过多致脱水，特别对年老体弱的患者更应该注意。

4. 避免重复用药

不宜同时应用2种以上的解热镇痛药，以免引起肝、肾、胃肠道的损伤。注意患者个体差异和药物过敏史，以避免各类药物的不良反应及禁忌证。使用解热药时，不宜饮酒或饮用含有酒精的饮料。

四、药物治疗

（一）治疗药物分类

发热常用治疗药物分类见表3-1。

表3-1　发热常用治疗药物分类

药物分类	作用机制	代表药物	主要特点
非甾体抗炎药	抑制环氧合酶（COX）活性和下丘脑 PGE2 的产生，促进体温调定点复原，发挥解热作用	对乙酰氨基酚（扑热息痛）	解热作用缓和持久，抗炎作用极弱，无明显胃肠道刺激
		阿司匹林	退热作用较强，较大剂量或长期应用时，胃肠道不良反应比较明显
		布洛芬	退热速度快，效果显著，胃肠道反应发生率低于阿司匹林
		尼美舒利	较高地选择性抑制 COX-2，退热作用强于布洛芬，不良反应主要是对肝脏的损害。儿童发热慎用尼美舒利

药物分类	作用机制	代表药物	主要特点
		吲哚美辛	是最强的前列腺素合成酶抑制剂之一。有显著的解热和抗炎作用，不良反应多，对癌性发热及其他不易控制的发热常能见效
甾体抗炎药	抑制体温中枢对致热原的反应，稳定溶酶体膜，减少内源性致热原	糖皮质激素	有迅速而良好的退热作用，可用于严重中毒性感染所致的发热
其他类	抑制下丘脑体温调节中枢	氯丙嗪	降温作用随外界温度而变化，既可降低发热者的体温，又可降低正常人体温，可与哌替啶、异丙嗪组成冬眠合剂

（二）治疗药物的选用

解热药属于对症治疗药物，一般来说，非感染性疾病或感染已被控制，患者如果热度不高（38 ℃以下），通常不主张使用。患者只要注意合理休息，补充足够的营养物质、水分和维生素，就可以有效地促使体温恢复正常。只有当热度较高（39 ℃以上）或者发热时间过长，且采取其他适当措施未能退热时，在对因治疗的同时，及早合理使用解热药。

1. 儿童高热的治疗

对体温过高或高热持续不退的患儿，尤其是既往有高热惊厥史和高热伴极度烦躁的患儿，为避免引起脑细胞损伤和由于体温过高而可能造成的不良影响，及时采取降温措施还是很必要的。临床常用的降温措施主要有 2 种，一种是物理降温，一种是药物降温。具体选用哪一种降温方法，应该根据患儿的年龄、体质和发热程度来决定。新生儿期发热不宜采用药物降温，因为新生儿体温调节功能尚未发育完善。一般感染所致的婴幼儿发热最好先采用适当的物理降温措施，可用 50% 酒精擦浴，擦背部和四肢或用冷水、冰块、冰袋置于大血管、前额处，但对麻疹等出疹性疾病的患儿不宜采用冷敷和酒精擦浴降温，以免刺激皮肤，影响皮疹透发。药物降温需注意剂量不要太大，以免使患儿出汗过多引起虚脱或电解质紊乱。儿科常用的解热药种类很多，一般可选择对乙酰氨基酚或布洛芬。对乙酰氨基酚退热效果迅速可靠，不良反应较少，对胃肠道无明显刺激性，也不会引起凝血功能障碍，但偶见过敏反应，出现皮疹；大量或长期使用可能会引起溶血性贫血及肾脏损害。对于高热伴惊厥者，还可加用地西泮。

2. 老年人发热的治疗

老年发热患者，当体温超过 38 ℃时，应考虑药物降温，以防止出现其他并发症。药物降温方法有：①柴胡注射液 4 mL 肌内注射，临床多用于高热的临时处理；②吲哚美辛栓 1/4～1/2 枚，放入肛内；③布洛芬每次 0.3 g，每日 2 次，主要用于普通感冒或流行性感冒引起的发热；④对乙酰氨基酚 0.25～0.5 g，每日 3 次或发热时服用，肝肾功能受损者慎用。因药物是通过全身大量出汗而达到降温目的，所以应缓慢降温，不宜太快、过强，以免出汗过多引起虚脱和血压下降，尤以老年患者心功能较差时为慎。若出汗过多，轻者可自行喝淡盐水或糖水，重者应立即静脉输液，补充电解质（尤其是钾），以维持体液平衡。

3. 顽固性发热的治疗

严重感染、神经系统损伤、晚期癌症等都可引起顽固性发热，应根据引起发热的病因采取不同的对因治疗。细菌性感染引发的高热应通过实验室病原学检查，并进行药敏试验，选取最敏感的抗生素进行治疗。一般说来，通过合理的抗菌治疗，患者的热度会下降并恢复正常。若患者体温过高，在选用合适抗菌药物的同时，可联合使用对乙酰氨基酚，一旦体温低于 38 ℃时，可考虑停用解热药。使用一般治疗后，退热效果仍不好时，可采用类冬眠疗法，即用氯丙嗪 25 ~ 50 mg、哌替啶 100 mg、异丙嗪 25 ~ 50 mg 组成冬眠合剂，加入 5% 葡萄糖注射液或生理盐水中静脉滴注。也可以短期使用糖皮质激素类药物，但有感染时必须与大剂量抗生素一起用，常用的有：①泼尼松龙片，每次 5 ~ 10 mg，每日 3 ~ 4 次或用注射液，10 ~ 20 mg 加入葡萄糖注射液或生理盐水中静脉滴注；②氢化可的松片，每次 20 mg，每日 2 ~ 3 次，注射液每日 100 ~ 200 mg，静脉滴注；③地塞米松，每次 0.75 ~ 1.5 mg，每日 2 ~ 3 次或注射液每次 4 ~ 20 mg，静脉滴注。

（刘　瑒）

第二节　疼痛

疼痛是机体对伤害性刺激所引起的反应（躯体运动性反应和或内脏自主性反应），常伴有不愉快的情绪体验。它是一种复杂的生理心理活动，是临床上最常见的症状之一。疼痛一方面可作为机体受到伤害的一种警示，可引起机体一系列防御性保护反应，也是疾病诊断的重要依据；另一方面，疼痛作为一种警示也有其局限性，如癌症等出现疼痛时，已为时太晚。某些长期的疼痛，能影响机体正常功能的发挥，引发不良的情绪和心理活动，对机体是一种难以忍受的折磨。因此，必须合理应用镇痛药，缓解疼痛和减轻患者痛苦。

一、病因和发病机制

（一）病因

疼痛通常由导致组织损伤的各种伤害性刺激引起，包括物理性刺激如刀割、棒击、电流和高温等，化学性刺激如强酸、强碱等，以及生物性刺激如蚊虫、蜂类叮蛰等。此外，组织细胞炎症或损伤时释入细胞外液中的钾离子、5-羟色胺（5-HT）、乙酰胆碱（ACh）、缓激肽、前列腺素和组胺等生物活性物质也可引起疼痛或痛觉过敏。

（二）发病机制

关于疼痛的发生机制，早在 1965 年人们就提出了疼痛的闸门控制学说。该学说认为脊髓后角胶质中的某些神经细胞对痛信息的传递具有闸门作用，控制着痛信息向中枢传递，其本身也受周围神经传入粗、细纤维活动和高级中枢下行控制作用的影响。因而，任何使细纤维活动增强和（或）粗纤维活动减弱的因素均可导致疼痛。1970 年，人们又进一步发现轻度电刺激中脑导水管周围灰质或向该处注射微量吗啡，可引起极明显的镇痛效果，并据此提出内源性疼痛抑制系统的概念。随后又发现导水管周围灰质中的神经细胞含有丰富的阿片肽受体，其周围存在大量的阿片肽。现在认为，阿片受体和阿片肽共同组成了机体的抗痛系统。内源性阿片肽（如脑啡肽）可激动感觉神经突触前膜、后膜上的阿片受体，通过 G 蛋白耦联机制，抑制腺苷酸环化酶、促进 K^+ 外流、减少 Ca^{2+} 内流，使突触前膜递质释放减少、突触后膜超极化，最终减弱或阻滞痛觉信号的传递，产生镇痛作用。除内源性阿片肽及其受体外，5-羟色胺、前列腺素等递质及其相应的受体也参与内源性疼痛控制系统。在成人中，疼痛还可由心理原因引起，而无明显直接的物质基础。一般来说，疼痛易受注意、暗示和期待等心情的影响，一个人的既往经历和当时的情境均可给疼痛感受带来很大影响。

二、临床表现及分类

（一）分类

1. **按起病缓急、病程长短分类**

（1）急性疼痛：有明确的开始时间，持续时间较短，常用的止痛方法可控制疼痛。如软组织及关节急性损伤性疼痛、手术后疼痛、产科疼痛、痛风等。

（2）慢性疼痛：通常由慢性病理过程造成，逐渐发生，开始时间不明确，并可能持续加重。如软组织及关节劳损性或退变性疼痛、椎间盘源性疼痛、神经源性疼痛等。

2. **按疼痛程度分类**

（1）微痛或似痛非痛：常与其他感觉复合出现，如痒、酸麻、沉重、不适感等。

（2）轻度疼痛：疼痛反应较轻，不影响正常的工作和生活。

（3）中度疼痛：疼痛反应较强烈，能影响机体的正常活动和功能发挥。

（4）剧烈疼痛：疼痛反应剧烈，难以忍受，可导致昏厥，应采取紧急救治措施。

3. **按疼痛性质分类**

可分为钝痛、酸痛、胀痛、闷痛、锐痛、刺痛、切割痛、灼痛和绞痛等，也可分为钻顶样痛、暴裂样痛、跳动样痛、撕裂样痛、牵拉样痛和压榨样痛等。

4. **按疼痛来源分类**

（1）躯体疼痛：疼痛部位明确，如临床上手术后疼痛或躯体损伤后疼痛。

（2）内脏疼痛：胸腹部脏器受癌肿浸润、压迫或牵引引起的疼痛，定位不明确，表现为挤压痛、胀痛或牵拉痛等。

（3）神经疼痛：癌肿浸润或治疗引起的神经末梢或中枢神经系统受损所致，表现为烧灼样、钳夹样的阵发性疼痛，往往伴有感觉或运动功能丧失。

（二）临床表现

疼痛的表现是复杂的，与疼痛发生部位、影响因素和体位等均有关系。一般来说疼痛部位多为病变或损伤所在部位，如胸痛、腹痛、腰背痛或关节痛等；疼痛性质有胀痛、闷痛、刺痛、切割痛、灼痛和绞痛等；疼痛程度有轻微疼痛至剧烈疼痛；持续时间有阵发性（1～5分钟）疼痛，也有持续性（数小时或更长）疼痛；某些体位可使疼痛加剧或减轻，有可能成为诊断的线索；疼痛的伴发症状可有发热、寒战、恶心、呕吐甚至休克等。

三、治疗原则

（一）一般治疗原则

任何减弱细纤维传入和（或）加强粗纤维传入的措施均有助于治疗或缓解疼痛。除用传统局部麻醉药封闭或阻断传入通路的细纤维活动外，推拿、热疗、电疗等物理疗法也可缓解疼痛。针灸和轻度电刺激神经等疗法，在慢性疼痛治疗上已被广泛应用。

（二）药物治疗原则

应在明确病因和对因治疗的前提下使用镇痛药，本类药物属对症治疗药物，不能代替病因治疗，故用药前应明确病因，同时应积极治疗病因。原因不明的疼痛慎用镇痛药，以免掩盖症状，延误诊治。严禁滥用麻醉性镇痛药，只有在明确诊断、严格掌握用药指征的前提下，经授权医师开写处方才能使用。避免长期反复使用镇痛药，麻醉性镇痛药易产生药物依赖性和成瘾性，连续使用数日即可发生，应尽量先用非麻醉性镇痛药，麻醉性镇痛药不可长期使用。注意个体差异，呼吸功能不全者或老年人、婴幼儿较敏感，应尽量避免使用镇痛药。严格掌握剂量，防止过量中毒。

四、药物治疗

（一）常用药物分类

镇痛药按作用机制可分为非甾体抗炎药、阿片类镇痛药、抗抑郁药、镇静催眠抗焦虑药、糖皮质激素和其他类药。

1. 非甾体抗炎药

作用部位在外周，主要是通过抑制环氧合酶，从而抑制局部前列腺素的生成而发挥镇痛作用。非甾体抗炎药主要有阿司匹林、对乙酰氨基酚、吲哚美辛和高选择性 COX-2 抑制药如塞来昔布和尼美舒利等。该类药物仅有中等程度的镇痛作用，对慢性钝痛有效，对急性锐痛、严重创伤的剧痛、平滑肌绞痛无效，长期应用不产生欣快感和成瘾性。

2. 阿片类镇痛药

作用部位在中枢，通过激动脊髓角质区、丘脑内侧、脑室及导水管周围灰质等部位的阿片受体，模拟内源性阿片肽对痛觉的调控功能而产生镇痛作用。阿片类药物分为强阿片类和弱阿片类药物，根据其内在活性又可以分为完全性激动剂（吗啡、氢吗啡酮、美沙酮、芬太尼、盐酸哌替啶），部分激动剂（丁丙诺啡、喷他佐辛和布托啡诺）和激动—拮抗剂（纳布啡和纳诺啡）。该类药物镇痛作用强，对急性锐痛、严重创伤的剧痛、平滑肌绞痛等效果好，但反复应用易成瘾，故又称成瘾性镇痛药或麻醉性镇痛药。

3. 抗抑郁药

可用于治疗各种慢性疼痛综合征，已经证明阿米替林、去甲替林和去甲丙米嗪对带状疱疹后遗神经痛有效，去甲替林对糖尿病外周神经痛很少有不良反应，阿米替林与去甲丙米嗪疗效相当，氯丙米嗪比去甲丙米嗪更优越。三环类抗抑郁药通过阻止去甲肾上腺素和5-HT的再摄取（去甲肾上腺素和5-HT可以作用于中枢和脊髓水平），影响内啡肽介导的疼痛调节通路产生镇痛作用。

4. 镇静催眠抗焦虑药

分为镇静类药即苯二氮䓬类药物，如地西泮和硝西泮等，该类药物具有镇静、抗焦虑及肌松作用，故常用于急性疼痛伴焦虑、肌痉挛或失眠患者或在慢性疼痛治疗中作为辅助用药，但反复应用后，可引起药物依赖和耐药性，故不应滥用；吩噻嗪类和丁酰苯类药物，如氯丙嗪、异丙嗪及氟哌利多等，它们具有较明显的中枢神经系统抑制作用，并能增强催眠、镇痛及麻醉药物的作用，临床可用于慢性疼痛、癌性疼痛和神经性疼痛的治疗。疼痛患者大都伴有抑郁、焦虑、失眠等症状，适时增加抗抑郁、抗焦虑、镇静催眠药物的治疗，可改善患者的精神症状，以达到镇痛目的。

5. 糖皮质激素

在炎症反应引起的疼痛治疗中也常应用，临床上常用的糖皮质激素包括泼尼松、地塞米松和泼尼松龙等。

6. 其他类镇痛药

包括曲马多，其作用机制包括对阿片 μ 受体和胺类受体（α₂ 肾上腺素受体、5-HT 受体）的作用；阿托品和山莨菪碱（654-2）是常用的平滑肌解痉药，用于缓解胃肠道、胆道、尿道平滑肌绞痛；卡马西平属细胞膜稳定药，对外周神经痛效果好等。

（二）治疗药物的选用

1. 癌性疼痛的药物治疗

以药物来控制癌性疼痛（简称癌痛）是最常使用的治疗方式，根据《精神药品临床应用指导原则》、《麻醉药品临床应用指导原则》、世界卫生组织"三阶梯"止痛原则、美国国立综合癌症网络（NCCN）成人癌痛指南和癌痛治疗规范，准确评估患者病情，制订个体化治疗方案，因病施治，实现癌痛个体化治疗。临床上常用的镇痛药物分为非阿片类、阿片类及辅助性镇痛药 3 类。

（1）非阿片类镇痛药：原则上优先使用口服剂型。若无禁忌证，如患者无出血性疾患、过敏史及血小板低下等，轻至中度疼痛患者首选阿司匹林、对乙酰氨基酚等非甾体抗炎药（WHO 第 1 阶梯）。

对乙酰氨基酚建议 650 mg/4 h 或 1 g/6 h，最大剂量不要超过 4 g/d，此类药物对肝脏有损害，应尽量避免剂量过量导致的肝毒性。布洛芬建议最大剂量不要超过 3 200 mg/d。若有需要可短期使用酮咯酸氨丁三醇注射剂，15～30 mg/6 h，切勿连续使用超过 5 日。使用非甾体抗炎药要小心评估可能发生的不良反应，如胃肠道出血、溃疡、肾功能低下等，一旦出现应考虑停用。非甾体抗炎药都有所谓天花板效应（在最大剂量的基础上继续增加剂量也不会增加镇痛效果，反而增加其不良反应），所以若使用至最大剂量仍无法达到良好的镇痛效果，则应改用其他药物或加上其他辅助用药。

（2）阿片类镇痛药：通过活化中枢神经系统的阿片受体 μ、δ、κ、ε、σ，主要是 μ、δ、κ 产生包括镇痛在内的多种药理作用。主要分为 2 类，一类为天然的阿片生物碱，包括吗啡、可待因等；另一类为人工合成的阿片类镇痛药，包括美沙酮、羟甲左吗喃、哌替啶、喷他佐辛等。

如果非阿片类镇痛药镇痛效果不佳或疼痛程度加剧，可考虑加上弱阿片类药物如可待因、羟考酮、氢可酮或曲马多（WHO 第 2 阶梯）。当可待因使用剂量达到 60 mg/4 h 或曲马多使用剂量达到 100 mg/4 h 时，已达到最大剂量，如仍不能理想镇痛，则应该转换成吗啡。疼痛转为中度至严重程度应使用强效阿片类药物如吗啡和芬太尼贴片等（WHO 第 3 阶梯）。对于晚期癌症患者，为改善患者的生活质量，一般可不限制吗啡的用量。多数癌痛患者经规范的三阶梯方案治疗后，疼痛可得到缓解，但 15% 左右的癌症患者表现为顽固性癌痛。顽固性癌痛是指应用 WHO 的"三阶梯"癌痛治疗方案，不能有效控制的癌痛，如神经病理性疼痛、内脏疼痛、骨转移疼痛、交感神经参与的疼痛综合征等。当长期应用一种阿片类制剂出现了耐受时，可考虑更换另一种制剂，来增加药物的镇痛效果，减少药物的不良反应。一般来说，对一种阿片类药物耐受，经过更换为其他药物后，仍然会有镇痛效果。阿片类药物彼此间的效力转换是依据其相当于吗啡的效力（表3-2），计算患者最近24小时内所使用的阿片类药物有效控制总量，若患者最近的控制效果良好，则转换其他药物时可先降低25%～30%的剂量，若先前的药物对疼痛的控制效果不佳，转换其他药物时可直接给予100%～125%的剂量。

表3-2　阿片类药物剂量换算系数表

药物	非胃肠给药剂量	口服剂量	等效剂量	作用时间
吗啡	10 mg	30 mg	非胃肠：口服＝1：3	3～4 小时
氢吗啡酮	1.5 mg	7.5 mg	非胃肠：口服＝1：5	2～3 小时
羟考酮	—	15～20 mg	吗啡（口服）：羟考酮（口服）＝（1.5～2.0）：1	3～5 小时
氢可酮	—	30～45 mg	—	3～5 小时
氢吗啡酮	1 mg	10 mg	非胃肠：口服＝1：10	3～6 小时
可待因	—	200 mg	吗啡（口服）：可待因（口服）＝1：6.5	3～4 小时
曲马多	100 mg	300 mg	非胃肠：口服＝1：3	4～8 小时
芬太尼透皮贴剂	25 μg/h（经皮吸收）	—	芬太尼透皮贴剂（μg/h），每72小时剂量＝1/2×口服吗啡剂量（mg/d）	—

（3）辅助性镇痛药：适时加用辅助性镇痛药，有助于减轻癌症患者的痛苦，增加患者对癌症治疗的依从性（表3-3）。

表3-3　常用于癌性疼痛的辅助性镇痛药

药物分类	药物名称	适应证	常见不良反应
抗抑郁药	阿米替林、丙米嗪、去甲替林、度洛西汀、文拉法辛	神经病变性疼痛	镇静、口干、便秘、体位性低血压、尿潴留
抗惊厥药	加巴喷丁、普瑞巴林	神经病变性疼痛、肌阵挛反射	嗜睡、眩晕、恶心、皮疹、骨髓抑制
糖皮质激素	地塞米松、甲基泼尼松龙、泼尼松	涉及神经及骨骼的疼痛，如脊髓压迫、颅内压升高引起的疼痛	胃炎、失眠、体液潴留、食欲增加，长期使用不良反应显著
二膦酸盐	帕米膦酸二钠、唑来膦酸	骨转移引起的疼痛	低血钙、发热、肠胃不适、贫血
局部作用的药物	5%利多卡因贴片	作用于局部，可作为阿片类药物、抗抑郁药和（或）抗惊厥药的辅助镇痛药	全身吸收少，不良反应小

2. 其他常见疼痛的药物治疗

对炎症反应所致的头痛、牙痛、神经痛、肌肉痛和关节痛多选用非甾体抗炎药如阿司匹林、对乙酰氨基酚、吲哚美辛等。对胆结石、尿路结石导致内脏平滑肌痉挛引起的内脏绞痛常选用哌替啶和阿托品联合或单用阿托品治疗。对外周神经性疼痛如三叉神经痛、舌咽神经痛等多选用卡马西平或苯妥英钠等细胞膜稳定药。三环类抗抑郁药与阿片类药物及抗惊厥药物（如加巴喷丁和普瑞巴林）相比，治疗周围神经病理性疼痛有较好的疗效。如果只是为了单纯镇痛，推荐的药物顺序为三环类抗抑郁药＞阿片类＞曲马多＞加巴喷丁/普瑞巴林，如果既考虑镇痛又考虑生活质量推荐顺序为加巴喷丁/普瑞巴林＞曲马多＞阿片类＞三环类抗抑郁药，加巴喷丁常用于成人带状疱疹后遗神经痛的治疗，为一线药物，曲马多和阿片类作为第二线或第三线药物。治疗偏头痛的药物可分为偏头痛特异性和非特异性药物。非特异性药物包括阿司匹林、对乙酰氨基酚或其他非甾体抗炎药、阿片制剂等；特异性药物包括麦角胺、双氢麦角毒碱和曲坦类，它们能够有效地治疗偏头痛和丛集性头痛，但不用于治疗其他类型的疼痛。

（刘　玚）

第三节　咳嗽、咳痰

咳嗽和咳痰是呼吸道疾病最常见的症状，它是人体清除呼吸道分泌物和有害刺激性因子的正常生理反射。但若咳嗽次数频繁，会造成胸痛、腹痛，严重者影响休息和睡眠，剧烈咳嗽还可能会造成晕厥或者引起肺大疱破裂导致气胸而危及生命。临床治疗药物可分为两大类：一类是针对病因治疗的药物，如抗菌药物、抗病毒药物等；另一类是对症治疗，缓解或消除呼吸道症状，减轻患者痛苦及减少并发症的药物，主要有镇咳药和祛痰药。由于咳嗽、咳痰是人体的一种保护性生理功能，通过咳嗽、咳痰能有效清除呼吸道内的分泌物或进入气道的异物，因此，在对因治疗的同时，要合理使用镇咳药和祛痰药。

一、病因和发病机制

（一）病因

呼吸道感染是引起咳嗽、咳痰最常见的原因。各种原因引起的胸膜炎、胸膜间皮瘤、自发性气胸或胸腔穿刺等均可引起咳嗽和咳痰。急性左侧心力衰竭（左心衰）所致肺水肿时，因肺泡及支气管内有浆液性或血性渗出物，也可引起咳嗽和咳痰。神经精神因素如皮肤受寒冷刺激、鼻黏膜或咽峡部黏膜受刺激时均可因反射引起咳嗽。慢性咳嗽既可由明显的器质性病变如慢性阻塞性肺疾病、肺癌、肺结核等引起；也可由下列疾病引起，如上气道咳嗽综合征（PNDS）、咳嗽变异性哮喘（CVA）、胃食管反流病（GERD）和嗜酸性粒细胞性支气管炎（EB）等；还可能是某些药物（如血管紧张素转换酶抑制剂）的不良反应。

（二）发病机制

咳嗽反射弧包括4个环节：①呼吸道神经末梢感受器，包括机械感受器、化学感受器和肺牵张感受器；②传入神经，为迷走神经纤维；③延髓咳嗽中枢，位于延髓背侧部，邻近呼吸中枢；④传出神经，包括迷走神经传出纤维、喉上神经和脑神经。呼吸道黏膜因黏液、灰尘或异物的机械刺激，烟熏、毒气等的化学刺激，以及支气管痉挛引起肌张力增加，都可引起咳嗽。感受器冲动传入咳嗽中枢和咳嗽中枢兴奋的传出主要通过迷走神经。因为迷走神经末梢除分布于咽喉、气管和支气管外，还分布于胸膜、肺等处，所以除了胸部受刺激可引起咳嗽外，咽喉、腹部内脏病变也可引起咳嗽。

咳嗽动作首先是快速短促吸气，膈肌下降，声门迅速关闭，随即呼吸肌与腹肌快速收缩，使肺内压迅速上升，然后声门突然开放，肺内高压气流喷射而出，冲击声门裂缝而发生咳嗽动作及声音。咳痰是一种病态现象，正常气管、支气管腺体和杯状细胞只分泌少量黏液，以保持呼吸道的湿润。当呼吸道反复受到感染、异物、过热过冷的空气、刺激性气体、香烟或过敏因素的刺激时，黏膜充血、水肿，黏液分泌增多，毛细血管壁通透性增加，浆液渗出，此时含红细胞、白细胞、巨噬细胞和纤维蛋白等的渗出物与黏液、吸入的尘埃和某些组织坏死物等混合成痰，随咳嗽动作排出。

二、临床表现

咳嗽和咳痰的下列表现有助于疾病的诊断及鉴别诊断。

1. 咳嗽的性质

咳嗽无痰或痰量极少，称为干性咳嗽或干咳；干咳或刺激性咳嗽常见于急性或慢性咽喉炎、喉癌、支气管异物、支气管肿瘤、胸膜疾病以及原发性肺动脉高压和二尖瓣狭窄等。咳嗽伴有咳痰称湿性咳嗽，常见于慢性支气管炎、支气管扩张、肺炎、肺脓肿和肺结核等。

2. 咳嗽的时间与规律

突发性咳嗽常由于吸入刺激性气体或异物、淋巴结或肿瘤压迫气管或支气管所引起；发作性咳嗽可见于百日咳及以咳嗽为主要症状的支气管哮喘等；长期慢性咳嗽，多见于慢性支气管炎、支气管扩张、肺脓肿及肺结核；夜间咳嗽常见于左心衰和肺结核患者。

3. 咳嗽的声音

如嘶哑性咳嗽，多为声带炎症或肿瘤压迫喉返神经所致；鸡鸣样咳嗽，多见于百日咳，会厌、喉部疾患或气管受压；金属音咳嗽，常见于纵隔肿瘤、主动脉瘤或支气管癌直接压迫气管所致；低微无力咳嗽，见于严重肺气肿、声带麻痹或极度衰弱患者等。

4. 痰的性质和痰量

痰的性质可分为黏液性、浆液性、脓性和血性等。痰量多，多见于支气管扩张及肺脓肿等。黄色或淡黄色的痰多提示呼吸道有细菌性感染，多见于肺炎、慢性支气管炎；痰中带血，多见于肺结核、支气管扩张、肺癌；铁锈色痰，多见于大叶性肺炎；黑色痰则见于煤炭工人和烧锅炉的工人。

5. 咳嗽伴随症状

多伴发热、胸痛、呼吸困难、咯血或哮鸣音等。

三、治疗原则

（一）一般治疗原则

咳嗽、咳痰是秋冬季节的常见病症，平时多进行户外活动，提高机体抗病能力；适时增减衣服，防止过冷或过热；注意适当休息，加强饮食调护，注意食补养肺等。应用祛痰药时应注意痰的排出，结合湿化气道、体位引流，鼓励患者排痰，特别是在应用反射性引起呼吸道分泌增多的稀释性祛痰药时，更应注意有效的咳嗽以排出痰液。术后患者要注意止痛，防止因伤口疼痛而不敢咳嗽影响排痰。对痰液难于咳出者，必要时可用吸引器或纤维支气管镜吸出痰液。

（二）药物治疗原则

镇咳药和祛痰药仅为对症治疗，应注重对因治疗。病因明确时，要设法去除病因；病因不明，只用镇咳药，不仅效果不好，还会延误病情；在病因明确的基础上，为减轻患者痛苦和防止剧咳并发症（咳血、气胸、晕厥、肺气肿和支气管扩张等），适当应用镇咳药；镇咳祛痰要兼顾，多数咳嗽者同时有咳痰，有痰咳嗽时，应以祛痰为主，只用镇咳药，不仅效果不佳，反而对痰多虚弱患者易引起痰液壅塞气道，加重感染，重者会窒息死亡。

四、药物治疗

（一）常用药物分类

1. 镇咳药分类

镇咳药可分为中枢性镇咳药、外周性镇咳药和具有镇咳祛痰效果的中成药。

中枢性镇咳药主要通过抑制延髓的咳嗽中枢而发挥强大的镇咳作用。中枢性镇咳药又分为成瘾性和非成瘾性镇咳药。成瘾性镇咳药主要有可待因和福尔可定。可待因镇咳作用可持续 4 ~ 6 小时，过量易产生兴奋、烦躁不安等中枢兴奋症状，因久用可成瘾，应控制使用，可用于各种原因所致的剧烈干咳和刺激性咳嗽，尤其是伴有胸痛的干咳；口服或皮下注射，每次 15 ~ 30 mg，每日用量可为 30 ~ 90 mg。福尔可定作用与可待因相似，但成瘾性较弱，口服每次 5 ~ 10 mg。

非成瘾性镇咳药主要有喷托维林、右美沙芬，该类药物共同特点是治疗量无镇痛和呼吸抑制作用，无成瘾性。右美沙芬主要用于干咳，适用于感冒、急性或慢性支气管炎、支气管哮喘、咽喉炎、肺结核以及其他上呼吸道感染时的咳嗽，多种非处方性复方抗感冒药均含有本品；口服每次 15 ~ 30 mg，每日 3 ~ 4 次；口服吸收良好，服药 10 ~ 30 分钟起效。喷托维林是国内使用较久的镇咳药，作用强度为可待因的 1/3，同时具有抗惊厥和解痉作用，青光眼及心功能不全者应慎用，口服每次 25 mg，每日 3 次。

外周性镇咳药主要通过抑制咳嗽反射弧中的某一环节如抑制肺牵张感受器，阻断肺迷走神经反射，抑制咳嗽冲动的传导，而产生镇咳作用。常用药物有苯丙哌林、那可丁和二氧丙嗪等，临床主要用于刺激性干咳和阵咳。苯丙哌林作用为可待因的 2 ~ 4 倍，可抑制外周传入神经，也可抑制咳嗽中枢，口服每次 20 ~ 40 mg，每日 3 次。那可丁为阿片所含的异喹啉类生物碱，作用与可待因相当，口服每次 15 ~ 30 mg，每日 3 ~ 4 次。

具有镇咳祛痰效果的中成药主要有蛇胆川贝液、复方枇杷膏、鲜竹沥液和伤风止咳糖浆等。

2. 祛痰药的分类

按祛痰药的作用方式可将其分为 3 类：①恶心性祛痰药，如氯化铵、愈创甘油醚等；②黏痰溶解药，如乙酰半胱氨酸、溴己新、氨溴索等；③黏液稀释剂，如羧甲司坦等。

（二）治疗药物的选用

1. 儿童咳嗽、咳痰的治疗

儿童咳嗽一般不适合使用中枢性镇咳药，如可待因、喷托维林等。婴幼儿的呼吸系统发育尚不成熟，咳嗽反射较差，气道管腔狭窄，血管丰富，纤毛运动功能较差，痰液不易排出。如果一咳嗽，便给予较强的镇咳药，咳嗽虽暂时得以停止，但气管黏膜纤毛细胞的运痰功能和支气管平滑肌的收缩蠕动功能受到抑制，痰液不能顺利排出，大量痰液蓄积在气管和支气管内，影响呼吸功能。一般较剧烈的刺激性干咳可选用镇咳药，但要在治疗原发病的基础上使用。儿童咳嗽适合选用兼有祛痰、化痰作用的镇咳药，糖浆优于片剂，糖浆服用后附着在咽部黏膜上，减弱了对黏膜的刺激作用。

2. 支气管扩张的治疗

支气管扩张的典型症状为慢性咳嗽伴大量脓痰和反复咯血，其治疗原则是消除病因、促进痰液排出、控制感染等内科保守治疗，必要时行外科手术。保持呼吸通畅，排除气管内分泌物，减少痰液在气道及肺支气管内的积聚，除去细菌生长繁殖的场所，并合理应用抗菌药物，是控制感染的主要环节。在积极控制感染的同时，给予祛痰药，使痰液变稀薄容易咳出，以减轻支气管感染。指导患者根据病变的部位使患侧向上，开口向下，做深呼吸、咳嗽，并辅助拍背，使分泌物在气管内振荡，借助重力作用排出体外，必要时还可以进行雾化吸入，效果更好。患者做体位引流应在空腹时，每日可做 2~4 次，每次 15~20 分钟。做引流时要观察患者的呼吸、脉搏等变化，如有呼吸困难、心慌、出冷汗等症状应停止引流，给予半卧位或平卧位吸氧。引流完毕应协助患者清洁口腔分泌物。对于咯血患者，若少量咯血经休息，应用镇静药和止血药，一般都能止住；大量咯血可行支气管动脉栓塞术。

3. 咳嗽的特异性病因治疗

对呼吸道感染引起的咳嗽应积极使用抗菌药物治疗。上气道咳嗽综合征在成人中是引起慢性咳嗽最常见的原因，在儿童中是引起慢性咳嗽的第二常见的原因，局部使用糖皮质激素以及采用第二代抗组胺药联合减充血剂治疗有效。治疗胃食管反流病则需要采用制酸及胃动力药进行药物治疗，包括盐酸甲氧氯普胺、H_2 受体拮抗剂和质子泵抑制剂等。咳嗽变异性哮喘的治疗原则与支气管哮喘相同，可吸入 β_2 受体激动剂，口服茶碱控释制剂或口服 β_2 受体激动剂；吸入或口服糖皮质激素可有效改善咳嗽变异性哮喘的症状，并可阻止其日后发展成典型的哮喘；也可采用异丙托溴铵雾化吸入治疗，治疗时间不少于 6~8 周。嗜酸性粒细胞性支气管炎患者仅对糖皮质激素治疗反应良好，对支气管扩张剂如 β_2 受体激动剂治疗无效，可吸入二丙酸倍氯米松（每日 500~1 000 μg）等糖皮质激素，持续应用 4 周以上，初始治疗可联合应用泼尼松口服，每日 10~20 mg，持续 3~7 日；也可应用糖皮质激素雾化吸入，每日 1~2 mg，持续 7 日。

（刘　玚）

第四节　呕吐、腹泻

呕吐和腹泻是临床常见的消化道症状。呕吐是指胃内容物或一部分小肠内容物通过食管逆流出口腔的一种复杂的反射动作；腹泻是指排便次数明显超过平日习惯的频率，粪质稀薄，水分增加或含未消化食物或脓血、黏液。呕吐和腹泻均有利于清除胃肠道内有害物质或异物而起保护作用，但过度的呕吐和腹泻也可引起脱水及酸碱、水电解质紊乱，因此必须合理应用止吐药和止泻药。

一、病因和发病机制

（一）病因

1. 呕吐的常见病因

反射性呕吐常见于咽部刺激、胃肠道疾病、肝胆胰疾病、腹膜及肠系膜疾病以及泌尿系统疾病等。中枢性呕吐常见于神经系统疾病（如偏头痛、脑膜炎、脑出血、脑栓塞、高血压脑病、脑肿瘤、脑震荡、颅内血肿、癫痫持续状态等）、内分泌与代谢性疾病（如尿毒症、肝性昏迷、糖尿病酮症酸中毒、甲亢危象、肾上腺皮质功能减退等）、感染性疾病（如急性病毒、支原体、立克次体、细菌、螺旋体或寄生虫感染）、药物（抗菌药、抗肿瘤药、吗啡等）、中毒（酒精、重金属、一氧化碳和有机磷等）和神经精神因素等。

2. 腹泻的常见病因

急性腹泻常见于肠道感染引起的肠炎、变态反应性肠炎、急性中毒和全身性感染（如败血症、伤寒或副伤寒等），慢性腹泻常见于消化系统疾病（如慢性萎缩性胃炎、肠道感染、肠道肿瘤、胰腺疾病和肝胆疾病等）、内分泌与代谢性疾病（如尿毒症、肝性昏迷、糖尿病酮症酸中毒、甲亢危象、肾上腺皮质功能减退等）、药物因素（洋地黄类、抗菌药物等）和神经精神因素（肠易激综合征等）等。

（二）发病机制

呕吐是一种极其复杂的反射过程，延髓催吐化学感受区（CTZ）、前庭器官、内脏等传入冲动作用于延髓呕吐中枢，使呕吐中枢发出传出冲动到达效应部位引起呕吐。呕吐时胃窦与幽门区收缩关闭，胃逆蠕动，胃体与胃底张力减低至贲门开放，最后膈肌和腹肌突然收缩，腹压骤增，使得胃甚至小肠的食糜通过食管、咽部而排出。腹泻的发生机制也相当复杂，从病理生理角度可归纳为分泌性腹泻、渗透性腹泻、渗出性腹泻、动力性腹泻和吸收不良性腹泻。

二、临床表现

（一）呕吐的临床表现

1. 呕吐发生时间

晨间呕吐在育龄女性应考虑早孕反应，有时也见于尿毒症或慢性酒精中毒。有些鼻窦炎因分泌物刺激咽部，也有晨起恶心和干呕。夜间呕吐多见于幽门梗阻。

2. 呕吐与进食的关系

餐后近期内出现呕吐，并有骤起的集体发病情况，先应考虑食物中毒。活动期消化性溃疡位于幽门，因该处水肿、充血、痉挛，也常导致餐后呕吐；神经性呕吐多在餐后即刻发生。在餐后较久或积数餐之后才出现呕吐的，多见于消化性溃疡、胃癌等引起的幽门、十二指肠慢性不全梗阻。

3. 呕吐的特点

一般呕吐常先有明显恶心，然后出现呕吐。但神经性呕吐可不伴有恶心或仅有轻微恶心，呕吐并不费力，甚至可以随心所欲地呕吐。高血压脑病或颅内病变引起颅内压增高时，也常没有恶心而突然出现喷射状呕吐。

4. 呕吐物的性质

幽门梗阻的呕吐物含有隔餐或隔日食物，有腐酵酸臭气味。呕吐物中含有多量黄色苦味胆汁，多见于频繁剧烈呕吐或十二指肠乳头以下的肠梗阻。大量呕吐多见于幽门梗阻或急性胃扩张，一次呕吐可超过 1 000 mL。呕吐物有大便臭味，可考虑低位肠梗阻。呕吐物呈咖啡样或鲜红色，可考虑上消化道出血。

5. 呕吐伴随症状

呕吐伴有腹痛者，首先应考虑急腹症，要及时就诊。慢性腹痛并在呕吐之后获得暂时缓解，可能是消化性溃疡、急性胃炎或高位肠梗阻；但在胆囊炎、胆石症、胆道蛔虫病、急性胰腺炎等，呕吐一般不能使腹痛得到缓解。呕吐伴有头痛，应考虑高血压脑病、偏头痛、鼻窦炎、青光眼、屈光不正等，伴有眩晕者可能是梅尼埃病、迷路炎等，还需要了解呕吐是否由链霉素、卡那霉素、新霉素或庆大霉素等药物引起。

（二）腹泻的临床表现

1. 起病及病程

急性腹泻起病急，病程短，多为感染或食物中毒所致。慢性腹泻起病缓慢，病程较长，多见于慢性感染、非特异性炎症、吸收不良、肠道肿瘤或神经功能紊乱等。

2. 腹泻次数及粪便性质

急性感染性腹泻，每日排便次数可多达 10 次以上，如为细菌感染，常为黏液血便或脓血便。慢性腹泻，可为稀便，也可带黏液或脓血。

3. 腹泻与腹痛关系

急性腹泻常有腹痛，尤其以感染性腹泻较为明显。分泌性腹泻往往无明显腹痛。小肠疾病的疼痛常在脐周，便后腹痛缓解不明显；结肠疾病疼痛多在下腹，且便后腹痛常可缓解。

4. 腹泻伴随症状

腹泻伴有发热、腹痛、呕吐等常提示急性感染；伴大便带血、贫血、消瘦等需警惕肠癌；伴腹胀、食欲差等需警惕肝癌；伴水样便则需警惕霍乱弧菌感染。

三、治疗原则

呕吐应禁食、禁水 4~6 小时，以防误入气管，呕吐停止后可逐渐恢复进食。昏迷患者头侧位，及时擦净口腔内呕吐物，禁止用毛巾堵住鼻、口腔，警惕呕吐物呛入气管。腹泻急性期需暂时禁食，使肠道完全休息，必要时需静脉输液，以防失水过多而脱水。慢性腹泻患者应根据病情调整饮食结构和次数。胃肠道感染应根据病原体选择抗菌药物治疗。在进行病因治疗的同时应积极对症治疗，加强支持治疗，纠正水电解质紊乱。

四、药物治疗

（一）止吐药分类

1. H_1 受体拮抗剂

如苯海拉明、茶苯海明、异丙嗪、美克洛嗪和桂利嗪等有中枢镇静作用和止吐作用，可以用于治疗晕动病、内耳眩晕症等。

2. M 胆碱受体阻滞药

如东莨菪碱，通过降低迷路感受器的敏感性和抑制前庭小脑通路的传导，用于预防和治疗晕动病恶心、呕吐。

3. 多巴胺 D_2 受体拮抗剂

具有阻断 CTZ 的多巴胺 D_2 受体作用，降低呕吐中枢的神经活动。有些多巴胺 D_2 受体拮抗剂还能阻断外周胃肠道的多巴胺受体，促进胃肠排空，常作为胃肠促动药用于临床。如甲氧氯普胺，主要用于治疗胃轻瘫及慢性消化不良引起的恶心、呕吐；口服可预防各种原因包括妊娠引起的呕吐；大剂量静脉或长期应用可引起明显的锥体外系症状。多潘立酮又称吗丁啉，为苯咪唑类衍生物，对胃肠运动障碍性疾病有效；对偏头痛、颅外伤、放射治疗引起的恶心、呕吐也有效；对左旋多巴、溴隐亭治疗帕金森病引起的恶心、呕吐有特效；不良反应轻，可引起溢乳、男性乳房发育。本品不易通过血脑屏障，罕见锥体外系反应。西沙必利、莫沙必利为苯甲酰类药物，无多巴胺受体阻断作用；可加速食管、胃、小肠乃至结肠的运动，可能与促使肠壁肌层内神经丛释放 ACh 有关；用于治疗慢性功能性消化不良、反流性食管炎、胃轻瘫等；不引起锥体外系和催乳素释放的不良反应。

4. 5-HT$_3$ 受体拮抗剂

5-HT$_3$ 受体拮抗剂是新型止吐药，5-HT$_3$ 受体广泛分布于脑内孤束核、CTZ 和外周组织中，5-HT$_3$ 受体拮抗剂对肿瘤化学治疗或放射治疗引起的呕吐具有很好的止吐作用。如昂丹司琼、阿洛司琼和格拉司琼，可选择性阻断中枢及迷走神经传入纤维 5-HT$_3$ 受体，产生明显止吐作用。昂丹司琼口服吸收迅速，口服吸收率为 60%，0.5 ~ 1 小时达有效血药浓度，血浆蛋白结合率为 70% ~75%，血浆 $t_{1/2}$ 约 3.5 小时。主要在肝脏羟化代谢，约 10% 以原型经肾脏排出。对抗肿瘤药如顺铂、环磷酰胺、阿霉素等引起的呕吐，作用迅速、强大、持久，还可用于治疗外科手术后呕吐；但对晕动病及多巴胺受体激动药如阿扑吗啡引起的呕吐无效。不良反应少，仅有短时和轻度头痛、头晕、便秘、腹泻等。由于锥体外系反应少，更适用于 30 岁以下的年轻患者。

5. 神经激肽-1 受体拮抗剂

阿瑞匹坦为神经激肽-1（NK-1）受体拮抗剂，与大脑中的 NK-1 受体高选择性结合，拮抗 P 物质。P 物质为一种位于中枢神经和外周神经系统神经元中的神经激肽，通过 NK-1 受体发挥作用，与呕吐、抑郁、疼痛和哮喘等多种炎症免疫反应相关。阿瑞匹坦可有效预防迟发性呕吐。阿瑞匹坦口服后 4 小时即可达血药峰浓度，可通过血脑屏障，主要在肝内代谢，可能与 CYP3A4 和 CYP1A2 有关。

6. 非典型抗精神病药物

奥氮平是一种新的非典型抗精神病药，能与多巴胺受体、5-HT 受体和胆碱能受体结合，并拮抗其作用。奥氮平 5 ~ 10 mg 联合标准止吐方案（阿瑞匹坦、帕洛诺司琼及地塞米松）已被推荐用于预防高致吐风险化学治疗所致的恶心、呕吐。奥氮平有中枢神经系统抑制作用，对于有跌倒风险（如老年、疲惫不堪、虚弱）或有直立性低血压风险的患者，应慎用奥氮平或考虑减少剂量。

（二）呕吐治疗药物的选用

1. 急性胃肠炎呕吐

急性期患者应卧床休息，呕吐腹泻严重者暂时禁食。因失水较多，需静脉补充平衡盐液体。应积极针对病因进行治疗，根据不同的细菌感染选用不同的抗菌药物，成人可选用新霉素、庆大霉素、诺氟沙星、氨苄西林，甚至头孢菌素，但儿童不宜选用新霉素、庆大霉素、诺氟沙星等抗菌药物。适当进行对症治疗，如剧烈呕吐时可肌内注射甲氧氯普胺，每次 10 mg，每日 2 ~ 3 次；腹痛时，可口服消旋山莨菪碱，每次 10 mg，每日 3 次或口服阿托品，每次 0.3 mg，每日 3 次。

2. 化疗呕吐

化疗药物所致恶心、呕吐不仅使患者产生对化疗的惧怕，影响疗程，更因丢失体液等而严重削弱机体自身的抵抗力，不利于预后，因此有效的止吐对化疗是必不可少的。5-HT$_3$ 受体拮抗剂主要通过竞争性地阻断消化道黏膜释放出的 5-HT 与 5-HT$_3$ 受体结合，从而产生抗呕吐的作用。现在临床中广泛应用的 5-HT$_3$ 受体拮抗剂主要包括昂丹司琼、格拉司琼、托烷司琼等。5-HT$_3$ 受体拮抗剂耐受性好，是现阶段治疗化疗呕吐较为常用的药物。NK-1 受体拮抗剂可用于预防和治疗中度或高度致吐性化疗药物所致的恶心、呕吐，临床常用的 NK-1 受体拮抗剂有阿瑞匹坦、福沙匹坦、奈妥匹坦等。奥氮平 5～10 mg 联合标准止吐方案（阿瑞匹坦、帕洛诺司琼及地塞米松）已被推荐用于预防高致吐风险化疗所致恶心、呕吐。

3. 妊娠呕吐

轻度的妊娠呕吐一般不需特殊治疗，给予孕妇安慰和支持，解除思想顾虑，保证充分的休息和睡眠，并注意进食方法，饮食宜少量多餐，忌油腻，多清淡，多数人到妊娠 12 周以后，这些症状可以自行消失。对于少数孕妇反应严重，恶心、呕吐频繁，不能进食，以致影响身体健康，甚至威胁其生命，可小剂量短期应用镇静止吐药及维生素进行治疗。

（三）止泻药分类及常用药物

1. 阿片制剂

如复方樟脑酊和阿片酊为有效的止泻药而被广泛应用，多用于较严重的非细菌感染性腹泻。

2. 地芬诺酯

地芬诺酯又称苯乙哌啶，是哌替啶衍生物，对胃肠道的影响类似于阿片类，具有收敛及减少肠蠕动作用，可用于急、慢性功能性腹泻。不良反应轻，有厌食、恶心、呕吐、皮肤变态反应等，长期大量应用可成瘾。

3. 洛哌丁胺

洛哌丁胺为氧哌啶醇衍生物，除直接抑制肠蠕动，还减少肠壁神经末梢释放 ACh，也可作用于胃肠道阿片受体，减少胃肠分泌。本药的止泻作用比吗啡强 40～50 倍，但不易进入中枢神经系统。止泻作用快、强、持久，用于治疗非细菌感染的急慢性腹泻。不良反应常见腹绞痛、口干、皮疹、大剂量时对中枢神经系统有抑制作用。对儿童更敏感，2 岁以下儿童不宜应用。过量时可用纳洛酮治疗。

4. 匹维溴铵

匹维溴铵为四价铵的复合物，是对胃肠平滑肌（特别是结肠部分）具高选择性解痉作用的钙通道阻滞药，能消除肠平滑肌的高反应性。临床上用于治疗肠易激综合征的相关症状（如腹痛、排便紊乱、肠道不适等）、胆道功能障碍有关的疼痛及胆囊运动障碍。

5. 蒙脱石

天然蒙脱石是双八面体层纹状结构微粒，不被胃肠道吸收，不影响葡萄糖、氨基酸的吸收。在临床上用于治疗急慢性腹泻，尤其对儿童急性腹泻治疗效果较好，也可用于胃肠道疾病的辅助治疗等。

6. 鞣酸蛋白

鞣酸蛋白属收敛药，在肠道中释放出鞣酸与肠黏膜表面蛋白质形成沉淀，附着在肠黏膜上，形成保护膜，减少炎性渗出物，发挥收敛止泻作用。用于急性胃肠炎及各种非细菌性腹泻、儿童消化不良等。

7. 碱式碳酸铋

碱式碳酸铋能与肠道中的毒素结合，保护肠道免受刺激，达到收敛止泻作用。常用于腹泻、慢性胃炎的治疗，近年来多用于治疗幽门螺杆菌感染的胃、十二指肠溃疡。

8. 微生态制剂

如多维乳酸菌制剂可以调节肠道菌群，对肠道内有害菌和腐败菌有抑制作用，促进肠道有益菌群生长，改善胃肠消化功能；可提供婴幼儿生长发育所必需的多维生素和微量元素，促进儿童的生长发育；对新生儿黄疸有治疗作用；还可用于治疗便秘。

（四）腹泻治疗药物的选用

1. 急慢性胃肠炎腹泻

如果患者大便次数不是很多，腹痛也不是很明显，应不急于应用止泻药治疗，这样有利于引起腹泻的致病菌的排出，腹泻会很快好转，然后逐渐食用一些易消化、清淡的食物。对于大便次数每日在 5 次以上的急性腹泻或慢性腹泻急性发作，一方面要适当补液以纠正脱水和电解质紊乱，另一方面要进行病因治疗和对症治疗。治疗药物包括控制肠道感染药物、胃肠黏膜保护剂和微生态制剂。根据不同的细菌感染选用不同的抗菌药物。胃肠黏膜保护剂可选用蒙脱石散，以保护胃肠黏膜，凝固杀死肠道的细菌与病毒，起到止泻作用。微生态制剂，主要为肠道活菌制剂，能够调节肠道菌群，改善胃肠道消化功能，但注意不能与抑制或吸附活菌的药物合用，如药用炭、铋剂、酊剂、鞣酸制剂等。

腹泻次数多应及时补充生理盐水和葡萄糖，可静脉滴注碳酸氢钠和乳酸钠林格注射液纠正酸碱及水电解质紊乱，同时加服抗菌药物，如小檗碱每次 0.2 ~ 0.4 g，每日 3 ~ 4 次；庆大霉素每次 40 ~ 80 mg，每日 3 ~ 4 次。24 ~ 48 小时仍未见明显改善者可服用诺氟沙星，每次 0.2 g，每日 3 ~ 4 次。不能口服者可静脉给药，一般用药 3 ~ 8 日。腹痛者用消旋山莨菪碱 10 ~ 20 mg 或颠茄片 8 ~ 16 mg 口服，腹痛剧烈者可皮下注射阿托品 0.5 mg 或消旋山莨菪碱 10 mg 缓解疼痛。可口服蒙脱石散，每次 3 g，每日 3 次；首次剂量应加倍，用温开水调成糊状后口服。如果发病急，腹泻次数大于 10 次以上或引起急性脱水、酸中毒者，可短期服用复方地芬诺酯，每次 1 片或盐酸洛哌丁胺 2 mg，每日 1 ~ 3 次，一般不超过 1 周。

2. 腹泻型肠易激综合征

肠易激综合征是最常见的功能性胃肠道疾病。肠易激综合征以腹痛、腹胀、排便习惯和（或）大便性状改变为临床表现，但尚无可通过临床常规检查发现解释其症状的器质性病变。按照患者排便异常时的主要粪便性状可分为腹泻型、便秘型、混合型和未定型 4 种亚型。对于存在腹痛症状的肠易激综合征患者，可以选择肠道平滑肌解痉药如匹维溴铵、奥替溴铵、阿尔维林进行治疗。止泻药中，洛派丁胺治疗腹泻型 IBS 可降低患者排便频率，蒙脱石治疗腹泻型肠易激综合征可减少患者水样泻和黏液便的排便次数。肠道不吸收的抗菌药物如利福昔明可改善腹泻型肠易激综合征患者的腹胀、腹泻症状。三环类抗抑郁药除对中枢性疼痛和心理困扰有效外，还可减慢胃肠道运输，减轻腹泻。益生菌对改善肠易激综合征患者的腹胀、腹痛、腹泻、便秘有一定疗效。

（刘　瑒）

第四章

循环系统常用药物

第一节　强心药

一、地高辛

【别名】狄戈辛、强毛地黄、强心素、异羟基洋地黄毒苷、Lanoxin、Digacin、Digosin。

【药理作用】①正性肌力作用：选择性地与心肌细胞膜 Na^+-K^+-ATP 酶结合而抑制该酶活性，心肌细胞内 Na^+ 浓度升高，细胞质内 Ca^{2+} 增多，肌浆网内 Ca^{2+} 储量也增多，激动心肌收缩蛋白，从而增加心肌收缩力。②负性频率作用：由于其正性肌力作用，使衰竭心脏的心排血量增加，血流动力学状态改善，消除交感神经张力的反射性增高，并增强迷走神经张力，因而减慢心率。③心脏电生理作用：降低窦房结自律性，提高浦肯野纤维自律性，减慢房室结传导速度，延长其有效不应期，导致房室结隐匿性传导增加，可减慢心房颤动或心房扑动的心室率，缩短浦肯野纤维有效不应期。

【体内过程】口服后片剂约可吸收 70%，酏剂可吸收 80%，胶囊剂的吸收量超过 90%。有效治疗浓度为 $0.5 \sim 2.0$ ng/mL，有明显的个体差异。具有大分布容积，心肌中的药物浓度高于血药浓度。蛋白结合率为 20% ～ 30%。可跨越血脑屏障和胎盘屏障，分泌进入乳汁，消除半衰期为 $1.5 \sim 2$ 日，透析不能清除本品。血药浓度超过 2.0 ng/mL 时就会出现中毒症状。

【适应证】①用于高血压、瓣膜性心脏病、先天性心脏病等急性和慢性心功能不全。尤其适用于伴有快速心室率的心房颤动的心功能不全。②用于控制伴有快速心室率的心房颤动、心房扑动患者的心室率及室上性心动过速。

【用法用量】用量要个体化。口服：常用 $0.125 \sim 0.5$ mg，每日 1 次，7 日可达稳态血药浓度；若达快速负荷量，可每 6 ～ 8 小时给药 0.25 mg，总剂量每日 $0.75 \sim 1.25$ mg；维持量，每日每次 $0.125 \sim 0.5$ mg。早产儿 $0.02 \sim 0.03$ mg/kg；1 个月以下新生儿 $0.03 \sim 0.04$ mg/kg；1 个月至 2 岁，$0.05 \sim 0.06$ mg/kg；2 ～ 5 岁，$0.03 \sim 0.04$ mg/kg；5 ～ 10 岁，$0.02 \sim 0.035$ mg/kg；10 岁及 10 岁以上，照成人常用量；本品总量分 3 次或每 6 ～ 8 小时给予。维持量为总量的 $1/5 \sim 1/3$，分 2 次，每 12 小时 1 次或每日 1 次。不宜口服者也可静脉注射，常用每次 $0.25 \sim 0.5$ mg，极量 1 次 1 mg。

【不良反应】①常见促心律失常作用、胃纳不佳或恶心、呕吐、下腹痛、异常无力。②少见视物模糊或"色视"、腹泻、精神抑郁。③罕见嗜睡、头痛及皮疹、荨麻疹。④在洋地黄的中毒表现中，促心律失常最重要，最常见者为室性期前收缩，其次为房室传导阻滞、阵发性或加速性交界性心动过速等；儿童中心律失常比其他反应多见，但室性心律失常比成人少见；新生儿可有 PR 间期延长。

【药物相互作用】①与两性霉素 B、皮质激素或排钾利尿药同用时，可引起低血钾而致中毒。②与抗酸药（尤其是三硅酸镁）或止泻吸附药、果胶、考来烯胺和其他阴离子交换树脂、柳氮磺吡啶或新霉素、对氨基水杨酸同用时，可抑制洋地黄强心苷吸收而导致强心苷作用减弱。③与抗心律失常药、钙盐注射剂、可卡因、泮库溴铵、萝芙木碱、琥珀胆碱或拟肾上腺素类药同用时，可导致心律失常。④有严重或完全性房室传导阻滞且伴正常血钾者应用洋地黄的同时不应用钾盐。⑤与 β 受体阻断药合用，有发生严重心动过缓的可能。⑥螺内酯可延长本品半衰期，需调整剂量或给药间期。⑦血管紧张素转换酶抑制剂及其受体拮抗剂可使本品血药浓度增高。⑧吲哚美辛可减少本品的肾清除，使本品半衰期延长。⑨与肝素同用，可能部分抵消肝素的抗凝血作用，需调整肝素用量。⑩红霉素可增加本品在胃肠道的吸收。⑪依酚氯铵与地高辛合用可致明显的心动过缓。⑫与奎尼丁同用，可使本品血药浓度提高约 1 倍，本品用量应酌减 1/3 ~ 1/2。

【注意事项】①用药期间应注意随访检查：血压、心率及心律、心电图、心功能、电解质（尤其钾、钙、镁）、肾功能。②疑有洋地黄中毒时，应做本品的血药浓度测定；过量时，由于蓄积性小，一般于停药后 1 ~ 2 天中毒表现可以消退；如发生中毒可用地高辛特异性抗体 Fab 片段解救。

【规格】①片剂：125 μg，250 μg，500 μg。②胶囊剂：50 μg，100 μg，200 μg。③酏剂：50 μg/mL。④注射剂：2 mL：100 μg，2 mL：500 μg。

【贮藏】密封保存。

二、毒毛花苷 K

【别名】毒毛旋花子苷 K、毒毛苷 K、Strofan K。

【药理作用】同地高辛。特点是对心肌收缩的作用明显，对传导和心率的影响小。

【体内过程】口服吸收极差，蛋白结合率约 5%，静脉注射后 5 分钟起效，0.5 ~ 1.0 小时达高效，作用持续 1 ~ 2 日。主要以原药随尿排出，消除半衰期为 14 ~ 21 小时。肾功能不全患者影响原药排出。

【适应证】主要用于病情紧急、心率不快或较慢，且传导功能较差的心力衰竭或使用洋地黄类疗效不佳者，也用于急性肺水肿患者。

【用法用量】①成人：首剂静脉注射 0.125 ~ 0.25 mg，1 ~ 2 小时后可重复 1 次，每日总量 0.25 ~ 0.5 mg，病情缓解后，口服其他强心苷维持。②儿童：静脉注射 0.007 ~ 0.01 mg/kg，余同上。

【不良反应、药物相互作用、注意事项】参见地高辛。

【规格】注射剂：1 mL：0.25 mg，1 mL：0.5 mg。

【贮藏】遮光，密闭保存。

三、毛花苷丙

【别名】西地兰、毛花洋地黄苷丙。

【药理作用】为一种速效强心苷，作用较洋地黄、地高辛快，但比毒毛花苷 K 稍慢。

【体内过程】在胃肠道只能不规则吸收 10%，一般用于静脉注射，5～30 分钟起效，作用维持 2～4 日。代谢药物为地高辛和地高辛的衍生物，以代谢物形式随尿排出，蓄积性小。

【适应证】治疗急慢性心力衰竭，室上性心动过速，心房扑动，心房颤动。

【用法用量】每次 0.4～0.6 mg，稀释后静脉注射（5 分钟以上），2～4 小时后需要时再给予 0.2～0.4 mg。起效后可改口服洋地黄强心苷。

【不良反应、药物相互作用、注意事项】参见地高辛。

【规格】①片剂：0.5 mg。②注射剂：1 mL：0.4 mg。

【贮藏】遮光，密闭保存。

四、去乙酰毛花苷

【别名】毛花强心丙、去乙酰毛花苷丙、西地兰 D、Cedilanid D、Deslanoside。

【药理作用】为毛花苷丙的去乙酰基衍生物，药理作用相同，但更稳定、迅速。

【体内过程】一般静脉注射后 5～10 分钟起效，1～2 小时可达高效。半衰期约为 33 小时，药效可持续 2～5 日。主要以原药随尿排出，肾功能正常者每天约排出体内总量的 20%。

【适应证】在紧急情况下，多用于快速洋地黄化。

【用法用量】静脉注射。成人常用量：首剂 0.4～0.6 mg，以后每 2～4 小时可再给予 0.2～0.4 mg，总量 1～1.6 mg。小儿常用量：按下列剂量分 2～3 次，间隔 3～4 小时给予。①早产儿和足月新生儿或肾功能不全、心肌炎患者，肌内注射或静脉注射 0.022 mg/kg；②2 周至 3 岁 0.025 mg/kg。疗效满意后，可改用口服洋地黄。

【不良反应】【药物相互作用】【注意事项】参见地高辛。

【规格】注射剂：1 mL：0.4 mg。

【贮藏】遮光，密闭保存。

五、氨力农

【别名】氨吡酮、氨利酮、氨双吡酮、安诺可、Inocor。

【药理作用】主要通过抑制磷酸二酯酶，使心肌细胞内环磷酸腺苷（CAMP）浓度增高、细胞内钙增加、心肌收缩力加强、心排血量增加；还有扩张血管的作用，因而降低心脏前后负荷。

【体内过程】静脉注射后 2 分钟即起效，10 分钟可达最高效应，作用可维持 1～1.5 小时。健康人的半衰期约为 4 小时，心力衰竭患者约为 6 小时。蛋白结合率很低，分布容积为 1.2 L/kg。部分在肝内代谢，原药（约 40%）和代谢物主要随尿排出。

【适应证】用于其他抗心力衰竭药物治疗无效或效果欠佳的各种原因引起的急慢性顽固性充血性心力衰竭。

【用法用量】静脉注射：先以 0.5～1 mg/kg 静脉注射 5～10 分钟，然后继续以每分钟

5～10 μg/kg 静脉滴注。单次剂量最大不超过 2.5 mg/kg。每日最大量＜10 mg/kg。儿童用量同成人，新生儿维持用量为每分钟 3～7 μg/kg。

【不良反应】可见胃肠道反应、血小板减少、肝肾功能损害、低血压、室性心律失常；个别患者可出现发热和皮疹，偶有胸痛及注射局部刺激反应；偶见过敏反应。

【相互作用】①与丙吡胺同用可导致血压过低。②与硝酸酯类合用有相加效应。③与碳酸氢钠注射液混合会出现沉淀，本品乳酸盐与葡萄糖注射液和呋塞米之间存在物理性配伍禁忌。

【注意事项】①以 0.9% 氯化钠注射液稀释后使用，不能用含右旋糖酐或葡萄糖溶液稀释。②口服可致严重胃肠功能障碍。③用药期间应监测心率、心律、血压，必要时调整剂量。

【规格】注射剂：10 mL ∶ 50 mg，10 mL ∶ 100 mg。

【贮藏】遮光，密闭保存。

六、米力农

【别名】米利酮、甲氰氨利酮、甲氰吡酮、二联吡啶酮、Primacor。

【药理作用】为氨力农的衍生物，作用机制同氨力农，但作用强 10～30 倍。

【体内过程】口服吸收迅速而完全，但因可致病死率上升，故仅用静脉给药。蛋白结合率为 70%，约有 83% 原药随尿排出，消除半衰期约为 2.3 小时。

【适应证】用于其他抗心力衰竭药物治疗无效或效果欠佳的各种原因引起的急慢性顽固性充血性心力衰竭。

【用法用量】静脉注射：负荷量 25～75 μg/kg，5～10 分钟缓慢静脉注射，以后每分钟 0.25～1 μg/kg 维持，每日不超过 1.13 mg/kg。肾功能不全患者应减量。

【不良反应】头痛、室性心律失常、无力、血小板减少。

【药物相互作用】和呋塞米混合可产生沉淀，不可配伍。

【注意事项】用药期间，应监测血压、心率、心电图、水与电解质平衡；由于本品可通过房室结促进心脏传导，故能增加心房扑动或心房颤动患者的心室反应率，因此，这类患者在使用本品之前应先予洋地黄化。

【规格】注射剂：5 mL ∶ 5 mg，10 mL ∶ 10 mg。

【贮藏】遮光，密闭保存。

七、重组人脑利钠肽

【别名】奈西利肽、新活素、Natrecor。

【药理作用】是肾素—血管紧张素—醛固酮系统的天然拮抗剂，拮抗心肌细胞、心纤维原细胞和血管平滑肌细胞内的内皮素、去甲肾上腺素和醛固酮，增加钠的排泄，减少肾素和醛固酮分泌，抑制后叶升压素及交感神经的保钠保水、升高血压作用。增加血管通透性，降低体循环血管阻力及血浆容量，减轻心脏前后负荷，增加心排血量。无正性肌力作用。

【体内过程】充血性心力衰竭患者静脉注射或输注本品后，平均终末消除半衰期约 18 分钟。注射本品每分钟 0.01～0.03 μg/kg 达稳态时，血浆中的利尿钠肽浓度比基线增高 3～6 倍。

【适应证】用于休息或轻微活动时呼吸困难的急性代偿失调性心力衰竭。

【用法用量】负荷剂量 1.5 ~ 2 μg/kg，然后以每分钟 0.007 5 ~ 0.01 μg/kg 静脉滴注。应从最小负荷剂量和最小维持剂量开始给药。

【不良反应】低血压是常见不良反应，其他表现有头痛、恶心、室性心动过速、血清肌酐升高等。

【药物相互作用】与口服血管紧张素转化酶抑制剂合用时症状性低血压发生率升高；与肝素、胰岛素、依他尼酸钠、布美地尼、依那普利拉、肼屈嗪、呋塞米、焦亚硫酸钠不相容。

【注意事项】①观察有无过敏反应。②对存在心脏低充盈的患者不建议使用。③引起肾功能衰竭和需要肾透析时需监测生化指标，特别是血清肌酐升高情况。④密切监视血压，发生低血压时减量或停药，基线期血压 <100 mmHg 的患者低血压发生率更高。

【规格】注射剂：0.5 mg，1.5 mg。

【贮藏】室温下（不超过 30 ℃）避光贮藏，2 ~ 8 ℃ 条件下保存最佳。

八、甲地高辛

【别名】β- 甲基地高辛、甲基狄戈辛、Methyldigoxin，Digicor。

【药理作用】同地高辛，其 0.3 mg 相当于地高辛 0.5 mg 的效力。

【体内过程】口服吸收完全而规则，吸收率达 70% ~ 90%。口服后 15 分钟起效，静脉注射后 1 ~ 2 分钟起效，30 ~ 40 分钟达高效，作用可持续 6 日。生物利用度为 80%，半衰期约为 54 小时，为地高辛的 1.5 倍，有效治疗浓度为 1.2 ~ 1.7ng/mL，主要经肾排出。

【适应证】适用于治疗急慢性心力衰竭，对合并心房颤动伴快速心室率的患者可减慢心室率。对于心力衰竭合并肾功能不全的患者，本品可能较地高辛安全。

【用法用量】①速效给药法：0.2 mg，每日 3 次，2 ~ 4 日后维持用药每日 0.2 ~ 0.3 mg，分次给予，口服、静脉注射剂量相同。②慢效给药法：0.2 mg，每日 2 次，3 ~ 5 日后改维持量每日 0.2 ~ 0.3 mg。③儿童每 6 小时可给予 10 μg/kg，2 ~ 4 次后改为每日 10 μg/kg 维持。

【不良反应】同地高辛，不良反应发生率比地高辛低。

【药物相互作用】【注意事项】同地高辛。

【规格】①片剂：0.1 mg。②注射剂：2 mL：0.2 mg。③滴剂：0.1 mg。

【贮藏】避光，贮于室温下。

（许义兰）

第二节　抗心律失常药

一、胺碘酮

【别名】乙胺碘呋酮、安律酮、胺碘达隆、安纯酮。

【药理作用】属Ⅲ类抗心律失常药。主要电生理效应是延长各部心肌组织的动作电位及有效不应期，有利于消除折返。同时具有轻度非竞争性的 α 及 β 受体阻滞和轻度Ⅰ类及Ⅳ

类抗心律失常性质。

【体内过程】从胃肠道吸收具有个体差异且不稳定。广泛分布，但明显集中于肌肉和脂肪中，蛋白结合率高达96%，负荷剂量给药通常在1周后（数日至2周）才发挥作用，其终末半衰期平均为50日（20～100日），代谢物去乙基胺碘酮也具有活性。大部分原药和代谢物经胆道排出，存在肝肠循环。原药和代谢物均可跨越胎盘，并可进入乳汁。静脉注射本品后1～30分钟可显示最大作用，持续1～3小时。

【适应证】用于危及生命的阵发性室性心动过速及心室颤动的预防，也可用于其他药物无效的阵发性室上性心动过速、阵发性心房扑动、心房颤动，包括合并预激综合征及持续心房颤动、心房扑动电转复后的维持治疗。可用于持续心房颤动、心房扑动时心室率的控制。

【用法用量】口服成人常用量：治疗室上性心律失常，每日0.4～0.6 g，分2～3次服，1～2周后根据需要改为每日0.2～0.4 g维持，部分患者可减至0.2 g，每周5日或更小剂量维持。治疗严重室性心律失常，每日0.6～1.2 g，分3次服，1～2周后根据需要逐渐改为每日0.2～0.4 g维持。静脉滴注：一般剂量为5 mg/kg。

【不良反应】可见角膜色素沉着、胃肠道反应（食欲缺乏、味觉异常、恶心、腹胀、便秘等）、皮肤色素沉着、光过敏，偶有皮疹，心动过缓、窦性停搏、传导阻滞、严重的肺毒性较少见，偶可发生低血钙及血清肌酐升高。

【药物相互作用】①增强华法林的抗凝血作用，该作用可自加用本品后4～6日持续至停药后数周或数月。②从加用本品起，原抗心律失常药应减少30%～50%，并逐渐停药，如必须合用则通常推荐剂量减少一半。③与β受体阻滞药或钙通道阻滞剂合用可加重窦性心动过缓、窦性停搏及房室传导阻滞。④增高洋地黄制剂的浓度达中毒水平，当开始用本品时，洋地黄类药应停药或减少50%。⑤与排钾利尿药合用，可增加低血钾所致的心律失常。⑥增加日光敏感性药物的作用。⑦可抑制甲状腺摄取^{123}I、^{131}I及^{99m}Tc。⑧不与喹诺酮类合用。⑨苯妥英可降低本品的血药浓度。

【注意事项】①碘过敏者对本品可能过敏。②不可用氯化钠溶液稀释本品。③给药前和给药中，应注意监测心电图，定期检查电解质，常规监测血压，定期检查肝、肺功能，严密观察不良反应。

【规格】①片剂：0.2 g。②胶囊剂：0.2 g。③注射剂：0.15 g。

【贮藏】密封，避光，贮于室温下。

二、美西律

【别名】慢心律、脉律定、脉舒律、慢心利、脉克定、Mexiletin、Ritalmex。

【药理作用】属Ⅰb类抗心律失常药，抑制心肌细胞Na^+内流，降低动作电位0期除极速度，缩短浦肯野纤维有效不应期。不延长心室除极和复极时程，可用于QT间期延长的室性心律失常。具有抗惊厥和局部麻醉作用。

【体内过程】口服吸收迅速完全，生物利用度达90%，2～4小时可达血药峰值，主要在肝内代谢后随尿排出，仅有10%以原药随尿排出。蛋白结合率为70%，半衰期为10～12小时，有效治疗血药浓度为0.75～2 μg/mL。可通过胎盘屏障，也可由乳汁分泌。

【适应证】主要用于慢性室性心律失常，如室性期前收缩、室性心动过速。

【用法用量】口服：首次200～300 mg，必要时2小时后再服100～200 mg。一般维持量是每日 400 ~ 800 mg，分 2 ~ 3 次服用。成人每日极量 1 200 mg，分次口服。静脉注射：开始量 100 mg，如无效，可在 5 ~ 10 分钟后再给予 50 ~ 100 mg。然后以每分钟 1.5 ~ 2 mg 的速度静脉滴注，3 ~ 4 小时后滴速减至每分钟 0.75 ~ 1 mg，并维持 24 ~ 48 小时。

【不良反应】可见恶心、呕吐、肝功能异常、眩晕、肌肉震颤、共济失调、眼球震颤、嗜睡、昏迷、惊厥、复视、视物模糊、精神失常、失眠，少见窦性心动过缓和窦性停搏，偶见皮疹、胸痛，有促心律失常作用，可使低血压及心力衰竭加剧。极个别有白细胞和血小板减少。

【药物相互作用】与巴比妥、苯妥英钠、利福平合用，可降低本品血药浓度；美西律与奎尼丁、普萘洛尔或胺碘酮治疗效果更好，但不宜与 I b 类药物合用；使尿液酸化的药物可加快本品的排出速度。

【注意事项】有效血药浓度是 0.5 ~ 2 μg/mL，中毒血药浓度是 2 μg/mL 以上，两者相近，用药期间随访心电图、血压、血药浓度。

【规格】①片剂：50 mg，100 mg。②注射剂：2 mL ：100 mg。

【贮藏】贮于阴凉干燥处。

三、普罗帕酮

【别名】丙胺苯丙酮、心律平、丙苯酮、羟丙苯丙酮。

【药理作用】属于 I c 类的抗心律失常药。可降低收缩期的除极作用，延长传导，稍延长动作电位的持续时间及有效不应期，并可提高心肌细胞阈电位，明显减少心肌的自发兴奋性。本品既作用于心房、心室，也作用于兴奋的形成及传导；有轻度、与剂量成正比的抑制心肌作用。另外，有松弛冠状动脉及支气管平滑肌的作用和局部麻醉作用。

【体内过程】口服后迅速吸收。在肝内代谢，在快代谢型的受试者中，广泛的首过效应将其大部分代谢为 2 种具有活性的代谢物；在慢代谢型受试者中，几乎没有活性代谢物形成。在实际临床应用中，剂量必须高到足以代偿表型不同的差异。其蛋白结合率为 95%，主要以结合代谢物形式随尿液、粪便排出。泛代谢者的半衰期为 2 ~ 10 小时，乏代谢者为 10 ~ 32 小时，其有效治疗浓度为 0.2 ~ 1.5 mg/L。

【适应证】用于阵发性室性心动过速及室上性心动过速（包括伴预激综合征者）。

【用法用量】口服：治疗每日 300 ~ 900 mg，分 4 ~ 6 次服用。维持每日 300 ~ 600 mg，分 2 ~ 4 次服用。由于其局部麻醉作用，宜在餐后与饮料或食物同时吞服，不得嚼碎。静脉注射：成人常用量 1 ~ 1.5 mg/kg 或以 70 mg 加 50% 葡萄糖注射液稀释，于 10 分钟内缓慢注射，必要时 10 ~ 20 分钟重复一次，总量不超过 210 mg。静脉注射起效后改为静脉滴注，滴速为每分钟 0.5 ~ 10 mg 或口服维持。

【不良反应】较少，主要者为口干、舌唇麻木，早期有头痛、头晕，其后可出现胃肠道反应如恶心、呕吐、便秘等，能加重原有的心律失常和（或）引起新的心律失常。

【药物相互作用】①与奎尼丁合用可以减慢代谢过程。②与局部麻醉药合用增加中枢神经系统不良反应的发生。③可以升高血清中地高辛、普萘洛尔、美托洛尔、华法林血药浓度。④西咪替丁可使本品稳态血药水平升高，但对其电生理参数没有影响。

【注意事项】老年患者易发生肝肾损伤，需谨慎，重症肌无力患者应避免使用。

【规格】①片剂：50 mg，100 mg，150 mg。②注射剂：5 mL ：17.5 mg，5 mL ：35 mg，

10 mL ： 35 mg, 20 mL ： 70 mg。

【贮藏】密封于阴凉干燥处。

四、阿普林定

【别名】茚满丙二胺、安博律定、茚丙胺、安室律定、Amidonal、Fiboran。

【药理作用】属 Ⅰ b 类抗心律失常药物，抑制细胞膜对 Na^+ 的通透性，但不促进 K^+ 外流，能减慢心脏传导系统各部分的传导，降低膜反应性，提高兴奋阈值，延长心房、房室结、希—浦系统和心率的有效不应期，阻滞旁路的前向和逆向传导。

【体内过程】口服吸收良好。口服 75 分钟、静脉注射 30 分钟后可达血药峰值，蛋白结合率高。绝大部分在肝脏代谢，随尿液、粪便排出，半衰期为 20 ~ 27 小时。有效治疗浓度为 0.8 ~ 1.8 $\mu g/mL$。

【适应证】用于频发的室性和房性期前收缩、阵发性室性和房性心动过速、预激综合征合并心动过速等。

【用法用量】口服：成人首次一般为 100 mg，其后 6 ~ 8 小时 50 ~ 100 mg，当日不超过 300 mg，2 ~ 3 日各 100 ~ 150 mg，分 2 ~ 3 次服，此后逐渐减至维持量，维持量为每日 50 ~ 100 mg。静脉滴注：首次 100 ~ 200 mg，30 分钟滴完，24 小时总量不超过 300 mg。急症患者可在心电图监护下增加药量至每分钟 10 ~ 15 mg；也可在输液时将未经稀释的药液直接注入输液管，每次 20 mg，每隔 1 ~ 2 分钟注入 1 次，总量达 200 mg 为止，如无效，1 小时及 6 小时后，可再次给药各 100 mg，总量不超过 400 mg，奏效后改为口服维持。

【不良反应】个别患者可有眩晕、共济失调、幻视、复视、记忆障碍、手颤。严重者可发生癫痫样抽搐，也可见恶心、呕吐、腹泻。偶见谷丙转氨酶（ALT）升高、胆汁淤积性黄疸和粒细胞缺乏症等特异质反应。

【药物相互作用】同时应用普鲁卡因或利多卡因做浸润麻醉时，应停药或减量治疗 2 ~ 3 日，不得与其他抗心律失常药合用。

【注意事项】治疗量与中毒量接近，过量可引起不良反应，也可导致心律失常。

【规格】①片剂：25 mg，50 mg。②注射剂：5 mL ： 50 mg，10 mL ： 100 mg。

【贮藏】密封，贮于阴凉干燥处。

五、丙吡胺

【别名】双异丙吡胺、吡二丙胺、达舒平、异脉定、异脉停、Rythmodan。

【药理作用】属 Ⅰ a 类抗心律失常药。抑制 Na^+ 内流及 4 期自动除极，使自律性下降，心房、心室和浦肯野纤维传导速度减慢，动作电位时程和有效不应期延长。对心肌收缩力有抑制作用。

【体内过程】口服约有 95% 吸收，服药后 0.5 ~ 3 小时达血药峰值，生物利用度高。蛋白结合率为 50% ~ 65%。静脉注射后 5 ~ 10 分钟见效，半衰期为 4 ~ 10 小时，肝、肾功能不全或心力衰竭患者可见延长。有效治疗浓度为 2 ~ 6 $\mu g/mL$（房性心律失常）、3.3 ~ 7.5 $\mu g/mL$（室性心律失常）。

【适应证】用于其他药物无效的危及生命的室性心律失常。

【用法用量】口服：每次 100 mg，每日 3 次，每日不超过 800 mg；静脉注射：每次 50 ~

100 mg，每次不超过 150 mg；静脉滴注：每次 100～200 mg，一般滴注量为每小时 20～30 mg。

【不良反应】有口干、便秘、尿潴留和视物模糊等，有心脏抑制作用，故可致心律失常。

【药物相互作用】①避免与负性肌力作用药物或抑制窦房结功能药物合用。②与Ⅲ类抗心律失常药、二环抗抑郁药和红霉素合用有增加扭转型室性心动过速发生的危险。③与巴比妥、利福平和苯妥英钠合用，可降低本品的血药浓度，与西咪替丁合用，本品的血药浓度升高。④与中至大量乙醇合用，低血糖及低血压发生机会增多。⑤治疗心房颤动或心房扑动时，宜先行洋地黄化。

【注意事项】①过量可引起呼吸暂停、意识丧失及心律失常。②肝、肾功能不全者及体重轻者应适当减量。③用药期间经常复查心电图，以防心室颤动、室性心动过速发生，一旦发生立即停药。

【规格】①片剂：100 mg。②胶囊剂：100 mg，150 mg。③注射剂：2 mL ： 50 mg，2 mL ： 100 mg。

【贮藏】贮于阴凉干燥处。

六、莫雷西嗪

【别名】吗拉西嗪、乙吗噻嗪、安脉静、噻吗嗪、安他脉静、Moricizine。

【药理作用】可抑制快 Na^+ 内流，具有膜稳定作用，缩短 2 期和 3 期复极及动作电位时间，缩短有效不应期。对窦房结自律性影响很小，但可延长房室及希—浦系统的传导。

【体内过程】首过效应明显，口服后的生物利用度仅 38%，可被代谢为多种具有活性的代谢物，还会诱导其本身的代谢。分布广泛，以心肌最为突出。在多次给药后的半衰期约为 2 小时，蛋白结合率约为 95%，可进入乳汁。用药量的 56% 随尿液排出，39% 随粪便排出，有效治疗浓度为（597±48）μg/mL。

【适应证】口服主要适用于室性心律失常，包括室性期前收缩及室性心动过速。

【用法用量】应个体化。在应用本品前，应停用其他抗心律失常药物 1～2 个半衰期。口服，成人常用量 150～300 mg，每 8 小时 1 次，极量为每日 900 mg。肌内注射，以 2.5% 溶液 2 mL 加入 5% 普鲁卡因 1～2 mL 中。静脉注射，以 2.5% 溶液 2 mL 加入 0.9% 氯化钠注射液或 5% 葡萄糖注射液 10 mL 中，于 2～5 分钟缓慢静脉注射，每日 2 次。阵发性心动过速可以 2.5% 溶液 4 mL 加入上述注射液中缓慢静脉注射。

【不良反应】有头晕、恶心、头痛、乏力、嗜睡、腹痛、消化不良、呕吐、出汗、感觉异常、口干、复视等，约 3.7% 服用者发生心律失常。

【药物相互作用】①西咪替丁可使本品血药浓度增加 1.4 倍。②可使茶碱类药物清除增加。③与华法林共用时可改变后者对凝血酶原时间的作用。

【注意事项】用药期间应注意促心律失常作用与原有心律失常加重的鉴别，并随访检查血压、心电图、肝功能。

【规格】①片剂：50 mg，100 mg，200 mg。②注射剂：2 mL ： 50 mg。

【贮藏】贮于阴凉干燥处。

七、安他唑啉

【别名】Antazolin、Antistin。

【药理作用】具有抗心律失常作用，作用机制是干扰心肌细胞膜对 Na^+、K^+ 的渗透，减慢心肌的传导。同时有轻度的交感神经抑制作用；有抗组胺作用、抗胆碱作用及局部麻醉作用。

【体内过程】口服 30 分钟起效，静脉给药 15 分钟起效，药效持续 4~6 小时。在肝脏代谢，经肾脏排泄。

【适应证】用于房性期前收缩、室性期前收缩、阵发性心动过速及过敏性疾病。

【用法用量】口服每次 100~200 mg，每日 3~4 次，餐后服用；用于紧急复律可每次静脉注射 100 mg，必要时每 5 分钟重复 1 次，总量小超过 10 mg/kg。心律转复后以 200~400 mg，静脉输注或口服维持。

【不良反应】最常见嗜睡、头晕，儿童对本品的反应有时表现出非常兴奋，从不安、失眠、震颤、欣快到谵妄，有时发生过敏反应及恶心、呕吐，少数出现血小板减少伴随紫癜及粒细胞减少。

【药物相互作用】①催眠药、麻醉药、巴比妥类、弱安定药、吩噻嗪类及乙醇与本品合用时，镇静作用加强。②与三环抗抑郁及单胺氧化酶抑制剂合用时，抑制胆碱作用加强。③与降压药合用时，应定期测量患者血压。

【注意事项】①接受本品治疗的患者不得驾车，不得操作机器或进行高空作业，治疗期间不能饮酒。②具有抗组胺作用，能减弱或抑制皮试的阳性反应。

【规格】①片剂：100 mg。②注射剂：2 mL：100 mg。

【贮藏】遮光，密封保存。

八、妥卡尼

【别名】室安卡因、妥可律、妥卡胺、托卡胺、托克尼地、Tonocarp、Taquidil。

【药理作用】与利多卡因相似，属于阻滞 Na^+ 内流的抗心律失常药。能减慢收缩期除极速度，降低异位节律点的自律性，特别是心肌传导纤维的自律性，而对窦房结的自律性无影响。对急性心肌梗死患者有轻度增加心率和血压的作用，对心肌功能有轻度抑制作用。

【体内过程】口服吸收迅速而完全，与食物同服可延迟吸收，主要在肝内经羧化代谢成几种失活的代谢物，空腹口服后的 0.5~3 小时可达血药峰值，蛋白结合率为 10%~20%，半衰期为 10~20 小时，终末期肾病患者（内生肌酐清除率 <5 mL/min）可延长至 27 小时左右，有效治疗浓度为 3~10 μg/mL。

【适应证】一般仅限于治疗危及生命且不能通过其他方法治疗的室性心律失常。

【用法用量】治疗慢性心律失常，每日口服 1.2 g，分 2~3 次服，个体化调整剂量，治疗必须在住院和心电监护下进行。由于不良反应严重，现已不主张使用静脉注射。

【不良反应】①厌食、恶心、呕吐、腹泻或便秘。②头晕、头痛、震颤、感觉异常、嗜睡、精神异常、出汗、耳鸣、视物模糊及共济失调。③中性粒细胞减少、粒细胞缺乏、血小板减少、再生障碍性贫血，已有致死性报道；肺纤维化、间质性肺炎也有致死性报道。不良反应多发生于血药浓度 >8 mg/L 时，如同其他抗心律失常药一样，本品可致各种心律失常和传导阻滞。尤其在静脉给药后可导致心动过缓和低血压。

【药物相互作用】①与利多卡因或美西律合用可增加本品的活性和毒性。②与利多卡因等酰胺类局部麻醉药有交叉过敏性。③酶诱导剂可缩短本品的消除半衰期。④本品对茶碱的代谢有中度抑制作用。⑤合用β受体阻滞药具有加大心脏指数、左心室压力上升速率和肺楔压的作用。

【注意事项】长期用药可出现肺纤维化和粒细胞缺乏等严重症状，肝、肾功能不全者应减量。

【规格】片剂：0.2 g，0.4 g。

【贮藏】密封，贮于阴凉干燥处。

九、普鲁卡因胺

【别名】普鲁卡因酰胺、奴佛卡因胺、lvovocamid。

【药理作用】为Ⅰa类抗心律失常药。抗心律失常机制同奎尼丁，但其抑制心肌收缩力和扩张血管的作用较弱，抗胆碱能作用也很弱。

【体内过程】口服吸收迅速而完全，口服胶囊剂后45～75分钟可达血药峰值，但片剂则明显推迟，肌内注射后约25分钟可达血药峰值。蛋白结合率约15%，能迅速分布于脑以外的大多数组织中，半衰期约3小时，心力衰竭及肾功能不全患者，半衰期明显延长。有效治疗浓度为4～10 μg/mL，高于12 μg/mL易致中毒。

【适应证】①用于浸润麻醉、阻滞麻醉、腰椎麻醉、硬膜外麻醉及封闭疗法等。②用于纠正四肢血管舒缩功能障碍。③用于治疗室性阵发性心动过速、频发性室性期前收缩，也用于心房颤动、心房扑动及心肌梗死患者室性心律失常的预防。

【用法用量】①浸润麻醉：0.25%～0.5%水溶液，每小时不得过1.5 g。阻滞麻醉，1%～2%水溶液，每小时不得过1.0 g。硬膜外麻醉，2%水溶液，每小时不得过0.75 g；②首剂口服0.5～1 g，每日4次，症状控制后渐减至0.25 g，每天3～4次。③儿童口服每日40～60 mg/kg，分4～6次服。④在长程心电图和持续血压监护下，可静脉输注给药，每5分钟滴入100 mg，每分钟不能超过50 mg，直至心动过速被阻止或总剂量已经达到1～2 g，在给予100～200 mg后，一般可获效，已获效者应以每分钟1～4 mg维持输注。

【不良反应】①可有高敏反应和过敏反应，长期应用可呈现抗核抗体阳性，也可发生红斑狼疮样反应，个别患者出现高铁血红蛋白血症。②其他不良反应有厌食、恶心、呕吐和腹泻等。③血药浓度超过12 μg/mL可引起窦性停搏、房室传导阻滞、室性期前收缩甚至心室颤动。

【药物相互作用】①与氨基糖苷类抗生素或肌松药合用，可引起肌无力和呼吸暂停。②与利多卡因合用，可增加幻觉、谵妄等精神症状。③与降压药合用，可出现相加的降压效应。④可水解成对氨基苯甲酸，从而拮抗磺胺类药的抗菌作用。⑤可增强其他抗心律失常药、抗毒蕈碱药的作用，减弱拟胆碱能药如新斯的明及其类似药物的作用。⑥通过肾小管主动分泌，因此有可能对其他通过同一途径排泄的药物产生干扰作用，如西咪替丁、甲氨蝶呤。

【注意事项】给药前必须做皮试，遇皮肤周围有较大红晕时应谨慎，必须分次给药，有红肿者应做较长时间观察，每次不超过30～50 mg，证明无不良反应时，方可继续给药，有明显红肿者、主诉不适者，应立即停药。

【规格】①片剂：0.125 g，0.25 g。②注射剂：2 mL ∶ 40 mg，10 mL ∶ 100 mg，20 mL ∶ 50 mg，20 mL ∶ 100 mg。

【贮藏】密封，贮于阴凉下燥处。

十、奎尼丁

【别名】异奎宁、Chinidine。

【药理作用】主要抑制心肌 Na^+ 内流，降低心肌自律性，也可轻度阻滞 K^+ 外流及 Ca^{2+} 经慢通道内流，延长心肌动作电位的不应期，降低应激性、传导性及收缩力。对心房的抑制大于心室。有抗胆碱能作用，可轻度扩张血管、降低血压。

【体内过程】口服本品硫酸盐后 1.5 小时可达血药峰值，肌内注射后 30 ~ 60 分钟可达血药峰值，大部分在肝内代谢，蛋白结合率为 80% ~ 90%。可广泛分布于全身，可跨越胎盘，并可进入乳汁，透析时少量被排出。在尿液呈酸性时，约可随尿液排出原药的 20%，尿液呈碱性时，则减至 5%，从而增加肾小管的再吸收。主要是以代谢物形式随尿液排出。半衰期约为 6 小时，肝、肾功能不全患者药物的消除缓慢。

【适应证】用于室上性及室性心动过速、房性或室性期前收缩；心房颤动及心房扑动电复律术后可用本品维持窦性节律。

【用法用量】①治疗心房颤动和心房扑动时，先服 0.1 ~ 0.2 g，观察 2 小时，如无不良反应，每 2 ~ 4 小时 1 次，每次 0.2 g，连续 5 次，如第 1 日未能转为窦性心律，且无明显毒性反应，第 2 日用 0.3 g，每 2 小时 1 次，连续 5 次，如仍未能转为窦性心律，可再用 1 日，每次 0.4 g，日剂量不宜超过 2 g。转为窦性心律后改为维持量，每次 0.2 ~ 0.3 g，每日 2 ~ 3 次。②用于频发过早搏动时，口服 0.2 g，每日 3 ~ 4 次。③成人静脉注射每次 0.25 g，输注速度为每分钟 1 ~ 2 mg。④对阵发性室上性心动过速，国外使用 0.4 ~ 0.6 g，每 2 ~ 3 小时 1 次，如未出现毒性反应，可连续给药，直至心动过速终止，也可用于阵发性室性心动过速，应每小时给药 1 次，连用 10 次。

【不良反应】①传导阻滞，加重心力衰竭甚至出现心脏停搏及心动过速、心动过缓、血压下降。②类金鸡纳反应，如恶心、呕吐、腹泻、头晕、视物模糊、心悸、头痛、面红、发热等。③皮疹、瘙痒、发热、呼吸困难、发绀、血小板减少、粒细胞减少、贫血、肝损害、休克甚至死亡。

【药物相互作用】①与地高辛合用可使血浆中的地高辛浓度升高。②有 α 受体阻滞作用，与扩张血管或降低血容量的药物合用可产生相加作用。③血浆 K^+ 浓度升高可加强本品对心脏的作用。④肝药酶诱导剂可加快本品在肝内的代谢过程，使本品的作用时间明显缩短。⑤可使口服抗凝血药患者的凝血酶原时间延长。⑥与阿义马林合用，可使后者的半衰期延长 2 倍。⑦与利舍平合用，心肌抑制作用增强，诱发本品毒性。⑧氯丙嗪对心脏具有奎尼丁样作用，与本品合用可导致严重心动过速。⑨与普尼拉明合用，可导致心室颤动。⑩与利尿药合用，使肾小管重吸收增加，血药浓度升高，毒性增加。⑪合用普萘洛尔对心脏产生负性变力作用，有助于治疗难治性心动过速或心房扑动。⑫可提高阿托品对迷走神经的抑制作用。⑬与骨骼肌肉松弛药和氨基糖苷类药合用可增强肌肉松弛作用，甚至引起呼吸麻痹而窒息。⑭可增强降压药的降压作用，应严密监护。⑮有抗胆碱能作用，可降低拟胆碱能药的作用。

【注意事项】①用于纠正心房颤动、心房扑动时，应先给予足量的强心苷，以免复律后心跳加快，导致心力衰竭，如果洋地黄已过量用药，就不应合用本品。②每次给药前后应仔细观察心律及血压改变，并避免夜间给药。白天给药量较大时，夜间更应注意心律及血压。③心房颤动患者用药过程中，当心律复常时，可能诱发心房内血栓脱落，产生栓塞性病变，应严密观察，必要时加用口服抗凝血药。④对于有应用指征，但血压偏低或处于休克状态的患者，应先升高血压，纠正休克，然后用本品。⑤本品静脉注射常引起严重低血压，有较大的危险性，故仅供缓慢输注。⑥心电图显示 QRS 波比原来增宽 25% ~50% 时应立即停药，必要时采用异丙肾上腺素或碳酸氢钠治疗。⑦不宜门诊用药，不宜肌内注射，有效治疗浓度为 3 ~6 mg/L，过高易致中毒。

【规格】①片剂：0.2 g，0.3 g。②注射剂：10 mL：0.5 g。

【贮藏】密封，贮于阴凉干燥处。

（许义兰）

第三节　利尿降压药

吲达帕胺

【别名】吲达胺、吲满胺、Indamol。

【药理作用】具有利尿和钙通道阻滞作用，通过抑制远端肾小管皮质稀释段再吸收水与电解质而发挥利尿作用。

【体内过程】口服后可迅速而完全吸收，体内消除呈双相，半衰期约为 14 小时。本品与红细胞强有力地结合，在体内被广泛代谢，有 60% ~70% 的用量随尿液排出，被排出的原药仅占 5% ~7%，见于粪便中者为 16% ~23%。

【适应证】主要用于治疗轻中度高血压，也用于水肿。

【用法用量】口服，每日 1 次，每次 2.5 mg。

【不良反应】较少见腹泻、头痛、食欲缺乏、失眠、恶心、体位性低血压；少见皮疹、瘙痒等过敏反应及低钠血症、低钾血症、低氯性碱中毒；罕见高钙血症。

【药物相互作用】①与肾上腺皮质激素合用时，利尿利钠作用减弱。②与胺碘酮同用时，由于血钾低而易致心律失常。③与口服抗凝血药合用时，抗凝血效应减弱。④与非甾体抗炎镇痛药同用时，本品的利钠作用减弱。⑤与多巴胺合用时，利尿作用增强。⑥与其他种类降压药合用时，降压作用增强。⑦与拟交感药合用时，降压作用减弱。⑧与锂剂合用时，可增加血锂浓度并出现过量的征象。⑨与大剂量水杨酸盐合用时，已脱水的患者可能发生急性肾功能衰竭。⑩与二甲双胍合用时，易出现乳酸性酸中毒。

【注意事项】①长期使用应注意电解质失调，应定期检查血钾。②对磺胺过敏者，严重肾功能不全、肝性脑病或严重肝功能不全、低钾血症者禁用。

【规格】①片剂：1.25 mg，1.5 mg，2.5 mg。②胶囊剂：2.5 mg。

【贮藏】密封，贮于室温下。

（陈　泺）

第四节 钙通道阻滞剂

一、尼群地平

【别名】硝苯甲乙吡啶、Bayotensin、Baypress。

【药理作用】类似硝苯地平。

【体内过程】口服后易于吸收，并进行广泛的首过代谢。根据剂型不同，口服绝对生物利用度为10%～20%，主要以代谢物随尿液排出，粪便中的很少见。终末半衰期为10～22小时，蛋白结合率高达98%。

【适应证】用于高血压。

【用法用量】口服，开始每次10 mg，每日1次，以后根据反应调节至20 mg，每日2次。

【不良反应】【药物相互作用】类似硝苯地平。

【注意事项】见硝苯地平有关叙述；扩血管作用比硝苯地平强，加用氢氯噻嗪更增强降压作用；较少发生头痛、面红和心动过速。

【规格】①片剂：10 mg。②胶囊剂：10 mg，20 mg。

【贮藏】避光置于常温下。

二、尼莫地平

【别名】硝苯甲氧乙基异丙啶、硝苯吡酯。

【药理作用】本品为二氢吡啶类钙通道阻滞剂，抑制血管平滑肌的收缩，有较高的亲脂性，易透过血脑屏障，能拮抗各种因素引起的脑血管痉挛，改善局部脑缺血，保护脑组织。

【体内过程】口服后可迅速吸收，肝的首过效应明显，口服生物利用度约为13%。可迅速跨越血脑屏障，在肝内广泛代谢，几乎全部以代谢物经胆随粪便排出，也随尿液排出一部分，终末半衰期约为9小时，由于血浆中浓度开始下降非常快，半衰期仅为1～2小时，蛋白结合率为95%。

【适应证】用于缺血性脑血管疾病、偏头痛、蛛网膜下腔出血导致的血管痉挛、突发性耳聋、高血压。

【用法用量】口服。①缺血性脑血管病：每日30～120 mg，分3次服用，连用1个月。②偏头痛：每次40 mg，每日3次，12周为1个疗程。③蛛网膜下腔出血导致的脑血管痉挛：每次40～60 mg，每日3～4次，3～4周为1个疗程，如需手术的患者，手术当日停药，以后可以继续服用。④突发性耳聋：每日40～60 mg，分3次服用，5日为1个疗程，一般用药3～4个疗程。⑤轻中度高血压病：开始每次40 mg，每日3次，每日最大剂量为240 mg。静脉注射，开始2小时1 mg/h，如耐受性良好，可改为2 mg/h。

【不良反应】常见头痛、头晕、乏力、面部潮红、皮疹、低血压及胃肠道不适。

【药物相互作用】①抑制CYP3A4的药物能延缓本品代谢消除，如需合用监测血压。②不推荐与抗癫痫药合用，注射剂含一定量乙醇，不能与乙醇不相容的药物配伍。③H$_2$受体拮抗剂、丙戊酸钠能提高本品的生物利用度。④与其他作用于心血管的钙通道阻滞剂联合应用可增加其他钙通道阻滞剂的效用。⑤可增强 β 受体阻滞剂的降压作用。

【注意事项】输注系统使用聚乙烯材料，脑水肿及颅内压增高、严重肝功能不全者禁用。

【规格】①片剂：20 mg，30 mg，60 mg。②胶囊剂：20 mg，60 mg。③注射剂：10 mL：2 mg，20 mL：4 mg，40 mL：8 mg，50 mL：10 mg。

【贮藏】避光保存。

三、维拉帕米

【别名】异搏定、凡拉帕米、戊脉安、异搏停、缓释异搏定。

【药理作用】属于钙慢通道阻滞剂，Ⅳ类抗心律失常药。抑制心肌传导细胞、心肌收缩细胞及动脉血管平滑肌细胞细胞膜上的 Ca^+ 内流，拮抗冠状动脉痉挛，降低慢性心房颤动和心房扑动患者的心室率，减少阵发性室上性心动过速发作的频率，降低体循环的血管阻力，产生降低血压作用，改善左心室舒张功能。

【体内过程】口服吸收迅速且比较完全，但肝内首过代谢极为突出，故生物利用度仅约 20%，在单剂量口服或静脉注射给药后的终末半衰期为 2 ~ 8 小时，在重复口服后可增加到 4.5 ~ 12 小时。静脉注射后 5 分钟内起效，口服后则在 1 ~ 2 小时起效，个体间血药浓度差异明显。蛋白结合率为 90%，在肝内广泛代谢，70% 的用量以代谢物随尿液排出，约有 16% 随粪便排出，以原药排出者不到 4%。本品可跨越胎盘屏障，分布进入乳汁。

【适应证】①心绞痛：变异型心绞痛、不稳定型心绞痛、慢性稳定型心绞痛。②心律失常。③原发性高血压。

【用法用量】①治疗室上性心律失常：静脉给药必须有心电监护，可于 2 ~ 3 分钟静脉注射 5 ~ 10 mg，如有必要，可在 5 ~ 10 分钟后重复；儿童静脉注射方法同上，满 1 岁者给予 0.1 ~ 0.2 mg/kg，1 ~ 15 岁儿童给予 0.1 ~ 0.3 mg/kg（不超过 5 mg）；一旦收效，即应减量或停止注射；口服本品的剂量为每日 120 ~ 480 mg，分 3 ~ 4 次服；满 2 岁的儿童，给予 20 mg，每日 2 ~ 3 次，> 2 岁者 40 ~ 120 mg，每日 2 ~ 3 次。②治疗心绞痛：口服 120 mg，每日 3 次。③治疗高血压：口服 160 mg，每日 2 次；儿童可给予 10 mg/（kg·d），分次口服。④治疗心肌梗死：至少在心肌梗死后 1 周（而无心力衰竭表现者）给予缓释制剂 360 mg，每日 1 次；缓释制剂也适用于心绞痛和高血压，初始剂量为 180 mg，睡前服，根据疗效可增加至 480 mg。

【不良反应】可见症状性低血压、心动过缓、眩晕、头痛、皮疹、严重心动过速、恶心、腹部不适；静脉给药期间可能出现癫痫发作、精神抑郁、嗜睡、旋转性眼球震颤、眩晕、出汗，超敏患者发生支气管/喉部痉挛伴瘙痒和荨麻疹、呼吸衰竭等。

【药物相互作用】①异烟肼可显著降低本品的生物利用度。②与 β 受体阻断药合用可能增强对房室传导的抑制作用。③与胺碘酮合用可能增加心脏毒性。④可升高卡马西平、环孢素的血药浓度。⑤有报道本品增加患者对锂的敏感性（神经毒性），两药合用时需密切监测。⑥避免同时使用丙吡胺。⑦可能增强神经肌肉阻滞剂的活性。⑧吸入性麻醉通过减少 Ca^+ 内流抑制心血管活动。⑨与地高辛、地吉妥辛合用可使其肾排泄减少，应监测其血药浓度。

【注意事项】①可导致病态窦房结综合征患者窦性停搏或窦房阻滞。②降低被抑制的心房纤维除极化的振幅、速度及传导的速度，可能缩短附加旁路通道的前向有效不应期，加速房室旁路合并心房扑动或心房颤动患者的心室率，甚至会诱发心室颤动。③在严重左心室功能不全的患者或服用其他心肌抑制药物的患者，可能出现心功能恶化。

【规格】①片剂：40 mg，80 mg，120 mg，180 mg，240 mg。②胶囊剂：120 mg，180 mg，240 mg。③注射剂：2 mL：5 mg。

【贮藏】密封，避光，贮于室温下。

四、硝苯地平

【别名】硝苯吡啶、心痛定、利心平、硝苯啶、爱地平、艾克地平、Adalat、Adipine、Ecodipin。

【药理作用】属于二氢吡啶类钙通道阻滞剂，可减少 Ca^{2+} 经过慢通道进入细胞，特异性作用于冠状动脉和外周血管，扩张冠状动脉，舒张血管平滑肌。

【体内过程】口服后吸收迅速且完全，在肝内进行广泛首过代谢，口服软胶囊的生物利用度为45%～75%，长效制剂则较低，口服后30分钟可达血药峰值，蛋白结合率为92%～98%，可分布进入乳汁。口服胶囊或静脉给药后的半衰期为2小时，舌下含服2～3分钟起效，静脉注射不到1分钟起效。

【适应证】用于高血压、冠心病，包括冠脉痉挛型心绞痛、变异型心绞痛、冠脉阻塞型心绞痛、劳力型心绞痛。

【用法用量】口服或舌下含服，每次5～20 mg，每日3次；长效制剂30～90 mg，每日1次。静脉滴注每次2.5～5 mg，根据病情调整滴速及用量，最大剂量每24小时15～30 mg。

【不良反应】可见外周水肿、头痛、头晕、乏力、面部潮红、便秘、低血压、牙龈增生，个别患者可发生心绞痛，可能与低血压有关。

【药物相互作用】①与地高辛合用可减少后者的清除。②其他抗高血压药增强本品降压作用，本品减轻胰岛素对葡萄糖的效应。③本品在肝内通过细胞色素 P450 单加氧酶系广泛进行代谢，凡是通过同一个途径代谢的药物均可与本品产生相互作用。④与香豆素类抗凝血药合用延长凝血酶原时间。⑤服用本品期间不宜食用葡萄柚或饮用葡萄柚汁，否则可致本品血药浓度升高（约1倍）。

【注意事项】长期服用不可突然停药，以免引起反跳性心绞痛；在心肌梗死后的8日内，如心绞痛发作，不可使用。

【规格】①片剂：5 mg，10 mg，20 mg，30 mg。②胶囊剂：5 mg，10 mg。③注射剂：5 mL：2.5 mg。

【贮藏】密封，避光保存。

五、氨氯地平

【别名】阿莫洛地平、安洛地平。

【药理作用】类似硝苯地平，选择性抑制动脉收缩的作用为硝苯地平的2倍，与受体结合、解离的速度较慢，药效出现迟、维持时间长。减少脂肪在动脉壁的蓄积，有抗粥样硬化作用。

【体内过程】口服后易于吸收，给药后6～12小时可达血药峰值。生物利用度为60%～

65%，终末半衰期长达 35～50 小时，用药 7～8 日后达稳态血药浓度，在肝内广泛代谢，其蛋白结合率约为 97.5%。

【适应证】用于轻中度高血压，稳定型心绞痛和变异型心绞痛。

【用法用量】口服，每次 5～10 mg，每日 1 次。

【不良反应】类似硝苯地平。

【药物相互作用】与卡托普利、阿替洛尔、氢氯噻嗪合用增强降压作用。

【注意事项】老年人及肾功能不全患者不必调整剂量，肝功能不全者应注意缓慢增量。

【规格】①片剂：2.5 mg，5 mg，10 mg。②胶囊剂：5 mg。

【贮藏】密封，避光保存。

六、地尔硫䓬

【别名】哈氮䓬、硫氮䓬酮。

【药理作用】属于钙通道阻滞剂，抑制 Ca^{2+} 的跨膜内流，减少细胞内 Ca^{2+} 的浓度，但不改变血清钙浓度。扩张冠状动脉，松弛血管平滑肌，延长房室传导时间。

【体内过程】口服后迅速并几乎完全吸收，首过效应明显。生物利用度约为 40%，蛋白结合率为 80%，在肝内广泛代谢，半衰期为 3～5 小时，可分布进入乳汁，透析可排出本品。

【适应证】用于心绞痛，轻中度高血压。

【用法用量】口服，每次 30 mg，每日 3～4 次，餐前服或临睡时服，每隔 1～2 日调整剂量，直至获得满意疗效。静脉注射，初次 10 mg，临用前稀释成 1% 的浓度，在 2 分钟内缓慢注射，15 分钟后可重复注射，也可以每分钟 5～15 μg/kg 的速度静脉滴注，需心电监护。

【不良反应】常见水肿、头痛、皮疹、头晕、乏力，偶见心悸、心动过缓、房室传导阻滞、消化不良、呕吐、腹泻、剥脱性皮炎、肝功能轻度异常、溶血性贫血等。

【药物相互作用】①合用胺碘酮、β 受体阻断药、地高辛或甲氟喹可加重心脏传导抑制作用。②合用其他抗高血压药可能增强降压作用。③肝药酶诱导剂或抑制剂均不可与本品合用。④合用常用量的苯妥英钠可增强抗癫痫作用，但与大剂量苯妥英钠长期合用却可诱发癫痫。⑤可使卡马西平的毒性增加。⑥与麻醉药可产生协同作用，需仔细调整剂量。

【注意事项】①肝肾功能不全者如需应用，剂量应特别谨慎。②长期用药者不可突然停药。

【规格】①片剂：30 mg，90 mg。②胶囊剂：90 mg，120 mg，180 mg，200 mg，240 mg。③注射剂：10 mg，50 mg。

【贮藏】密封，避光，贮于常温下。

七、非洛地平

【别名】费乐地平、氯苯吡啶、二氯苯吡啶、联环尔定、Modip。

【药理作用】与硝苯地平类似，主要抑制小动脉平滑肌细胞外 Ca^+ 内流，选择性扩张小动脉，使外周阻力降低，血压下降，反射性地引起心率加快。

【体内过程】口服后几乎可完全吸收，并在肠、肝内进行广泛的首过代谢，生物利用度为 10% ~ 25% ，口服普通制剂，终末半衰期为 11 ~ 16 小时，蛋白结合率为 99% 。

【适应证】用于高血压、稳定型心绞痛。

【用法用量】口服，开始剂量为每日 1 次 5 mg，维持剂量为 5 ~ 10 mg，每日 1 次。

【不良反应】类似硝苯地平。

【药物相互作用】肝药酶诱导剂、抑制剂均不宜与本品合用。

【注意事项】①老年人、肝功能不全者应降低剂量，监测血压。②失代偿性心力衰竭、急性心肌梗死患者，妊娠和哺乳期妇女，不稳定型心绞痛患者禁用。③主动脉瓣狭窄、肝功能不全、严重肾功能不全者慎用。

【规格】①片剂：2.5 mg，5 mg，10 mg。②胶囊剂：2.5 mg。

【贮藏】密封，避光，贮于常温下。

八、拉西地平

【别名】司乐平、Motens、Midotens。

【药理作用】属于二氢吡啶类钙通道阻滞剂，高度选择性作用于平滑肌的钙通道，扩张周围动脉，降压作用强且持久。有改善受损肥厚左心室的舒张功能及抗动脉粥样硬化作用。使肾血流量增加而不影响肾小球滤过率，可产生一过性但不明显的利尿和促尿钠排泄作用，因此能防止移植患者出现环孢素诱发的肾脏灌注不足。

【体内过程】口服吸收迅速，由于广泛首过代谢，平均生物利用度为 18.5% ，95% 的药物与蛋白结合。本品经肝脏代谢，主要通过胆道随粪便排出。稳态时终末半衰期为 12 ~ 15 小时。

【适应证】用于高血压。

【用法用量】口服，开始每日早晨服用 4 mg，如需要，3 ~ 4 周后调节至 6 ~ 8 mg，每日 1 次。肝病患者初始剂量为 2 mg，每日 1 次。

【不良反应】常见头痛、面部潮红、水肿、心悸，少见无力、食欲缺乏、恶心、皮疹、多尿，极少数有胸痛和牙龈增生。

【药物相互作用】①西咪替丁可使本品血药浓度升高，可与其他抗高血压药合用，增强作用。②合用 CYP3A4 抑制剂和诱导剂可能影响其代谢和清除。

【注意事项】①肝功能不全的患者应降低剂量，监测血压。②无用于儿童的经验。③严重主动脉瓣狭窄者禁用。

【规格】片剂：4 mg。

【贮藏】遮光，密封保存。

九、尼卡地平

【别名】硝苯苄胺啶、硝苯苄啶、硝比胺甲酯。

【药理作用】属于第二代二氢吡啶类钙通道阻滞剂，选择性作用于平滑肌的钙通道，扩张血管平滑肌，降低外周血管阻力，使血压下降，对冠状动脉也有扩张作用。

【体内过程】口服后迅速吸收，并进行可饱和的肝内首过代谢。给予 30 mg 后生物利用度达 35% ，药动学属于非线性，血药浓度有明显的个体差异，蛋白结合率高达 95% 以上，终末半衰期约为 8.6 小时。每日 3 次给药，2 ~ 3 日后可达稳态血药浓度。

【适应证】用于高血压、劳力型心绞痛，注射剂还可用于手术时异常高血压的急救处理。

【用法用量】①口服，开始每次 20 ~ 40 mg，每日 3 次，增加剂量前需先达到稳态血药浓度。②手术时异常高血压的急救处置：0.01% ~ 0.02% 的盐酸尼卡地平溶液，以每分钟 2 ~ 10 μg/kg 的速度进行静脉滴注，将血压降到目的值后，边监测血压边调节滴注速度。③如需迅速降低血压时，以 10 ~ 30 μg/kg 的剂量静脉给药。④高血压急症，0.01% ~ 0.02%（以盐酸尼卡地平计）的溶液，以每分钟 0.5 ~ 6 μg/kg 的速度进行静脉滴注，从每分钟 0.5 μg/kg 开始，将血压降到目的值后，边监测血压边调节滴注速度。

【不良反应】类似硝苯地平；有时出现 ALT、谷草转氨酶（AST）升高，偶见粒细胞减少。

【药物相互作用】西咪替丁可使本品血药浓度升高；本品可使环孢素的血药浓度升高。

【注意事项】①高血压急症在停止使用本品后血压有时会重新上升，应逐渐减量，停药后仍应观察血压，改为口服时，也应注意血压再次上升。②对本品过敏、重度主动脉瓣狭窄者禁用。

【规格】①片剂：10 mg，20 mg，40 mg。②胶囊剂：40 mg。③注射剂：2 mL ： 2 mg，5 mL ： 5 mg，10 mL ： 10 mg，25 mL ： 25 mg。

【贮藏】避光置于室温下。

十、尼伐地平

【别名】尼瓦地平、Nivadil。

【药理作用】本品有强大的扩张血管作用，尤其对冠状动脉和椎动脉，其钙通道阻滞作用和与膜特异性结合作用比硝苯地平强 10 倍，作用持续时间长 2 ~ 3 倍，对心脏各参数的影响大致与硝苯地平相同，也能抑制高血压所致的心脏肥大。对血管的扩张作用强，对心肌的作用弱，但作用持久。

【体内过程】口服后在胃肠道易吸收，血药浓度达峰时间为 1.1 ~ 1.5 小时。药物在肝脏、消化道及膀胱中的浓度较高，并以较高浓度进入乳汁，半衰期为 10.7 ~ 11.4 小时，血浆蛋白结合率为 97%。本品在肝脏代谢，主要经肾脏排泄。

【适应证】用于治疗心绞痛、原发性高血压。

【用法用量】口服 2 ~ 4 mg，每日 2 次。

【不良反应】偶见心悸、数脉、头痛、头晕、步履蹒跚、失眠、腹痛、呕吐、便秘、口炎、皮疹瘙痒、面部潮红、发热、水肿及 ALT、AST 或碱性磷酸酶（ALP）上升，停药后逐渐恢复。

【药物相互作用】①地拉韦啶、奎奴普汀、达福普汀可抑制 CYP3A4 介导的本品代谢，沙奎那韦可抑制 CYP3A 同工酶，不宜合用。②西咪替丁可能使本品血药浓度升高，心血管毒性增强。③胺碘酮合用可使钙通道阻滞剂活性增强，引起心搏过缓、房室传导阻滞和（或）窦性停搏。④合用可影响地高辛、奎尼丁血药浓度。

【注意事项】孕妇及肝功能不全患者慎用。

【规格】片剂：2 mg，4 mg。

【贮藏】遮光，密封保存。

十一、左旋氨氯地平

【药理作用】为氨氯地平的左旋体，作用强于氨氯地平。

【体内过程】口服后 6 ~ 12 小时血药浓度达到高峰，绝对生物利用度为 64% ~ 80%，表现分布容积约为 21 L/kg，终末消除半衰期为 35 ~ 50 小时，每日 1 次，连续给药 7 ~ 8 日后血药浓度达稳态。通过肝脏广泛代谢为无活性的代谢物，以 10% 的原形药和 60% 的代谢物随尿液排出，血浆蛋白结合率为 97.5%。

【适应证】用于治疗高血压、慢性稳定型心绞痛、血管痉挛性心绞痛。

【用法用量】口服 2.5 ~ 5 mg，每日 1 次。

【不良反应】【药物相互作用】【注意事项】类似硝苯地平。

【规格】片剂：2.5 mg。

【贮藏】避光，密闭保存。

十二、乐卡地平

【药理作用】为第三代二氢吡啶类钙通道阻滞剂，通过可逆地阻滞血管平滑肌细胞膜 L 型钙通道的 Ca^{2+} 内流，扩张外周血管而降低血压。本品亲脂性较强，起效时间慢，作用持续时间较长，并具有抗动脉粥样硬化和保护终末器官作用。

【体内过程】口服后吸收良好，无活性代谢产物约 50% 随粪便排出，44% 随尿排出，药物呈双相消除，终末消除半衰期为 2.8 ~ 3.7 小时。

【适应证】用于治疗高血压。

【用法用量】口服，每日 10 mg，于餐前 15 分钟服用，必要时 2 周以后可增至 20 mg。

【不良反应】常见头痛、眩晕、面红、无力、心悸、踝关节水肿，少见失眠、疲乏无力、恶心、呕吐、腹泻、腹痛及多尿，偶见或罕见心力衰竭、血栓及皮肤过敏反应。

【药物相互作用】①同时服用 CYP3A4 抑制剂、诱导剂或者底物会影响本品的代谢和清除。②与环孢素合用，血浆浓度会升高。③对葡萄柚汁代谢的抑制作用敏感，会导致全身性利用度的提高，从而加强降压效果。④老年患者同时口服本品与咪达唑仑 20 mg，本品的吸收增加约 40%，而吸收速率会下降。⑤与美托洛尔同时应用时，本品的生物利用度下降 50%。

【注意事项】①病态窦房结综合征的患者，在应用本品时应密切观察。②轻到中度肝或肾功能异常患者将日剂量增至 20 mg 时，需要注意抗高血压效果可能会增强。

【规格】片剂：10 mg。

【贮藏】遮光，密封保存。

十三、尼索地平

【别名】硝苯异丙啶。

【药理作用】类似硝苯地平。

【体内过程】口服后易于吸收，并在肠壁和肝内进行广泛的首过代谢，给药后约 1 小时可达血药峰值，生物利用度仅为 4% ~ 8%，有 60% ~ 80% 的口服量，主要以代谢物随尿液排出，余下出现在粪便中，终末半衰期为 7 ~ 12 小时，蛋白结合率高达 99%。

【适应证】用于治疗高血压。

【用法用量】开始口服每日 10 mg，一般维持用量为 20～40 mg，每日 1 次。

【不良反应】【药物相互作用】类似硝苯地平。

【注意事项】参见硝苯地平的有关叙述，本品的扩血管作用比硝苯地平强。

【规格】片剂：5 mg，10 mg。

【贮藏】避光，置于常温下。

十四、西尼地平

【药理作用】为亲脂性二氢吡啶类钙通道阻滞剂，能与血管平滑肌细胞膜上的 L 型钙通道的二氢吡啶位点结合，阻滞 Ca^{2+} 通过 L 型钙通道的跨膜内流，从而松弛、扩张血管平滑肌，起到降压作用；还可抑制交感神经末梢去甲肾上腺素的释放和交感神经活动。

【体内过程】健康成年男子单次口服本品 5 mg、10 mg 和 20 mg，血药峰值分别为 4.7 ng/mL、5.4 ng/mL 和 15.7 ng/mL，AUC_{0-24} 分别为 23.7（ng·h）/mL、27.5（ng·h）/mL 和 60.1（ng·h）/mL，用药第 4 日后达稳态，未发现药物蓄积情况，体外实验中本品蛋白结合率为 99.3%，主要在肝脏经 CYP3A4 和 CYP2C19 代谢，尿液中代谢物占给药剂量的 5.2%，无原形药物。

【适应证】用于治疗高血压。

【用法用量】初始剂量为每日早餐后服用 5 mg，剂量最大为每次 10 mg，每日 1 次。

【不良反应】①发生率为 0.1%～5% 的，包括尿频、尿酸升高、肌酐升高、尿素氮升高、尿蛋白阳性、头痛、肩肌肉僵硬、面色潮红、心悸、心电图异常、低血压、肝功能异常、呕吐、腹痛、口渴、白细胞计数异常、中性粒细胞异常、皮疹、水肿、疲倦、血清胆固醇上升、血钾和血磷异常。②发生率 < 0.1% 的，包括尿沉渣阳性、困倦、失眠、手颤动、健忘、畏寒、期前收缩、性功能障碍、便秘、血小板减少、红细胞异常、血细胞比容异常、嗜酸性粒细胞和淋巴细胞异常、瘙痒、眼部干燥、充血、腓肠肌痉挛、味觉异常、尿糖阳性、空腹血糖异常、总蛋白异常、血钙和 C 反应蛋白异常。

【药物相互作用】①不推荐与含麻黄类药物合用。②避免和贯叶连翘联合使用。③与其他降压药合用时可能有叠加作用。④可能使地高辛的血药浓度上升，甚至产生地高辛中毒症状。⑤与西咪替丁合用有作用增强的报道。⑥避免与 CYP3A4 和 CYP2C19 诱导剂或抑制剂合用。⑦葡萄柚汁可抑制本品在肝脏的代谢。

【注意事项】①停用本品时，应逐渐减量并注意观察。②育龄妇女治疗期间应采取避孕措施。③有下述情况时不推荐使用西尼地平，如不稳定型心绞痛、1 个月内曾发生过心肌梗死、左心室流出道梗阻、未治疗的充血性心力衰竭。④使用芬太尼麻醉时，建议术前 36 小时停止服用硝苯地平及其他二氢吡啶类衍生物。

【规格】①片剂：5 mg，10 mg。②胶囊剂：5 mg。

【贮藏】密封，避光保存。

（陈　泺）

第五节 周围血管扩张药

一、烟酸

【别名】维生素 B_3、维生素 PP、尼古丁酸、Niacin。

【药理作用】本品为维生素类药。在组织呼吸过程中，烟酸作为催化重要的氧化还原反应的多种酶的辅酶发挥作用。它可以成为基质脱下来的氧离子的受体被还原，然后经黄素蛋白的作用被再氧化，恢复到原来的状态。烟酸具有扩张血管、降低血脂、减少胆固醇合成、溶解纤维蛋白、防止血栓形成等作用。

【适应证】①用于烟酸缺乏症的预防和治疗。②适用于缺血性心脏病，如心肌梗死和心绞痛。

【用法用量】①推荐膳食每日摄入量：0～3岁为5～9 mg，4～6岁为12 mg，7～10岁为13 mg，男性青少年及成人为15～20 mg，女性青少年及成人为13～15 mg，孕妇为17 mg，乳母为20 mg。②口服：成人，糙皮病，每次50～100 mg，每日500 mg，如有胃部不适，宜与牛奶同服或进餐时服，一般同时服用维生素 B_1、维生素 B_2、维生素 B_6 各5 mg；抗高脂血症，开始口服100 mg，每日3次，4～7日后可增加至每次1～2 g，每日3次。儿童，糙皮病，每次25～50 mg，每日2～3次。③注射：成人肌内注射，每次50～100 mg，每日5次；静脉缓慢注射，每次25～100 mg，每日2次或多次。小儿静脉缓慢注射，每次25～100 mg，每日2次。

【不良反应】①烟酸在肾功能正常时几乎不会发生毒性反应。②烟酸的一般反应有感觉温热，皮肤发红，特别在脸面和颈部，头痛。③大量烟酸可导致腹泻、头晕、乏力、皮肤干燥、瘙痒、眼干燥、恶心、呕吐、胃痛、轻度肝功能减退等。④偶尔大量应用烟酸可致高血糖、高尿酸、心律失常、肝毒性反应。⑤一般服用烟酸2周后，血管扩张及胃肠道不适可逐渐适应，逐渐增加用量可避免上述反应。如有严重皮肤潮红、瘙痒、胃肠道不适，应减小剂量。

【药物相互作用】①异烟肼可阻止烟酸与辅酶Ⅰ结合，而致烟酸缺少。②烟酸与胍乙啶等肾上腺素受体阻滞型抗高血压药合用，其血管扩张作用协同增强，并可产生直立性低血压。

【禁忌证】溃疡病患者禁用。

【注意事项】①下列情况应慎用：动脉出血，糖尿病（烟酸用量大可影响糖耐量），青光眼，痛风，高尿酸血症，肝病，低血压。②对诊断的干扰：荧光测定尿中儿茶酚胺浓度呈假阳性，尿糖班氏试剂测定呈假阳性，血尿酸测定可增高（仅在应用大剂量烟酸时发生）。③给药过程中应注意检查肝功能、血糖。

【规格】①片剂：50 mg：100 mg。②注射剂：2 mL：20 mg，1 mL：50 mg，2 mL：100 mg，5 mL：50 mg。

二、烟酸肌醇酯

【别名】烟肌酯。

【药理作用】本品为温和的周围血管扩张剂，在体内逐渐水解为烟酸和肌醇，故具有烟酸和肌醇二者的药理作用。有降脂作用。其血管扩张作用较烟酸缓和而持久，没有服用烟酸后的潮红和胃部不适等不良反应。本品可选择性地使病变部位和受寒冷刺激的敏感部位的血管扩张，而对正常血管的扩张作用则较弱。此外并有溶解血栓、抗凝、抗脂肪肝、降低毛细血管脆性等作用。

【适应证】本品用于高脂血症、动脉粥样硬化、各种末梢血管障碍性疾病（如闭塞性动脉硬化症、肢端动脉痉挛症、冻伤、血管性偏头痛等）的辅助治疗。

【用法用量】①片剂：口服，每次 0.2 ~ 0.6 g，每日 3 次，连续服用 1 ~ 3 个月。②软膏：涂于患处，每日 1 ~ 2 次。

【不良反应】服药后可有轻度恶心、发汗、瘙痒感等反应。

【禁忌证】①对本品或其他烟酸类药物过敏者禁用。②患活动性肝病、不明原因氨基转移酶升高等肝功能异常者禁用。③活动性溃疡病、有出血倾向者禁用。

【注意事项】胃酸缺乏者应同时服用稀盐酸或柠檬汁以减少不良反应。

【规格】①片剂：0.2 g。②软膏剂：10 g ：100 mg。

三、己酮可可碱

【别名】己酮可可豆碱。

【药理作用】本品为二甲基黄嘌呤类衍生物，为非特异性外周血管扩张药，可降低血液黏稠度，从而改善血液的流动性，促进缺血组织的微循环，增加特殊器官的氧供。己酮可可碱通过抑制磷酸二酯酶，升高细胞内三磷腺苷，从而改善红细胞的变形能力。还能降低纤维蛋白原，抑制红细胞以及血小板的聚集。

【适应证】①脑部血液循环障碍，如短暂性脑缺血发作、中风后遗症、脑缺血引起的脑功能障碍。②外周血液循环障碍性疾病，如血栓栓塞性脉管炎、腹部动脉血液循环障碍、间歇性跛行或静息痛。③内耳血液循环障碍，如突发性耳聋、老年性耳鸣及耳聋。④眼部血液循环障碍，如糖尿病性视网膜动脉栓塞。

【用法用量】①片剂：口服，成人或体重超过 50 kg 的青少年，每次 400 mg，每日 3 次；餐后服用，用适量水整片送服，不可嚼碎。②注射液：静脉滴注，用时患者应处于平卧位，初次剂量 100 mg，于 2 ~ 3 小时内输入，最大滴速不超过每小时 100 mg。根据患者耐受性可每次增加 50 mg，但每次用药量不超过 200 mg，每日 1 ~ 2 次。最大剂量不应超过每 24 小时400 mg。

【不良反应】①常见的不良反应有恶心、头晕、头痛、厌食、腹胀、呕吐等，其发生率在 5% 以上。②较少见的不良反应有血压降低、呼吸不规则、水肿、焦虑、抑郁、抽搐、厌食、便秘、口干、口渴、血管性水肿、皮疹、指甲发亮、视物模糊、结膜炎、中央盲点扩大、味觉减退、唾液增多、白细胞减少、肌肉酸痛、体重改变等。③偶见的不良反应有心绞痛、心律不齐、黄疸、肝炎、肝功能异常、血液纤维蛋白原降低、再生障碍性贫血等。

【药物相互作用】①与抗血小板或抗凝药合用时，凝血时间延长，在应用华法林的患者中合用此药时应当减少剂量。②与茶碱类药物合用时有协同作用，将增加茶碱的药效与毒性反应，因此必须调整茶碱和己酮可可碱的剂量。③与抗高血压药、β 受体阻滞剂、洋地黄类制剂、利尿剂、降血糖药及抗心律失常药物合用时没有明显的交叉反应，但可轻度加重血压下降，应当注意。

【禁忌证】①对本品过敏者禁用。②脑出血、广泛视网膜出血、急性心肌梗死、严重冠状动脉及脑动脉硬化伴高血压、严重的心律失常及糖尿病患者禁用。③妊娠期妇女禁用。

【注意事项】①低血压、血压不稳患者慎用本品。②对严重肾功能不全患者（肌酐清除率<10 mL/min），需降低本品剂量至正常用量的50%~70%，并进行严密的用药后监测。③用药期间出现视网膜出血、严重低血压、过敏反应者应立即停药。④驾驶车辆及从事机器操作的患者，使用本品时要注意。

【规格】①片剂：400 mg。②注射剂：5 mL ： 100 mg。

四、长春西汀

【别名】长春乙酯、康维脑、阿普长春胺酸乙酯。

【药理作用】本品为脑血管扩张药，能抑制磷酸二酯酶活性，增加血管平滑肌松弛信使 CGMP 的作用，选择性地增加脑血流量。此外还能抑制血小板凝集，降低人体血液黏度，增强红细胞变形力，改善血液流动性和微循环，促进脑组织摄取葡萄糖，增加脑耗氧量，改善脑代谢。

【适应证】适用于脑梗死后遗症、脑出血后遗症、脑动脉硬化症等。

【用法用量】①片剂：口服，成人每次 5 mg，每日 3 次。②注射：静脉滴注，开始剂量每日 20 mg，加入适量的 5% 葡萄糖注射液或 0.9% 氯化钠注射液中缓慢静脉滴注，以后可根据病情增加至每日 30 mg。

【不良反应】①过敏症状：有时可出现皮疹，偶有荨麻疹、瘙痒等过敏症状，若出现此症状应停药。②精神神经系统表现：有时头痛、眩晕，偶尔出现困倦感，侧肢麻木感，脱力感加重。③消化道表现：有时恶心、呕吐，也偶然出现食欲不振、腹痛、腹泻等症状。④循环系统表现：偶见颜面潮红、头昏、血压轻度下降、心动过速等。⑤血液表现：有时可出现白细胞减少。⑥肝脏表现：有时可出现 AST、ALT、γ-谷氨酰转移酶（γ-GGT）、LDH、碱性磷酸酶（ALP）升高，偶尔出现黄疸等。⑦肾脏表现：偶尔可出现血尿素氮升高。⑧其他不良反应：偶会有倦怠感。

【药物相互作用】本品不可与肝素同用。

【禁忌证】①对本品中任何成分过敏者禁用。②颅内出血后尚未完全止血者禁用。③孕妇或可能妊娠的妇女禁用。④严重缺血性心脏病、严重心律失常者禁用。

【注意事项】①本品应在医师指导下使用。②出现过敏症状时，应立即停药就医。③哺乳期妇女应避免使用本品，不得不使用时应停止哺乳。④长期使用应注意血常规变化。⑤注射液不可静脉推注或肌内注射。⑥输液中长春西汀含量不得超过 0.06 mg/mL，否则有溶血的可能。⑦注射液中含山梨醇，糖尿病患者应用时注意。

【规格】①片剂：5 mg。②注射剂：2 mL ： 10 mg。

五、尼麦角林

【别名】麦角溴烟酯。

【药理作用】本品为半合成麦角碱衍生物，具有 α 受体阻滞作用和扩血管作用。可加强脑细胞能量的新陈代谢，增加氧和葡萄糖的利用。促进神经递质多巴胺的转换而增加神经的传导，加强脑部蛋白质的合成，改善脑功能。

【适应证】①脑动脉硬化及脑中风后遗症引起的意识低下和情感障碍（反应迟钝、注意力不集中、记忆力衰退、缺乏意念、忧郁、不安等）。②急性和慢性周围循环障碍（肢体血管闭塞性疾病、雷诺综合征、其他末梢循环不良症状）。③用于血管性痴呆，尤其在早期治疗时。

【用法用量】①片剂：口服，勿咀嚼；每日 20 ~ 60 mg，分 2 ~ 3 次服用；连续给药至少 6 个月。②注射剂：肌内注射，每次 2 ~ 4 mg，每日 2 次；静脉滴注，每次 4 ~ 8 mg，溶于 100 mL 生理盐水或葡萄糖注射液中缓慢滴注，每日 1 次；动脉注射，每次 4 mg，溶于 10 mL 生理盐水，缓慢注射。

【不良反应】未见严重不良反应的报道。可有低血压、头晕、胃痛、潮热、面部潮红、嗜睡、失眠等。临床试验中，可观察到血液中尿酸浓度升高，但是这种现象与给药量和给药时间无相关性。

【药物相互作用】①尼麦角林片可能会增强降血压药的作用。②由于尼麦角林是通过 CYP2D6 代谢，不排除与通过相同代谢途径的药物有相互作用。

【禁忌证】近期心肌梗死、急性出血、严重的心动过缓、直立性调节功能障碍、出血倾向和对尼麦角林过敏者禁用。

【注意事项】①通常本品在治疗剂量时对血压无影响，但对敏感患者可能会逐渐降低血压。②慎用于高尿酸血症的患者或有痛风史的患者。③肾功能不全者应减量。④孕妇一般不宜使用，必需使用时应权衡利弊。⑤服药期间禁止饮酒。

【规格】①片剂：5 mg，10 mg，30 mg。②注射剂：1 mL ： 4 mg，2 mL ： 4 mg，5 mL ： 8 mg。

六、地奥司明

【药理作用】本品为增强静脉张力性药物和血管保护剂。药物以下列方式对静脉血管系统发挥其活性作用：①降低静脉扩张性，减轻静脉血淤滞；②在微循环系统，使毛细血管壁渗透能力正常化并增强其抵抗性；③增强静脉张力；④改善毛细血管脆性。

【适应证】①治疗静脉淋巴功能不全相关的各种症状（腿部沉重、疼痛、晨起酸胀不适感）。②治疗急性痔发作有关的各种症状。

【用法用量】每日 1 000 mg。用于急性痔发作时，前 4 日每日 3 000 mg，后 3 日每 2 000 mg。

【不良反应】有少数轻微胃肠道反应和自主神经紊乱的报道，但未致必须中断治疗。

【禁忌证】对本品任何成分过敏者禁用。

【注意事项】用本药治疗急性痔发作不能替代处理其他肛门疾病所需的特殊治疗。本治疗方法必须是短期的。如果症状不能迅速消除，应进行肛肠病学检查并对本治疗方案进行重新审查。

【规格】片剂：500 mg。

（陈　泺）

第五章

血液系统常用药物

第一节 促凝血药

一、氨甲苯酸

【别名】对氨甲基苯甲酸、对羧基苄胺、抗血纤溶芳酸、止血芳酸。

【药理作用】纤溶酶是一种肽链内切酶，在中性环境中能裂解纤维蛋白（原）的精氨酸和赖氨酸肽链，形成纤维蛋白降解产物，并引起凝血块溶解出血。纤溶酶原通过其分子结构中的赖氨酸结合部位而特异性地吸附在纤维蛋白上，赖氨酸则可以竞争性地阻抑这种吸附作用，减少纤溶酶原的吸附率，从而减少纤溶酶原的激活程度，以减少出血。本品的立体构型与赖氨酸（2，6-二氨基己酸）相似，能竞争性阻抑纤溶酶原吸附在纤维蛋白网上，从而防止其激活，保护纤维蛋白不被纤溶酶降解而达到止血作用。

【适应证】本品主要用于因原发性纤维蛋白溶解过度所引起的出血，包括急性和慢性、局限性或全身性的高纤溶出血，后者常见于癌肿、白血病、妇产科意外、严重肝病出血等。

【用法用量】

（1）成人：口服，每次 0.25 ~ 0.5 g，每日 2 ~ 3 次，每日最大量为 2 g。静脉注射或滴注，每次 0.1 ~ 0.3 g，每日不超过 0.6 g。

（2）儿童：静脉注射，每次 0.1 g，用 5% 葡萄糖注射液或 0.9% 氯化钠注射液 10 ~ 20 mL 稀释后缓慢注射。

【不良反应】不良反应极为少见，长期应用未见血栓形成，偶有头昏、头痛、腹部不适。

【药物相互作用】①与青霉素或尿激酶等溶栓剂有配伍禁忌。②口服避孕药、雌激素或凝血因子复合物浓缩剂与本品合用，有增加血栓形成的危险。

【注意事项】

（1）对应用本品患者要注意血栓形成并发症的可能性，对于有血栓形成倾向者（如急性心肌梗死）宜慎用。

（2）本品一般不单独用于弥散性血管内凝血所致的继发性纤溶性出血，以防进一步血栓形成，影响脏器功能，特别是急性肾衰竭。如有必要，应在肝素化的基础上应用本品。

（3）如与其他凝血因子（如因子XI）等合用，应警惕血栓形成。一般认为在凝血因子使用后 8 小时再用本品较为妥善。

（4）由于本品可导致继发肾盂和输尿管凝血块阻塞，血友病或肾盂实质病变发生大量血尿时要慎用。

（5）宫内死胎所致低纤维蛋白原血症出血，肝素治疗较本品安全。

（6）慢性肾功能不全时用量酌减，给药后尿液浓度常较高。治疗前列腺手术出血时，用量也应减少。

【规格】①片剂：250 mg。②注射剂：5 mL ∶ 50 mg，10 mL ∶ 100 mg。③注射用氨甲苯酸：100 mg。

二、氨甲环酸

【别名】氨甲磺酸、抗血纤溶环酸、凝血酸、止血环酸。

【药理作用】同氨甲苯酸。本品尚能直接抑制纤溶酶活力，减少纤溶酶激活补体的作用，从而达到防止遗传性血管神经性水肿的发生。

【适应证】

（1）本品主要用于急性或慢性、局限性或全身性原发性纤维蛋白溶解亢进所致的各种出血。弥散性血管内凝血所致的继发性高纤溶状态，在未肝素化前，一般不用本品。

（2）用于前列腺、尿道、肺、脑、子宫、肾上腺、甲状腺等富有纤溶酶原激活物脏器的外伤或手术出血。

（3）用作组织型纤溶酶原激活物（t-PA）、链激酶及尿激酶的拮抗物。

（4）用于人工流产、胎盘早期剥落、死胎和羊水栓塞引起的纤溶性出血，以及病理性宫腔内局部纤溶性增高的月经过多症。

（5）中枢神经病变轻症出血，如蛛网膜下腔出血和颅内动脉瘤出血，应用本品止血优于其他抗纤溶药，但必须注意并发脑水肿或脑梗死的危险性，至于重症有手术指征患者，本品仅可作辅助用药。

（6）用于治疗遗传性血管神经性水肿，可减少其发作次数和严重程度。

（7）血友病患者发生活动性出血，可联合应用本药。

（8）用于防止或减轻因子Ⅷ或因子Ⅸ缺乏的血友病患者拔牙或口腔手术后的出血。

【用法用量】

（1）口服：每次 1 ~ 1.5 g，每日 2 ~ 4 次。为防止手术前后出血，可参考上述剂量。治疗原发性纤维蛋白溶解所致出血，剂量可酌情加大。

（2）静脉注射或滴注：每次 0.25 ~ 0.5 g，每日 0.75 ~ 2 g。静脉注射以 25% 葡萄糖注射液稀释，静脉滴注以 5% ~ 10% 葡萄糖注射液稀释。为防止手术前后出血，可参考上述剂量。治疗原发性纤维蛋白溶解所致出血时，剂量可酌情加大。

【不良反应】本品不良反应较氨基己酸为少。

（1）偶有药物过量所致颅内血栓形成和出血。

（2）可有腹泻、恶心及呕吐。

（3）较少见的有经期不适（经期血液凝固所致）。

（4）由于本品可进入脑脊液，注射后可有视力模糊、头痛、头晕、疲乏等中枢神经系统症状，特别与注射速度有关，但很少见。

【药物相互作用】口服避孕药、雌激素或凝血因子复合物浓缩剂与本品合用，有增加血栓形成的危险。

【注意事项】

（1）以下情况需慎用：①有血栓形成倾向者（如急性心肌梗死）；②血友病或肾盂实质病变发生大量血尿者。

（2）本品与其他凝血因子（如因子Ⅸ）等合用，应警惕血栓形成。一般认为在凝血因子使用后 8 小时再用本品较为妥当。

（3）本品一般不单独用于弥散性血管内凝血所致的继发性纤溶性出血，以防进一步血栓形成，影响脏器功能，特别是急性肾功能衰竭时。如有必要，应在肝素化的基础上应用本品。

（4）宫内死胎所致的低纤维蛋白原血症出血，肝素治疗较本品安全。

（5）慢性肾功能不全时，本品用量应酌减，因给药后尿液中药物浓度常较高。

（6）治疗前列腺手术出血时，本品用量应减少。

（7）本品与青霉素或输注血液有配伍禁忌。

（8）必须持续应用本品较久者，应做眼科检查监护（如视力测试，视觉、视野和眼底检查）。

（9）美国食品药品监督管理局（FDA）对本药的妊娠安全性分级为 B 级。

【规格】①片剂：0.125 g，0.25 g。②胶囊剂：0.25 g。③注射剂：2 mL∶0.1 g，2 mL∶0.2 g，5 mL∶0.25 g，5 mL∶0.5 g。④注射用氨甲环酸：0.2 g，0.25 g，0.4 g，1 g。

三、氨基己酸

【别名】6-氨基己酸、ε-氨基己酸。

【药理作用】本品是抗纤维蛋白溶解药。纤维蛋白原通过其分子结构中的赖氨酸结合部位特异性地与纤维蛋白结合，然后在激活物作用下变为纤溶酶，该酶能裂解纤维蛋白中精氨酸和赖氨酸肽链，形成纤维蛋白降解产物，使血凝块溶解。本品能阻抑纤溶酶原与纤维蛋白结合，防止其激活，从而抑制纤维蛋白溶解，高浓度则直接抑制纤溶酶活力，达到止血效果。

【适应证】适用于预防及治疗血纤维蛋白溶解亢进引起的各种出血。

（1）用于前列腺、尿道、肺、肝、胰、脑、子宫、肾上腺、甲状腺等富有纤溶酶原激活物脏器的外伤或手术出血，组织纤溶酶原激活物、链激酶或尿激酶过量引起的出血。

（2）用于弥散性血管内凝血（DIC）晚期，以防继发性纤溶亢进症。

（3）可作为血友病患者拔牙或口腔手术后出血或月经过多的辅助治疗。

（4）可用于上消化道出血、咯血、原发性血小板减少性紫癜和白血病等各种出血的对症治疗，对一般慢性渗血效果显著；对凝血功能异常引起的出血疗效差；对严重出血、伤口大量出血及癌肿出血等无止血作用。

（5）局部应用：0.5%溶液冲洗膀胱用于术后膀胱出血；拔牙后可用 10% 溶液漱口和蘸药的棉球填塞伤口；也可用 5%~10% 溶液纱布浸泡后敷贴伤口。

【用法用量】

（1）口服：每次 2 g，每日 3~4 次，依病情用 7~10 日或更久。儿童，每次 0.1 g/kg，每日 3 ~ 4 次，依病情服用 7 ~ 10 日或更久。

（2）静脉滴注：因本品排泄快，需持续给药才能维持有效浓度，故一般皆用静脉滴注法。本品在体内的有效抑制纤维蛋白溶解的浓度至少为 130 mg/mL。对外科手术出血或内科大量出血者，迅速止血，要求迅速达到上述血药浓度。初量可取 4 ~ 6 g（20% 溶液）溶于 100 mL 生理盐水或 5% ~ 10% 葡萄糖注射液中，于 15 ~ 30 分钟滴完。持续剂量为每小时 1 g，可口服也可注射。维持 12 ~ 24 小时或更久，依病情而定。

【不良反应】

（1）本药有一定的不良反应，剂量增大，不良反应增多，症状加重，而且药效维持时间较短，现已逐渐少用。

（2）常见的不良反应为恶心、呕吐和腹泻，其次为眩晕、瘙痒、头晕、耳鸣、全身不适、鼻塞、皮疹、红斑等。当每日剂量超过 16 g 时尤易发生。快速静注可出现低血压、心动过速、心律失常，少数人可发生惊厥及心脏或肝脏损害。大剂量或疗程超过 4 周可产生肌痛、软弱、疲劳、肌红蛋白尿甚至肾功能衰竭等，停药后可缓解恢复。

【药物相互作用】本品不宜与止血敏混合注射。

【禁忌证】有血栓形成倾向或过去有血管栓塞史者禁用。

【注意事项】

（1）本品排泄快，需持续给药，否则难以维持稳定的有效血浓度。

（2）有报道认为本品与肝素并用可解决纤溶与 DIC 同时存在的矛盾。相反的意见则认为两者并用有拮抗作用，疗效不如单独应用肝素者。近来认为，两者的使用应根据病情及化验检查结果决定。在 DIC 早期，血液呈高凝趋势，继发性纤溶尚未发生，不应使用抗纤溶药。DIC 进入低凝期并有继发性纤溶时，肝素与抗纤溶药可考虑并用。

（3）链激酶或尿激酶的作用可被氨基己酸对抗，故前者过量时也可使用氨基己酸对抗。

（4）本品不能阻止小动脉出血，术中有活动性动脉出血，仍需结扎止血。

（5）使用避孕药或雌激素的妇女，服用氨基己酸时可增加血栓形成的倾向。

（6）本品静脉注射过快可引起明显血压降低、心动过速和心律失常。

（7）因本品易形成血栓和心、肝、肾功能损害，孕妇慎用。

（8）本品使用过量在机体组织中的浓度与毒理的关系不详。血液透析或腹膜透析可清除本品。

（9）本品即刻止血作用较差，对急性大出血宜与其他止血药物配伍应用。

（10）本品从尿液排泄快，尿浓度高，能抑制尿激酶的纤溶作用，可形成血凝块，阻塞尿路。因此，泌尿科术后有血尿的患者应慎用。

【规格】①片剂：0.5 g。②注射剂：10 mL：1 g，10 mL：2 g，20 mL：4 g。③氨基己酸氯化钠注射液：100 mL（氨基己酸 4 g，氯化钠 0.9 g）。

四、亚硫酸氢钠甲萘醌

【别名】甲萘醌亚硫酸氢钠、维生素 K_3。

【药理作用】本品为维生素类药。维生素 K 是肝脏合成凝血因子 Ⅱ、Ⅶ、Ⅸ、Ⅹ 所必需的物质。

【适应证】用于维生素 K 缺乏所引起的出血性疾病，如新生儿出血、肠道吸收不良所致维生素 K 缺乏及低凝血因子血症等。

【用法用量】

（1）口服：每次 2 ~ 4 mg，每日 6 ~ 12 mg。

（2）肌内注射：止血，每次 2 ~ 4 mg，每日 4 ~ 8 mg；防止新生儿出血可在产前 1 周给孕妇肌内注射，每日 2 ~ 4 mg；解痉止痛，每次 8 ~ 16 mg。

【不良反应】

（1）注射时局部可见红肿和疼痛。

（2）较大剂量可致新生儿、早产儿溶血性贫血、高胆红素血症及黄疸。在葡萄糖-6-磷酸脱氢酶缺乏症患者可诱发急性溶血性贫血。

（3）大剂量使用可致肝损害。

【药物相互作用】

（1）口服抗凝剂如双香豆素类可干扰维生素 K 代谢，两药同用，作用相互抵消。

（2）较大剂量水杨酸类、磺胺药、奎宁、奎尼丁等也可影响维生素 K 效应。

（3）肌内注射给药时，如遇碱性药物或还原剂可使本药失效。

【注意事项】

（1）维生素 K 有发生过敏反应的危险。

（2）当患者因维生素 K 依赖因子缺乏而发生严重出血时，短期应用常不足以即刻生效，可先静脉输注凝血因子复合物、血浆或新鲜血。

（3）用于纠正口服抗凝剂引起的低凝血因子血症时，应先试用最小有效剂量，通过凝血因子时间测定再予以调整；过量的维生素 K 可给以后持续的抗凝治疗带来困难。

（4）肝硬化或晚期肝病患者出血以及肝素所至出血使用本品无效。

【规格】①片剂：2 mg，4 mg。②注射剂：1 mL：2 mg，1 mL：4 mg。

五、甲萘氢醌

【别名】凝血维生素四、维生素 K_4。

【药理作用】同维生素 K_3。

【适应证】主要适用于维生素 K 缺乏所致的凝血障碍性疾病。

【用法用量】

（1）口服：每次 2 ~ 4 mg，每日 3 次。

（2）肌内或皮下注射：每次 5 ~ 15 mg，每日 1 ~ 2 次。儿童每次 5 ~ 10 mg，每日 1 ~ 2 次。

【不良反应】

（1）口服后可引起恶心、呕吐等胃肠道反应。

（2）静脉给药偶可出现过敏样反应，如皮疹、荨麻疹、面部潮红、注射部位疼痛或肿胀等。

（3）本药有引起肝毒性危险。新生儿或早产儿由于肝酶系统不成熟且排泄功能不良，使用本药剂量过大易出现高胆红素血症、胆红素脑病、溶血性贫血。

【药物相互作用】①口服抗凝剂如双香豆素类可干扰维生素 K 的代谢，两药同用，作用相互抵消。②水杨酸类、磺胺类、奎尼丁等也均可影响维生素 K 的效应。

【注意事项】

（1）下列情况应用时应注意：①葡萄糖-6-磷酸脱氢酶缺陷者，补给维生素 K 时应特别谨慎；②肝功能损害时，维生素 K 的疗效不明显，凝血因子时间极少恢复正常，如盲目使用大量维生素 K 治疗，反而加重肝脏损害；③肝素引起的出血倾向及凝血因子时间延长，用维生素 K 治疗无效。

（2）用药期间应监测凝血因子时间以调整维生素 K 的用量及给药次数。

（3）当患者因维生素 K 依赖因子缺乏而发生严重出血时，维生素 K 往往来不及在短时间即生效，可先静脉输注凝血因子复合物、血浆或新鲜血。

（4）肠道吸收不良患者，以采用注射途径给药为宜。

【规格】①片剂：2 mg，4 mg，5 mg。②注射剂：1 mL：5 mg，1 mL：10 mg。

六、维生素 K_1

【别名】凝血维生素一、维他命 K_1、叶绿醌、叶萘醌、植萘醌、植物甲萘醌。

【药理作用】同维生素 K_3。

【适应证】①用于维生素 K 缺乏引起的出血，如梗阻性黄疸、胆瘘、慢性腹泻等所致出血，香豆素类、水杨酸钠等所致的低凝血因子血症；②新生儿出血以及长期应用广谱抗生素所致的体内维生素 K 缺乏。

【用法用量】

（1）口服：每次 11 mg，每日 3 次。

（2）注射：①低凝血因子血症，肌内或皮下注射，每次 10 mg，每日 1~2 次，24 小时内总量不超过 40 mg；②新生儿出血，预防，可于分娩前 12~24 小时给母亲肌内注射或缓慢静注 2~5 mg。也可在新生儿出生后肌内或皮下注射 0.5~1 mg，8 小时后可重复；治疗，肌内或皮下注射，每次 1 mg，8 小时后可重复给药。

【不良反应】

（1）偶见过敏反应。

（2）静注过快，超过每分钟 5 mg，可引起面部潮红、出汗、支气管痉挛、心动过速、低血压等，曾有快速静脉注射致死的报道。

（3）肌内注射可引起局部红肿和疼痛。

（4）新生儿应用本品后可能出现高胆红素血症、黄疸和溶血性贫血。

【药物相互作用】

（1）本品与苯妥英钠混合 2 小时后可出现颗粒沉淀，与维生素 C、维生素 B_{12}、右旋糖酐混合易出现浑浊。

（2）与双香豆素类口服抗凝剂合用，作用相互抵消。水杨酸类、磺胺、奎宁、奎尼丁等也影响维生素 K_{11} 的效果。

【禁忌证】严重肝脏疾患或肝功不良者禁用。

【注意事项】

（1）有肝功能损伤的患者，本品的疗效不明显，盲目加量可加重肝损害。

（2）本品对肝素引起的出血倾向无效，外伤出血不必使用本品。

（3）本品用于静脉注射宜缓慢，给药速度不应超过每分钟 1 mL。

（4）本品应避免冻结，如有油滴析出或分层则不宜使用，但可在避光条件下加热至70～80℃，振摇并使其自然冷却，如澄明度正常则仍可继续使用。

（5）本品可通过胎盘，故对临产孕妇应尽量避免使用。

（6）药物大剂量或超剂量应用可加重肝损害。

【规格】①片剂：10 mg。②注射剂：1 mL：2 mg，1 mL：10 mg。

七、鱼精蛋白

【别名】硫酸鱼精蛋白。

【药理作用】本品具有强碱性基团，在体内可与强酸性的肝素结合，形成稳定的复合物，这种直接拮抗作用使肝素失去抗凝活性。肝素与抗凝血酶Ⅲ结合，加强其对凝血酶的抑制作用。个别试验证实，本品可分解肝素与抗凝血酶Ⅲ的结合，从而消除其抗凝作用。本品尚具有轻度抗凝血因子激酶作用，但临床一般不用于对抗非肝素所致抗凝作用。

【适应证】用于因注射肝素过量所引起的出血。

【用法用量】

（1）成人：静脉注射。抗肝素过量，用量与最后一次肝素使用量相当（1 mg硫酸鱼精蛋白可中和100 U肝素）。每次不超过5 mL（50 mg），一般以每分钟0.5 mL的速度静脉注射，在10分钟内注入量以不超过50 mg为度。由于本品自身具有抗凝作用，因此2小时内（即本品作用有效持续时间内）不宜超过100 mg。除非另有确凿依据，不得加大剂量。

（2）儿童：静脉滴注，抗自发性出血，每日5～8 mg/kg，分2次，间隔6小时，每次以300～500 mL灭菌生理盐水稀释后使用，3日后改用半量。一次用量不超25 mg。静脉注射，抗肝素过量，用量与最后1次肝素使用量相当。一般用其1%溶液，每次不超过2.5 mL（25 mg），缓慢静脉注射。

【不良反应】

（1）本品可引起心动过缓、胸闷、呼吸困难及低血压，大多因静脉注射过快所致，是药物直接作用于心肌或周围血管扩张引起；也有肺动脉高压或高血压的报道。

（2）注射后有恶心、呕吐、面红潮热及倦怠，如作用短暂，无须治疗。

（3）偶有过敏。

【药物相互作用】碱性药物可使其失去活性。

【禁忌证】对本品过敏者禁用。

【注意事项】

（1）本品易破坏，口服无效。禁与碱性物质接触。

（2）静脉注射速度过快可致热感、皮肤发红、低血压、心动过缓等。

（3）注射器具不能带有碱性。

（4）本品过敏反应少，但对鱼类过敏者应用时应注意。

（5）有关孕妇及哺乳期妇女用本品的资料较少，孕妇及哺乳期妇女慎用。

（6）使用本品不可过量，在短时间内用量不超过100 mg，因本品是一弱抗凝剂，可抑制凝血酶形成及其功能，过量可引起再度出血及其他不良反应。

【规格】①注射剂：5 mL：50 mg，10 mL：100 mg。②注射用硫酸鱼精蛋白：50 mg。

八、酚磺乙胺

【别名】羧苯磺乙胺、止血定、止血敏。

【药理作用】本品能增强毛细血管抵抗力，降低毛细血管通透性，并能增强血小板聚集性和黏附性，促进血小板释放凝血活性物质，缩短凝血时间，达到止血效果。

【适应证】用于防治各种手术前后的出血，也可用于血小板功能不良、血管脆性增加而引起的出血，也可用于呕血、尿血等。

【用法用量】

（1）口服：治疗出血，每次 0.5～1.5 g，每日 3 次。儿童每次 10 mg/kg，每日 3 次。

（2）注射：①肌内注射或静脉注射，每次 0.25～0.5 g，每日 0.5～1.5 g。②静脉滴注，每次 0.25～0.75 g，每日 2～3 次，稀释后滴注。预防手术后出血，术前 15～30 分钟静脉滴注或肌内注射 0.25～0.5 g，必要时 2 小时后再注射 0.25 g。

【不良反应】本品毒性低，可有恶心、头痛、皮疹、暂时性低血压等，偶有静脉注射后发生过敏性休克的报道。

【药物相互作用】右旋糖酐抑制血小板聚集，延长出血及凝血时间，理论上与本品呈拮抗作用。

【注意事项】本品可与维生素 K 注射液混合使用，但不可与氨基己酸注射液混合使用。

【规格】①片剂：0.25 g，0.5 g。②注射剂：2 mL：0.25 g，2 mL：0.5 g，5 mL：0.5 g，5 mL：1 g。③注射用酚磺乙胺：0.5 g，1 g。

九、凝血酶

【药理作用】凝血酶能直接使血液中的纤维蛋白原转化为纤维蛋白，从而导致血液凝固。血液凝固的速度与凝血酶溶液的浓度有关。当凝血障碍的主要原因是纤维蛋白原本身缺乏时，可能不产生血液凝固。

【适应证】适用于手术中不易结扎的小血管止血、消化道出血及外伤出血等。

【用法用量】

（1）局部止血：用灭菌氯化钠注射液溶解成 50～200 U/mL 的溶液喷雾或用本品干粉喷洒于创面。

（2）消化道止血：用生理盐水或温开水（不超 37 ℃）溶解成 10～100 U/mL 的溶液，口服或局部灌注，也可根据出血部位及程度增减浓度、次数。

【不良反应】

（1）偶可致过敏反应，出现应及时停药。

（2）外科止血中应用本品曾有致低热反应的报道。

【药物相互作用】

（1）本品遇酸、碱、重金属发生反应而降效。

（2）为提高上消化道出血的止血效果，宜先服一定量制酸剂中和胃酸后口服本品或同时静脉给予抑酸剂。

（3）本品还可用磷酸盐缓冲液（pH 7.6）或冷牛奶溶解。如用阿拉伯胶、明胶、果糖胶、蜂蜜等配制成乳胶状溶液，可提高凝血酶的止血效果，并可适当减少本品用量。

【禁忌证】对本品过敏者禁用。

【注意事项】

（1）本品严禁注射。如误入血管可导致血栓形成、局部坏死危及生命。

（2）本品必须直接与创面接触，才能起止血作用。

（3）本品应新鲜配制使用。

（4）孕妇只在具有明显指征、病情必需时才能使用。

【规格】凝血酶冻干粉：100 U，200 U，500 U，1 000 U，2 000 U，5 000 U，10 000 U。

十、人凝血酶原复合物

【别名】血浆凝血因子。

【药理作用】本品含有维生素 K 依赖的在肝脏合成的 4 种凝血因子Ⅱ、Ⅶ、Ⅸ、Ⅹ。维生素 K 缺乏和严重肝脏疾患均可造成这 4 种因子的缺乏，而上述任何一个因子的缺乏都可导致凝血障碍。本品能提高血液中凝血因子Ⅱ、Ⅶ、Ⅸ、Ⅹ的浓度。

【适应证】本品主要用于治疗先天性和获得性凝血因子Ⅱ、Ⅶ、Ⅸ、Ⅹ缺乏症。

【用法用量】

1. 用法

（1）本品专供静脉输注，应在临床医师的严格监督下使用。

（2）用前应先将本品及其溶解液预温至 20 ~ 25 ℃，按瓶签示量注入预温的溶解液，轻轻转动直至本品完全溶解（注意勿使产生很多泡沫）。

（3）溶解后用带有滤网装置的输血器进行静脉滴注。滴注速度开始要缓慢，15 分钟后稍加快滴注速度，一般在 30 ~ 60 分钟滴完。

（4）滴注时，医师要随时注意患者情况，若发现 DIC 或血栓的临床症状和体征，要立即终止使用，并用肝素拮抗。

2. 用量

应根据病情及临床检验结果包括凝血试验指标等来决定给药量。

（1）使用剂量随因子缺乏程度而异，一般输注 10 ~ 20 U/kg，之后凝血因子Ⅶ缺乏者每隔 6 ~ 8 小时，凝血因子Ⅸ缺乏者每隔 24 小时，凝血因子Ⅱ和凝血因子Ⅹ缺乏者每隔 24 ~ 48 小时，可酌情减少剂量输用，一般使用 2 ~ 3 日。

（2）在出血量较大或大手术时可根据病情适当增加剂量。

（3）凝血因子时间延长患者如拟做脾切除者要先于手术前用药，术中和术后根据病情决定。

【不良反应】

（1）快速滴注时可引起发热、潮红、头痛等不良反应，减缓或停止滴注，上述症状即可消失。

（2）偶有报道因大量输注导致 DIC、深静脉血栓、肺栓塞或手术后血栓形成等。

【药物相互作用】不可与其他药物合用。

【禁忌证】在严格控制适应证的情况下，无已知禁忌证。

【注意事项】

（1）除肝病出血患者外，一般在用药前应确诊患者是缺乏凝血因子Ⅱ、Ⅶ、Ⅸ、Ⅹ方能对症下药。

（2）本品不得用于静脉外的注射途径。

（3）盛放药液的瓶子破裂、已过有效期、溶解后出现摇不散沉淀等不可使用。

（4）制品一旦开瓶应立即使用（一般不得超过3小时），未用完部分不能保留再用。

（5）药物过量有引起血栓的危险性。

【规格】注射剂：200 U，400 U，2.5万U。

十一、血凝酶

【别名】凝血酶素、蛇毒血凝酶、蛇凝血、蛇凝血素酶。

【药理作用】由巴西矛头蝮蛇的蛇毒中分离提纯的血凝酶，不含神经毒素及其他毒素，其作用机制主要是因本品内含两种使血液凝固的酶，即类凝血酶和类凝血激酶。前者能促进出血部位的血小板聚集形成白色栓子（血小板血栓），而产生止血效应；后者和血液中的凝血激酶均依靠血小板第Ⅲ因子（磷脂）激活，促使凝血因子变成凝血酶。也可活化因子Ⅴ，并影响因子Ⅹ，因而对血液产生凝血和止血的双重作用。

【适应证】用于需减少流血或止血的各种医疗情况下，如外科、内科、妇产科、眼科、耳鼻喉科、口腔科等临床科室的出血及出血性疾病。手术前用药，可减少出血倾向，避免或减少手术及手术后出血。

【用法用量】静脉注射、肌内注射，也可局部使用。

（1）儿童：每次0.3～1 kU。

（2）成人：每次1～2 kU，紧急情况下，立即静脉注射1 kU，同时肌内注射1 kU。

（3）各类外科手术：手术前1小时肌内注射1 kU或手术前15分钟静脉注射1 kU。手术后每日肌内注射1 kU，连用3日。

在用药期间，应注意观察患者的出、凝血时间。应防止用药过量，否则疗效会下降。

【不良反应】不良反应发生率极低，偶见过敏反应。如出现过敏反应情况，可按一般抗过敏处理方法，给予抗组胺药或（和）糖皮质激素及对症治疗。

【药物相互作用】

（1）不能与无水乙醇、乙氧乙醇直接混合注射，否则可降低止血疗效。

（2）能与钙成分结合的物质（如乙二胺四乙酸）会减弱本品疗效。

【禁忌证】

（1）有血栓病史者禁用。

（2）对本品中任何成分过敏者禁用。

【注意事项】

（1）大、中动脉及大静脉受损的出血，必须首先用外科手术处理；DIC导致的出血时慎用；血液中缺乏血小板或某些凝血因子时，应在补充血小板、凝血因子或输注新鲜血液的基础上应用。

（2）尚无关于孕妇的用药研究，故除非紧急情况，一般不予使用。妊娠未超过3个月的妇女不宜使用；儿童可应用本品；老年人无特殊要求。

【规格】注射剂：1 kU。

十二、人凝血因子Ⅷ

【别名】抗甲种血友病因子、抗血友病球蛋白、抗血友病因子、凝血第Ⅷ因子、凝血因子Ⅷ、人抗血友病球蛋白。

【药理作用】在内源性血凝过程中，凝血因子Ⅷ作为一辅因子，在 Ca^{2+} 和磷脂存在下，与激活的凝血因子Ⅸ参与凝血因子Ⅹ激活凝血因子，形成凝血酶，从而使凝血过程正常进行。输用 1 IU/kg 的人凝血因子Ⅷ，可使循环血液中的因子Ⅷ水平增加 2% ~ 2.5%。

【适应证】本品对缺乏人凝血因子Ⅷ所致的凝血机能障碍具有纠正作用，主要用于防治甲型血友病和获得性凝血因子Ⅷ缺乏所致的出血症状及这类患者的手术出血治疗。

【用法用量】

1. 用法

本品专供静脉输注，应在临床医师的严格监督下使用。用前应先以 25 ~ 37 ℃ 灭菌注射用水或 5% 葡萄糖注射液按瓶签的标示量注入瓶内（制品刚从冰箱取出或在冬季温度较低时，应特别注意使制品温度升高到 25 ~ 37 ℃，然后进行溶解，否则易析出沉淀），轻轻摇动，使制品完全溶解（注意勿使产生泡沫）。然后用带有滤网装置的输血器进行静脉滴注，滴注速度一般以每分钟 60 滴左右为宜。制品溶解后应立即使用，并在 1 小时内输完，不得放置。

2. 用量

给药剂量必须参照患者体重、是否存在抑制物、出血的严重程度等因素而定。下列公式可用于计算剂量，每次所需因子Ⅷ单位（IU）= 0.5 × 体重（kg）× 需提升的因子Ⅷ活性水平（正常水平的百分比）。

一般推荐剂量如下。

（1）轻度至中度出血：单一剂量 10 ~ 15 IU/kg，将因子Ⅷ水平提高到正常人水平的 20% ~ 30%。

（2）较严重出血或小手术：需将因子Ⅷ水平提高到正常人水平的 30% ~ 50%，通常首次剂量 15 ~ 25 IU/kg。如需要，每隔 8 ~ 12 小时给予维持剂量 10 ~ 15 IU/kg。

（3）大出血：危及生命的出血如口腔、泌尿道及中枢神经系统出血或重要器官如颈、喉、腹膜后、髂腰肌附近的出血，首次剂量 40 IU/kg，然后每隔 8 ~ 12 小时给予维持剂量 20 ~ 25 IU/kg。疗程需由医师决定。

（4）手术：只有当凝血因子Ⅷ抑制物水平无异常增高时，方可考虑择期手术。手术开始时血液中凝血因子Ⅷ浓度需达到正常水平的 60% ~ 120%。通常在术前按 30 ~ 40 IU/kg 给药。术后 4 日内凝血因子Ⅷ最低应保持在正常人水平的 60%，接下去的 4 日减至 40%。

（5）获得性凝血因子Ⅷ抑制物增多症：应给予大剂量的凝血因子Ⅷ，一般超过治疗血友病患者所需剂量 1 倍以上。

【不良反应】

（1）不良反应包括寒战、恶心、头晕或头痛，这些症状通常是暂时的。有可能发生过敏反应。

（2）注射局部可有灼热感或炎症反应。

【药物相互作用】应单独输注，不可与其他药物合用。

【注意事项】

（1）大量反复输入本品时，应注意过敏反应、溶血反应及肺水肿的可能性，对有心脏病的患者尤应注意。

（2）本品溶解后，一般为澄清略带乳光的溶液，允许微量细小蛋白颗粒存在，因此用于输注的输血器必须带有滤网装置，但如发现有大块不溶物时，则不可使用。

（3）本品对于因缺乏凝血因子Ⅸ所致的乙型血友病或因缺乏凝血因子ⅩⅠ所致的丙型血友病均无效，故在用前应确诊患者是属凝血因子Ⅷ缺乏，方可使用本品。

（4）本品不得用于静脉外的注射途径。

（5）本品一旦被溶解后应立即使用，未用完部分必须弃去。

（6）孕妇及哺乳期妇女用药：目前尚无人凝血因子Ⅷ对动物生殖影响的研究，没有证据表明人凝血因子Ⅷ用于孕妇是否会对胎儿造成损害或影响生育能力。人凝血因子Ⅷ制剂仅在十分必须的情况下才给孕妇使用。儿童应慎重用药。老年人用药尚无可靠参考文献。

【规格】注射用人凝血因子Ⅷ：50 IU，100 IU，200 IU，250 IU，300 IU，400 IU，500 IU，750 IU，1 000 IU。

十三、卡巴克络

【别名】卡络柳钠、肾上腺色素缩氨脲、肾上腺色腙。

【药理作用】本品为肾上腺素氧化产物肾上腺色素的缩氨脲，常用其水杨酸盐（卡络柳钠）或磺酸钠盐（卡络磺钠）。本品能够降低毛细血管通透性，增进毛细血管断裂端的回缩作用，增加毛细血管对损伤的抵抗力，常用于毛细血管通透性增加而产生的各种出血。

【适应证】用于毛细血管通透性增加所致的出血，如特发性紫癜、视网膜出血、慢性肺出血、胃肠道出血、鼻出血、咯血、血尿、痔出血、子宫出血、脑出血等。

【用法用量】

1. 成人

（1）口服：每次2.5~5 mg，每日3次。

（2）肌内注射：卡络柳钠注射液，每次5~10 mg，每日2~3次。注射用卡络磺钠，每次20 mg，每日2次。

（3）静脉滴注：卡络磺钠每次60~80 mg，临用前加入适量灭菌注射用水或氯化钠注射液中溶解后静脉滴注。

2. 儿童

（1）口服：5岁及5岁以下者每次1.25~2.5 mg，大于5岁者同成人。

（2）肌内注射，5岁及5岁以下者每次2.5~5 mg，大于5岁者每次5~10 mg。

【不良反应】个别患者出现恶心、眩晕及注射部位红、痛，未见严重不良反应。

【禁忌证】对本品过敏者禁用。

【注意事项】

（1）用药过程中如观察到异常，应停止用药并进行适当处理。

（2）由于老年患者一般生理功能下降，使用本品时应格外注意，如考虑减量等。

（3）有癫痫及精神病患者慎用。本药可降低氟哌啶醇等抗精神病药物的效应，两者合用可使精神病病情恶化；另本药可降低抗癫痫药的疗效。

【规格】片剂：2.5 mg，5 mg。注射剂：1 mL，5 mg；2 mL，10 mg。

（甄怡君）

第二节　抗凝血药

一、肝素钠

【别名】肝素、普通肝素钠。

【药理作用】本品能干扰血凝过程的许多环节，在体内、体外都有抗凝血作用。其作用机制比较复杂，主要通过与抗凝血酶Ⅲ（AT-Ⅲ）结合，而增强后者对活化的凝血因子Ⅱ、Ⅸ、Ⅹ、Ⅺ和Ⅻ的抑制作用，其后果涉及阻止血小板凝集和破坏、妨碍凝血激活酶的形成、阻止凝血因子变为凝血酶、抑制凝血酶，从而妨碍纤维蛋白原变成纤维蛋白。

【适应证】

（1）用于防治血栓形成或栓塞性疾病（如心肌梗死、血栓性静脉炎、肺栓塞等）。

（2）各种原因引起的 DIC，如细菌脓毒血症、胎盘早期剥离、恶性肿瘤细胞溶解所致的 DIC，但对蛇咬伤所致的 DIC 无效。

（3）也用于血液透析、体外循环、导管术、微血管手术等操作中及某些血液标本或器械的抗凝处理。

【用法用量】

1. 成人

（1）皮下注射：①深部皮下注射，首次 5 000 ~ 10 000 U，以后每 8 小时 8 000 ~ 10 000 U 或每 12 小时 15 000 ~ 20 000 U。每 24 小时总量 30 000 ~ 40 000 U，一般均能达到满意的效果；②预防性治疗，高危血栓形成患者，大多用于腹部手术之后，以防止深部静脉血栓。在外科手术前 2 小时先给 5 000 U 肝素皮下注射，但麻醉方式应避免硬膜外麻醉，然后每隔 8 ~ 12 小时 5 000 U，共约 7 日。

（2）静脉给药：①静脉注射，每次 5 000 ~ 10 000 U，每 4 ~ 6 小时 1 次或每 4 小时 100 U/kg，用氯化钠注射液稀释后应用；②静脉滴注，每日 20 000 ~ 40 000 U，加至氯化钠注射液 1 000 mL 中持续滴注。滴注前可先静脉注射 5 000 U 作为初始剂量。

2. 儿童

（1）静脉注射：首次 50 U/kg，以后每 4 小时给予 50 ~ 100 U/kg。

（2）静脉滴注：首次 50 U/kg，以后每日 20 000 U/m^2，加入氯化钠注射液中缓慢滴注。

【不良反应】

（1）主要不良反应是用药过多可致自发性出血，故每次注射前应检测凝血时间。如注射后引起严重出血，可静脉注射硫酸鱼精蛋白进行急救（1 mg 硫酸鱼精蛋白约可中和 100 U 肝素）。

（2）常见寒战、发热、荨麻疹等过敏反应，少见气喘、鼻炎、流泪、头痛、恶心、呕吐、心前区紧迫感、呼吸短促甚至休克。局部皮肤可能出现瘙痒、发热感，特别是脚底部。

（3）注射局部可见局部刺激、红斑、轻微疼痛、血肿、溃疡症状。肌内注射后以上症状更严重，因此不宜肌内注射。

（4）有报道见短暂的血小板减少症，血小板减少常发生在用药初 5~9 日，故开始治疗 1 个月内应定期监测血小板计数。

（5）偶见一次性脱发和腹泻。

（6）尚可引起骨质疏松和自发性骨折。

（7）肝功能不良者长期使用有引起血栓形成倾向。

【药物相互作用】

（1）本品与下列药物合用，可增加出血危险。①香豆素及其衍生物，可导致严重的因子Ⅸ缺乏而致出血；②阿司匹林及非甾体抗炎镇痛药，包括甲芬那酸、水杨酸等，均能抑制血小板功能，并能诱发胃肠道溃疡出血；③双嘧达莫、右旋糖酐等，可能抑制血小板功能；④肾上腺皮质激素、促肾上腺皮质激素等，易诱发胃肠道溃疡出血；⑤其他尚有利尿酸、组织纤溶酶原激活物、尿激酶、链激酶等。

（2）肝素并用碳酸氢钠、乳酸钠等纠正酸中毒的药物可促进肝素的抗凝作用。

（3）肝素与透明质酸酶混合注射，既能减轻肌内注射痛，又可促进肝素吸收。但肝素可抑制透明质酸酶活性，故两者应临时配伍使用，药物混合后不宜久置。

（4）肝素可与胰岛素受体作用，从而改变胰岛素的结合和作用。已有肝素致低血糖的报道。

（5）下列药物与本品有配伍禁忌。卡那霉素、阿米卡星、柔红霉素、乳糖酸红霉素、硫酸庆大霉素、氢化可的松琥珀酸钠、多黏菌素 B、阿霉素、妥布霉素、万古霉素、头孢孟多、头孢哌酮、头孢噻吩钠、氯喹、氯丙嗪、异丙嗪、麻醉性镇痛药。

（6）甲巯咪唑、丙硫氧嘧啶与本品有协同作用。

【禁忌证】对肝素过敏、有自发出血倾向、血液凝固迟缓（如血友病、紫癜、血小板减少）、溃疡病、创伤、产后出血者及严重肝功能不全者禁用。

【注意事项】

（1）用药期间应定时检测凝血时间。

（2）有过敏性疾病及哮喘病史者慎用。

（3）妊娠后期和产后用药，有增加母体出血危险，须慎用。

（4）60 岁以上老年人，尤其是老年妇女对该药较敏感，用药期间容易出血，应减量并加强用药随访。

【规格】①注射剂：2 mL：100 U，2 mL：500 U，2 mL：1 000 U，2 mL：5 000 U，2 mL：12 500 U。②肝素钠乳膏：20 g：5 000 U。

二、肝素钙

【别名】肝素、普通肝素钙。

【药理作用】本品属抗凝血药，可影响凝血过程的许多环节。本品通过与抗凝血酶Ⅲ（AT-Ⅲ）结合形成复合物加速 AT-Ⅲ 对凝血因子的灭活作用，从而抑制凝血因子激酶的形成，并能对抗已形成的凝血因子激酶的作用。本品能阻抑血小板的黏附和聚集，阻止血小板崩解而释放血小板第 3 因子及 5-羟色胺。肝素钙的抗凝作用与其分子中带有强阴电荷的硫酸根有关，如硫酸基团被水解或被带强阳电荷的鱼精蛋白中和后，迅即失去抗凝活性。

近年来的研究发现，肝素钙还有调血脂、抗炎、抗补体、抗过敏、免疫调节等多种非抗凝方面的药理作用。

【适应证】用于预防和治疗血栓栓塞性疾病以及血栓形成。本品具有较明显的抗醛固酮活性，故也适于人工肾、人工肝和体外循环使用。

【用法用量】

1. 成人

（1）深部皮下注射：①一般用量，首次 5 000 ~ 10 000 U，以后每 8 小时 5 000 ~ 10 000 U 或每 12 小时 10 000 ~ 20 000 U 或根据凝血试验监测结果调整；②血栓栓塞意外，首剂 83 U/kg，5 ~ 7 小时后以活化部分凝血活酶时间（APTT）检测评估是否合适，12 小时 1 次，每次注射后 5 ~ 7 小时进行新的检查，连续 3 ~ 4 日；③内科预防，首剂 42 U/kg，5 ~ 7 小时后根据 APTT 调整合适剂量，以后每次 1 666 U，每日 2 ~ 3 次或每次 2 500 U，每日 2 次；④外科预防，术前 1 666 U，术后每 12 小时 1 666 U，至少持续 10 日。

（2）静脉给药：①静脉注射，首次 5 000 ~ 10 000 U，以后按体重每 4 小时 50 ~ 100 U/kg 或根据凝血试验监测结果确定，用前先以氯化钠注射液 50 ~ 100 mL 稀释；②静脉滴注，每日 20 000 ~ 40 000 U，加至氯化钠注射液 1 000 mL 中 24 小时持续点滴，之前常先以 5 000 U 静脉注射作为初始剂量。

2. 儿童

（1）静脉注射：首次 50 U/kg，之后每 4 小时 50 ~ 100 U/kg 或根据凝血试验监测结果调整。

（2）静脉滴注：首次 50 U/kg，之后 50 ~ 100 U/kg，每 4 小时 1 次或按体表面积 10 000 ~ 20 000 U/m^2，24 小时持续点滴，也可根据 APTT 或白陶土部分凝血活酶时间（KPTT）试验结果确定。

对于心血管外科手术，其首次剂量及持续 60 分钟以内的手术用量同成人常用量。对于 DIC，每 4 小时 25 ~ 50 U/kg 持续静脉点滴。若 4 ~ 8 小时后病情无好转即应停用。

【不良反应】基本同肝素钠，但皮下注射局部疼痛刺激较前者为轻。

【禁忌证】对本品过敏者禁用。

【注意事项】参见肝素钠的注意事项。

【规格】注射剂：0.3 mL：2 500 U，1 mL：5 000 U，1 mL：7 500 U，1 mL：10 000 U。

三、低分子量肝素钠

【别名】低分子肝素钠。

【药理作用】低分子量肝素钠具有抗凝血酶Ⅲ（AT-Ⅲ）依赖性抗Ⅹa因子活性。药效学研究表明，低分子量肝素钠对体内、体外血栓，动脉、静脉血栓的形成有抑制作用，本品能刺激内皮细胞释放组织因子凝血途径抑制物和纤溶酶原活化物，分子量大于 6 000 D 制剂影响凝血功能，APTT 略延长。本品不作为溶栓药，但对溶栓药有间接协同作用。产生抗栓作用时，出血可能性小。

【适应证】本品主要用于血液透析时预防血凝块形成，也可用于预防深部静脉血栓形成，也用于易栓症或已有静脉血栓栓塞症的妊娠妇女。

【用法用量】

1. 治疗急性深静脉血栓

①每日 1 次用法：每次 200 IU/kg，皮下注射，每日 1 次，每日总量不可超过 18 000 IU；

②每日 2 次用法：每次 100 IU/kg，皮下注射，每日 2 次，该剂量用于出血危险较高的患者，治疗至少需要 5 日。

2. 血液透析期间预防血凝块形成

血液透析不超过 4 小时，每次透析开始时，从血管通道动脉端注入本品 5 000 IU，透析中不再增加剂量或遵医嘱。血液透析超过 4 小时，每小时需追加上述剂量的 1/4 或根据血液透析最初观察到的效果进行调整。

【不良反应】参见肝素钠。

【药物相互作用】参见肝素钠。

【禁忌证】

（1）严重出凝血疾病、组织器官损伤出血、细菌性心内膜炎、急性消化道出血和脑血管出血患者禁用。

（2）对本品过敏者禁用。

【注意事项】参见肝素钠。

【规格】注射剂：0.2 mL：2 500 IU，0.2 mL：5 000 IU，0.5 mL：2 500 IU，0.5 mL：5 000 IU，1 mL：5 000 IU。

四、低分子量肝素钙

【别名】低分子肝素钙。

【药理作用】本品是一种新型的抗凝血酶Ⅲ（AT-Ⅲ）依赖性抗血栓形成药，其药理作用与普通肝素钠基本相似。普通肝素可分离抗血栓活性和抗血凝活性，血浆中凝血酶（即因子Ⅱa）活性与血凝关系密切，因子Ⅹa 活性与血栓形成关系较密切。由于本品抗因子Ⅹa 活性与抗因子Ⅱa 活性之比值为 2.5～5，而普通肝素为 1 左右，因此，本品对体内、体外血栓，动脉、静脉血栓的形成有抑制作用。本品能刺激内皮细胞释放组织因子凝血途径抑制物和纤溶酶原活化物，对血小板功能也无明显影响。本品对血栓溶解有间接协同作用，可用于治疗已形成的深部静脉血栓。

【适应证】本品主要用于预防和治疗深部静脉血栓形成，也可用于血液透析时预防血凝块形成。

【用法用量】腹壁皮下注射。

1. 血液透析时预防血凝块形成

应根据患者情况和血液透析技术条件选用最佳剂量，每次血液透析开始时应从血管通道动脉端注入本品单一剂量。对没有出血危险的患者，可根据其体重使用下列起始剂量：体重小于 50 kg、50～69 kg、大于或等于 70 kg 者分别给予 0.3 mL、0.4 mL、0.6 mL。对于有出血倾向的患者应适当减小上述推荐剂量。若血液透析时间超过 4 小时，应根据最初血液透析观察到的效果进行调整，再给予小剂量本品。

2. 预防血栓形成

（1）普通手术：每日 0.3 mL，皮下注射通常至少持续 7 日。首剂在术前 2～4 小时给予（但采用硬膜下麻醉方式者术前 2～4 小时慎用）。

（2）骨科手术（常规麻醉）：术前 12 小时、术后 12 小时及 24 小时各皮下注射给药 40 IU/kg。术后第 2、第 3 日每日给药 40 IU/kg，术后第 4 日起每日给药 60 IU/kg，至少持续 10 日。

（3）治疗用药：对深部静脉血栓治疗量应根据患者体重及血栓或出血的高危情况确定，一般每日用量为 184 ~ 200 IU/kg，分 2 次给予（即 92 ~ 100 IU/kg，每日 2 次），每 12 小时给药 1 次，持续 10 日。

【不良反应】参见肝素钠。

【药物相互作用】参见肝素钠。

【禁忌证】参见肝素钠。

【注意事项】参见肝素钠。

【规格】注射剂：0.2 mL（无刻度）：2 050 IU；0.3 mL（无刻度）：3 075 IU；0.4 mL（无刻度）：4 100 IU；0.6 mL（有刻度）：6 150 IU；0.8 mL（有刻度）：8 200 IU；1 mL（有刻度）：5 000 IU；1 mL（有刻度）：10 250 IU。注射用低分子肝素钙：2 500 IU；5 000 IU。

五、阿加曲班

【药理作用】本品是一种凝血酶抑制剂，可逆地与凝血酶活性位点结合，通过抑制凝血酶催化或诱导反应发挥其抗凝血作用。其抗血栓作用不需要辅助因子抗凝血酶Ⅲ。本药对凝血酶具有高度选择性，对游离的及与血凝块相连的凝血酶均具有抑制作用，治疗浓度时对相关的丝氨酸蛋白酶几乎没有影响。本药与肝素诱导的抗体间没有相互作用，无抗纤维蛋白溶解活性。

【适应证】适用于对慢性动脉闭塞症（血栓闭塞性脉管炎、闭塞性动脉硬化症）患者的四肢溃疡、静息痛及冷感等的改善。

【用法用量】每次 10 mg，每日 2 次，每次用输液稀释后，进行 2 ~ 3 小时的静脉滴注。可依年龄、症状酌情增减药量。因用药疗程超过 4 周的经验不足，故本品的用药疗程在 4 周以内。

【不良反应】

1. 严重不良反应

出血性脑梗死（用于脑血栓急性期患者时，有时会出现出血性脑梗死的症状，因此，应密切观察。一旦发现异常情况，应停止用药，并采取适当措施）、脑出血、消化道出血、过敏性休克。

2. 其他不良反应

（1）血液反应：凝血时间延长、出血、血尿、贫血（红细胞、血红蛋白、血细胞比容减少）、白细胞增多、白细胞减少、血小板减少。

（2）过敏反应：皮疹（红斑性皮疹等）、瘙痒、荨麻疹。

（3）血管反应：血管痛、血管炎。

（4）肝脏反应：肝功能障碍（AST、ALT、ALP、LDH、TB、GGT 升高）。

（5）肾脏反应：尿素氮及肌酐升高、食欲不振、腹痛。

（6）消化系统反应：呕吐、腹泻。

（7）其他反应：头痛、四肢疼痛、四肢麻木、运动性眩晕、心律不齐、心悸、热感、潮红、恶寒、发烧、出汗、胸痛、过度换气综合征、呼吸困难、血压升高、血压降低、水肿、肿胀、疲倦感、血清总蛋白减少。

【药物相互作用】

（1）本药与抗凝血药（肝素、华法林等）合用可导致凝血时间延长，从而加剧出血倾向。

（2）与具有抑制血小板聚集作用的药物（阿司匹林、奥扎格雷钠、盐酸噻氯匹定、双嘧啶氨醇等）合用，出血危险增加，合用应减少剂量。

（3）与血栓溶解药（尿激酶等）合用应减少剂量。

（4）与有降低血纤维蛋白原作用的酶制剂（巴曲酶等）合用应减少剂量。

【禁忌证】

（1）颅内出血，出血性脑梗死，血小板减少性紫癜，由于血管功能障碍导致的出血现象，血友病及其他凝血功能障碍，月经期间，手术时，消化道出血，尿道出血，咯血，流产、早产及分娩后伴有生殖器出血的孕产妇等禁用。

（2）脑梗死或有可能患脑梗死的患者禁用。

（3）伴有高度意识障碍的患者禁用。

（4）对本药品成分过敏的患者禁用。

【注意事项】

（1）下列患者慎用：①有出血可能性的患者，包括消化道溃疡、内脏肿瘤、消化道憩室炎、大肠炎、亚急性感染性心内膜炎、有脑出血既往病史的患者、血小板减少患者、重症高血压病和严重糖尿病患者等；②正在使用抗凝血药、具有抑制血小板聚集作用的药物、血栓溶解剂或有降低血纤维蛋白原作用的酶制剂的患者；③患有严重肝功能障碍的患者。

（2）使用时应严格进行凝血功能检查。

（3）孕妇及哺乳期妇女用药：尚未明确怀孕期间用药的安全性，故对孕妇或有可能怀孕的妇女最好不用此药；动物实验（大鼠）报告表明，乳汁中有药物成分分布，因此在使用本品时应避免哺乳；FDA 对本药的妊娠安全性分级为 B 级。

（4）小儿患者用药安全性尚未确立。

（5）通常老年人的生理功能下降，需减量用药。

【规格】注射剂：2.5 mL：250 mg；20 mL：10 mg。

六、双香豆乙酯

【别名】双香豆素乙酯、香豆乙酯、新双香豆素。

【药理作用】本品为间接作用的抗凝剂，抑制维生素 K 在肝脏细胞内合成凝血因子 II、VII、IX、X。此外，本品尚能诱导肝脏产生维生素 K 依赖性凝血因子前体物质，并释放入血，其抗原性与有关凝血因子相同，但无凝血功能，相反有抗凝血作用，并能降低凝血酶诱导的血小板聚集反应。因此在本品作用下，凝血因子 II、VII、IX、X 减少，而"假凝血因子"即"维生素 K 拮抗剂诱导蛋白质"增多，达到抗凝效应。

【适应证】能阻碍已形成血栓的扩展，但无溶栓作用。适用于预防和治疗血栓栓塞性疾病。仅口服有效，奏效慢而持久，对需长期维持抗凝者才选用本品。

【用法用量】口服。开始每日 600~900 mg，分 2~3 次给药。维持量根据凝血因子时间调整，一般每日 300~600 mg，分 2~3 次给药。小儿常用量应按个体所需。

【不良反应】

（1）口服本品过量易引起出血。早期过量可表现为牙龈出血、伤口过量渗血、皮肤坏死或紫癜、鼻衄、月经过多等。内出血可表现为无症状的血尿或便血、麻痹性肠梗阻、咯血、呕血等。

（2）可引起胃肠道反应，如恶心、呕吐、食欲不振、腹胀、腹泻等。

（3）其他不良反应有头昏、严重持续性头痛、腹痛、背痛等。

【药物相互作用】

1. 与本品合用能增强抗凝作用的药物

（1）与血浆蛋白的亲和力比本品强的药物合用时的竞争结果使血浆中游离的双香豆乙酯增多，如阿司匹林、保泰松、羟基保泰松、甲芬那酸、水合氯醛、氯贝丁酯、磺胺类药、丙磺舒等。

（2）抑制肝微粒体酶的药物，使本品代谢降低而增效，如氯霉素、别嘌醇、单胺氧化酶抑制药、甲硝唑、西咪替丁等。

（3）减少维生素K的吸收和影响凝血因子合成的药物，如各种广谱抗生素、长期使用液状石蜡或考来烯胺等。

（4）能促使本品与受体结合的药物，如奎尼丁、甲状腺素、同化激素、苯乙双胍等。

（5）干扰血小板功能的药物，合用促使抗凝作用更明显，如大剂量阿司匹林、水杨酸类、前列腺素合成酶抑制药、氯丙嗪、苯海拉明等。

（6）丙硫氧嘧啶、二氮嗪、丙吡胺、口服降糖药、磺吡酮（抗痛风药）等，机制尚不明确。

（7）肾上腺皮质激素和苯妥英钠既可增加，也可减弱抗凝的作用，有导致胃肠道出血的危险，一般不合用。

（8）不能与链激酶、尿激酶合用，否则易导致重危出血。

2. 与本品合用能减弱抗凝作用的药物

（1）抑制口服抗凝药的吸收，包括制酸药、轻泻药、灰黄霉素、利福平、格鲁米特、甲丙氨酯等。

（2）维生素K、口服避孕药和雌激素等，竞争有关酶蛋白，促进凝血因子Ⅱ、Ⅶ、Ⅸ、Ⅹ的合成。

【禁忌证】

（1）有出血倾向，血友病，血小板减少性紫癜，严重肝肾疾病，活动性消化性溃疡，脑、脊髓及眼科手术患者禁用。

（2）孕妇及哺乳妇女应禁用。

（3）术后3日内禁用。

【注意事项】

（1）下列情况应慎用：酒精中毒、恶液质、结缔组织疾病、充血性心力衰竭、发热、病毒性肝炎、肝功能失代偿或肝硬化、高脂血症、甲状腺功能低下、重度营养不良、维生素C或维生素K缺乏症、胰腺疾病、口炎性腹泻、近期放射治疗后、严重糖尿病、高血压、各种血液病、活动性消化性溃疡、溃疡性结肠炎、感染性心内膜炎、肾功能不全等。

（2）老年人应适当减少用量。

【规格】片剂：50 mg。

七、华法林

【别名】苄丙酮香豆素、华法令、酮苄香豆素。

【药理作用】本品作用机制为竞争性对抗维生素 K 的作用，抑制肝细胞中凝血因子的合成，还具有降低凝血酶诱导的血小板聚集反应的作用，因而具有抗凝和抗血小板聚集功能。

【适应证】适用于需长期持续抗凝的患者。

【用法用量】口服，成人常用量，第 1 ~ 3 日，每日 3 ~ 4 mg（年老体弱及糖尿病患者半量即可），3 日后可给维持量每日 2.5 ~ 5 mg［可参考凝血时间调整剂量使国际标准化比值（INR）达 2 ~ 3］。

【不良反应】

（1）过量易致各种出血。早期表现有淤斑、紫癜、牙龈出血、鼻衄、伤口出血经久不愈、月经量过多等。出血可发生在任何部位，特别是泌尿道和消化道。肠壁血肿可致亚急性肠梗阻，也可见硬膜下颅内血肿和穿刺部位血肿。

（2）偶见不良反应有恶心、呕吐、腹泻、瘙痒性皮疹、过敏反应及皮肤坏死。

（3）大量口服甚至出现双侧乳房坏死、微血管病或溶血性贫血以及大范围皮肤坏疽。一次量过大的尤其危险。

（4）出现丙氨酸氨基转移酶、门冬氨酸氨基转移酶、碱性磷酸酶、胆红素升高等。

【药物相互作用】

（1）增强本品抗凝作用的药物有阿司匹林、水杨酸钠、胰高血糖素、奎尼丁、吲哚美辛、保泰松、奎宁、利尿酸、甲磺丁脲、甲硝唑、别嘌呤醇、红霉素、氯霉素、某些氨基糖苷类抗生素、头孢菌素类、苯碘达隆、西咪替丁、氯贝丁酯、右旋甲状腺素、对乙酰氨基酚等。

（2）降低本品抗凝作用的药物有苯妥英钠、巴比妥类、口服避孕药、雌激素、考来烯胺、利福平、维生素 K 类、氯噻酮、螺内酯、扑痫酮、皮质激素等。

（3）不能与本品合用的药物有盐酸肾上腺素、阿米卡星、维生素 B_{12}、间羟胺、缩宫素、盐酸氯丙嗪、盐酸万古霉素等。

（4）本品与水合氯醛合用，其药效和毒性均增强，应减量慎用。维生素 K 的吸收障碍或合成下降也影响本品的抗凝作用。

【禁忌证】

（1）严重肝肾功能损害、严重高血压、凝血功能障碍伴有出血倾向、活动性溃疡、外伤、先兆流产、近期手术者禁用。

（2）妊娠期禁用。

【注意事项】

（1）严格掌握适应证，在无凝血因子检测的条件时，切不可滥用本品。

（2）个体差异较大，治疗期间应严密观察病情，并依据 INR 调整用量。治疗期间还应严密观察口腔黏膜、鼻腔、皮下出血及大便隐血、血尿等，用药期间应避免不必要的手术操作，择期手术者应停药 7 日，急诊手术者需纠正 INR ≤ 1.6，避免过度劳累和易致损伤的活动。

（3）若发生轻度出血或凝血因子时间已显著延长至正常的 2.5 倍以上，应即减量或停药。严重出血可静脉注射维生素 K_1 10～20 mg，用以控制出血，必要时可输全血、血浆或凝血因子复合物。

（4）由于本品系间接作用抗凝药，半衰期长，给药 5～7 日后疗效才可稳定，因此，维持量足够与否务必观察 5～7 日后方能定论。

（5）孕妇及哺乳期妇女用药：本品易通过胎盘屏障并致畸胎。妊娠期使用本品可致"胎儿华法林综合征"，发生率可达 5%～30%。表现为骨骺分离、鼻发育不全、视神经萎缩、智力低下及心、肝、脾、胃肠道、头部等畸形。妊娠后期应用可致出血和死胎，故妊娠早期、后期禁用本品。遗传性易栓症孕妇应用本品治疗时可给予小剂量肝素并接受严密的实验室检查监控。少量华法林可由乳汁分泌，乳汁及婴儿血浆中药物浓度极低，对婴儿影响较小。FDA 对本药的妊娠安全性分级为 X 级。

（6）儿童用药：应按个体所需调整剂量。

（7）老年人用药：老年人应慎用，且用量应适当减少并个体化。

【规格】片剂：2.5 mg，3 mg，5 mg。

八、蚓激酶

【药理作用】蚓激酶是一种蛋白水解酶，可降低凝血因子 I 含量，缩短优球蛋白溶解时间，降低全血黏度，增加组织型纤溶酶原激活物活性，降低纤维蛋白溶血酶原激活物抑制活性，增加纤维蛋白降解产物等。

【适应证】本品适用于缺血性脑血管病中纤维蛋白原增高及血小板凝集率增高的患者。

【用法用量】

（1）口服给药：每次 2 粒（胶囊 8 000 U 或肠溶片 60 万 U），每日 3 次，3～4 周为 1 个疗程。可连服 2～3 个疗程，也可连续服用至症状好转。

（2）静脉滴注：每次 2 500～5 000 U，每日 1 次。

【不良反应】极少数患者出现轻度头痛、头晕、皮疹、便秘、恶心、呕吐等，不需特殊处理。

【药物相互作用】尚不明确。

【注意事项】

（1）本品必须饭前服用。

（2）有出血倾向者慎用。

（3）孕妇及哺乳期妇女用药情况尚不明确，慎用。

（4）尚无本药用于儿童的安全性资料，故儿童慎用。

（5）本药耐受性较好，老年患者可按常规剂量给药。

【规格】①片剂：30 万 U。②胶囊剂：4 000 U。③注射剂：5 000 U。

九、利伐沙班

【药理作用】利伐沙班高度选择性和可竞争性抑制游离和结合的 Xa 因子以及凝血因子活性，以剂量依赖方式延长活化部分凝血活酶时间（PT）和凝血因子时间（aPTT）。利伐沙班与肝素的本质区别在于它不需要抗凝血酶Ⅲ参与，可直接拮抗游离和结合的 Xa 因子。

【适应证】适用于择期髋关节或膝关节置换手术成年患者，以预防静脉血栓形成。

【用法用量】

（1）推荐剂量为口服利伐沙班 10 mg，每日 1 次。如伤口已止血，首次用药时间应于手术后 6~10 小时进行。治疗疗程长短依据每个患者发生静脉血栓栓塞事件的风险而定，即由患者所接受的骨科手术类型而定。

（2）对于接受髋关节大手术的患者，推荐 1 个治疗疗程为服药 5 周。对于接受膝关节大手术的患者，推荐 1 个治疗疗程为服药 2 周。如果发生漏服 1 次用药，患者应立即服用利伐沙班，并于次日继续每日服药 1 次。患者可以在进餐时服用利伐沙班，也可以单独服用。

【不良反应】接受治疗的患者中，约 14% 发生了不良反应。分别有大约 3.3% 和 1% 的患者发生了出血和贫血。其他常见不良反应包括恶心、谷酰转肽酶升高和转氨酶升高。

【药物相互作用】

（1）CYP3A4 和 P 糖蛋白（P-gp）抑制剂：不建议将利伐沙班与吡咯类抗真菌剂（例如酮康唑、伊曲康唑、伏立康唑和泊沙康唑）或 HIV 蛋白酶抑制剂全身用药时合用，因为这些活性物质是 CYP3A4 和 P-gp 的强效抑制剂。预计氟康唑对于利伐沙班血药浓度的影响较小，可以谨慎地合并用药。

（2）抗凝血药：依诺肝素（40 mg，单次给药）和利伐沙班（10 mg，单次给药）合用，在抗因子 Xa 活性上有相加作用，而对凝血试验无任何相加作用。依诺肝素不影响利伐沙班的药代动力学。如果患者同时接受任何其他抗凝血药治疗，由于出血风险升高，应该特别谨慎。

（3）非甾体抗炎药/血小板聚集抑制剂。将利伐沙班和 500 mg 萘普生合用，未观察到出血时间有临床意义的延长。尽管如此，某些个体可能产生更加明显的药效学作用。将利伐沙班与 500 mg 乙酰水杨酸合用，并未观察到有临床显著性的药代动力学或药效学相互作用。

（4）CYP3A4 诱导剂：利伐沙班与强效 CYP3A4 诱导剂利福平合用，使利伐沙班的平均 AUC 下降约 50%，同时药效也平行降低。将利伐沙班与其他强效 CYP3A4 诱导剂（如苯妥英、卡马西平、苯巴比妥或圣约翰草）合用，也可能使利伐沙班血药浓度降低。因此合用强效 CYP3A4 诱导剂时，应谨慎。

（5）其他合并用药：将利伐沙班与咪达唑仑（CYP3A4 底物）、地高辛（P-gp 底物）或阿托伐他汀（CYP3A4 和 P-gp 底物）合用时，未观察到有临床显著性的药代动力学或药效学相互作用。利伐沙班对于任何主要 CYP 亚型（如 CYP3A4）既无抑制作用也无诱导作用。

【禁忌证】

（1）对利伐沙班或片剂中任何辅料过敏的患者。

（2）有明显活动性出血的患者。

（3）具有凝血功能异常和临床相关出血风险的肝病患者。

（4）孕妇及哺乳期妇女禁用。

【注意事项】

（1）出血风险：与其他抗血栓药一样，伴有以下出血风险的患者应慎用利伐沙班。先天性或后天性出血障碍、没有控制的严重高血压、活动期胃肠溃疡性疾病、血管源性视网膜病、近期的颅内或脑内出血、脊柱内或脑内血管异常、近期接受脑、脊柱或眼科手术。

（2）肾损害：在重度肾损害（肌酐清除率＜30 mL/min）患者中，利伐沙班的血药浓度可能显著升高，进而导致出血风险升高。不建议将利伐沙班用于肌酐清除率＜15 mL/min 的患者。肌酐清除率为 15～29 mL/min 的患者应慎用利伐沙班。当合并使用可以升高利伐沙班血药浓度的其他药物时，中度肾损害（肌酐清除率 30～49 mL/min）患者也应该慎用利伐沙班。

（3）肝损害：在中度肝损害（Child Pugh B 类）的肝硬化患者中，利伐沙班血药浓度可能显著升高，进而导致出血风险升高。利伐沙班禁用于伴有凝血异常和临床相关出血风险的肝病患者。

（4）硬膜外麻醉或脊柱穿刺：在采用硬膜外麻醉或脊柱外穿刺时，接受抗血栓药预防血栓形成并发症的患者有发生硬膜外或脊柱血肿的风险，这可能导致长期或永久性瘫痪。

【规格】片剂：10 mg。

十、多磺酸黏多糖

【药理作用】多磺酸黏多糖通过作用于血液凝固和纤维蛋白溶解系统而具有抗血栓形成作用。另外，它通过抑制各种参与分解代谢的酶以及影响前列腺素和补体系统而具有抗炎作用。多磺酸黏多糖还能通过促进间叶细胞的合成以及恢复细胞间物质保持水分的能力从而促进结缔组织的再生。因此，本药能防止浅表血栓的形成，促进它们的吸收，阻止局部炎症的发展和加速血肿的吸收。

【适应证】适用于浅表性静脉炎，静脉曲张性静脉炎，静脉曲张外科和硬化术后的辅助治疗，血肿、挫伤、肿胀和水肿，血栓性静脉炎，由静脉输液和注射引起的渗出，抑制瘢痕的形成和软化瘢痕。

【用法用量】

（1）每日 1～2 次，敷摩入皮。如有需要可适当增加剂量。

（2）用于声波和电离子渗透疗法。在应用于电离子渗透疗法时将乳膏涂于阴极。

【不良反应】偶见局部皮肤反应及接触性皮炎。

【药物相互作用】不应与其他乳膏、软膏或局部喷雾剂同时应用于同一部位。

【禁忌证】

（1）对乳膏任何成分或肝素高度过敏者禁用。

（2）开放性伤口和破损的皮肤禁用。

【注意事项】

（1）不能直接涂抹于破损的皮肤和开放性伤口，避免接触眼睛或黏膜。

（2）由于本品含有对羟基苯甲酸，除非在医学监控下，不推荐在妊娠期或哺乳期应用。尚无多磺酸黏多糖局部应用于妊娠期或哺乳期妇女后，对胎儿或婴儿造成危害的报道。

（3）尚未对儿童使用本品进行明确的研究。

（4）老年患者用药没有特殊注意事项。

（5）贮藏于 30 ℃以下，但不能冷冻。

【规格】乳膏：14 g。

（甄怡君）

第六章

神经系统疾病的药物治疗

神经系统常见疾病包括脑血管病（脑缺血、脑出血）、癫痫及神经退行性疾病（帕金森病、阿尔茨海默病）等。脑血管病是脑血管病变导致脑功能障碍的一类疾病的总称，包括血管腔狭窄或闭塞、血管破裂、血管畸形、血管壁损伤或通透性发生改变引发的局限性或弥漫性的脑功能障碍。脑卒中是脑血管病的主要临床类型，包括缺血性脑卒中和出血性脑卒中，以突然、迅速出现局限性或弥漫性的脑功能障碍为主要特征。癫痫是由于大脑神经元突发性异常放电，导致短暂的大脑功能障碍的一种慢性疾病。神经退行性疾病是由神经元或其髓鞘丧失所致，随着时间的推移而恶化，导致运动、记忆或认知等功能障碍。近年来，随着医疗模式的转变，神经系统疾病的药物治疗也越来越规范化、科学化、个体化，药物的治疗效果也有了很大的提高。

第一节 缺血性脑血管病

缺血性脑血管病是由于脑动脉硬化等原因，使脑动脉管腔狭窄甚至完全阻塞，血流减少，脑部血液循环障碍，脑组织受损而发生的一系列症状。主要分类包括短暂性脑缺血发作（TIA）和脑梗死等，后者又称为急性缺血性脑卒中，是最常见的卒中类型，占我国脑卒中的 69.6% ~ 70.8%。脑梗死可分为大动脉粥样硬化性脑梗死和脑栓塞等。

一、病因和发病机制

（一）短暂性脑缺血发作的病因及发病机制

短暂性脑缺血发作是由于局部脑、脊髓或视网膜缺血引起的短暂性神经功能损伤。TIA是一种多病因的综合征，与动脉粥样硬化、动脉狭窄、心脏病、血液成分改变及血流动力学的变化等多种病因有关。发病机制主要有以下两个方面。

1. 微栓子栓塞

动脉粥样硬化斑块或附壁血栓脱落、心源性栓子以及胆固醇结晶等阻塞脑内小血管，导致其供血区域脑组织缺血。当栓子破碎或发生自溶后，血流恢复，症状随即缓解。微栓子栓塞引起 TIA 的发生频率较低，但持续时间较长。

2. 血流动力学改变

动脉硬化或动脉炎等原因引起的颈内动脉系统或椎—基底动脉系统的动脉严重狭窄，同时伴有血压急剧波动或下降时，可导致靠侧支循环维持血供的脑区发生一过性缺血。血流动力学改变引起 TIA 的发生频率较高，但持续时间较短。

（二）脑梗死的病因及发病机制

动脉粥样硬化是大动脉粥样硬化性脑梗死的主要病因，脑动脉粥样硬化斑块主要发生在管径 500 μm 以上的动脉血管。其中不稳定斑块破裂导致血管胶原暴露，血小板黏附于胶原表面，随着内源性和外源性凝血途径的启动，最终形成不可逆的血小板血栓。血栓性阻塞导致大动脉急性闭塞或严重狭窄，临床表现为大面积的脑梗死。

脑栓塞是指来自身体各部的栓子，通过颈动脉或椎动脉，阻塞脑血管，使其供血区缺血、坏死，发生脑功能障碍，又称栓塞性脑梗死。脑栓塞在临床上主要见于心源性脑栓塞，心源性栓子通常来源于心房、心室壁血栓以及心脏瓣膜赘生物。各种不能溶解于血液中的固体、液体或气体，如血凝块、脂肪滴、空气泡等均可形成栓子，但较少见。

二、临床表现

（一）短暂性脑缺血发作

本病好发于中老年人，男性多于女性。发作突然，症状在 1 分钟内达高峰，少数于数分钟内进行性发展，一般持续时间不超过 15 分钟，个别可达 2 小时。发作停止后，神经症状完全消失，但常有反复发作的趋势。临床上将短暂性脑缺血发作分为两类。

1. 颈内动脉系统短暂性脑缺血发作

最常见的症状为对侧上肢或下肢无力，也可只限于一只手无力，很少累及面部。感觉障碍多为部分肢体麻木，感觉很少完全丧失。可产生感觉性或运动性失语。单侧视力丧失为其特有症状，发作时，在眼底可见动脉栓子。

2. 椎—基底动脉系统短暂性脑缺血发作

最常见的症状为眩晕，伴视野缺损和复视，很少有耳鸣。可出现言语不清、单侧共济失调、双眼视物模糊、声音嘶哑、呃逆、呕吐。一侧脑神经麻痹伴对侧肢体瘫痪或感觉障碍为典型表现。跌倒发作为特有表现，患者突然跌倒在地，而无可觉察的意识障碍，虽有很短暂的四肢无力，但患者可以立即自行站起。

（二）脑血栓形成

本病多发生于中老年人，多伴有高血压、动脉粥样硬化病史。起病突然，但症状体征进展较缓慢，常需数小时，甚至1~2日达高峰。不少患者在睡眠中发病，清晨醒来时发现偏瘫或单瘫，以及失语等。部分患者发病前有短暂性脑缺血发作病史。多数患者意识清醒，如果起病时即意识不清，要考虑椎—基底动脉系统脑梗死可能。大脑半球较大区域梗死，缺血、水肿影响间脑和脑干功能，可于起病后不久出现意识障碍。

（三）脑栓塞

脑栓塞的起病年龄不一，因多数与心脏病有关，所以发病年龄以中老年居多。起病前多无征兆，起病急骤，数秒或数分钟内症状发展到高峰，在所有脑血管病中起病最急。个别患者可在数日内呈阶梯式进行性恶化，是由反复栓塞所致。半数患者起病时有意识丧失，但意识丧失的时间远比脑出血短。常有突发的面瘫、上肢瘫、偏瘫、失语、偏盲、局限性癫痫发作或偏身感觉障碍等局部脑病症状。多数抽搐为局限性，如为全身性大发作，提示栓塞范围广泛，病情较重。

三、治疗原则

（一）一般治疗原则

急性缺血性脑血管病分为超早期（发病 1～6 小时以内）、急性期（发病 48 小时内）、恢复期 3 个阶段。应重视超早期和急性期的处理，对有指征的患者，应力争尽早实施再灌注治疗；注意整体综合治疗，加强监护和护理，预防和治疗并发症，加强对致病危险因素的治疗，预防复发。恢复期应积极开展康复治疗，促进功能恢复。具体治疗原则如下。

1. 呼吸与吸氧

必要时吸氧，以维持氧饱和度 >94%。对于危重患者或有气道受累者，需要气道支持或辅助通气。

2. 心脏监测与心脏病变处理

脑梗死 24 小时内进行常规心电图检查。根据病情，进行持续心电监护 24 小时或以上，以便早期发现阵发性心房纤颤或严重心律失常等心脏病变；避免或慎用增加心脏负担的药物。

3. 体温控制

积极控制高热和抽搐。如存在感染，应给予抗感染治疗。

4. 血压控制

对收缩压 ≥200 mmHg 或舒张压 ≥110 mmHg，未接受静脉溶栓及血管内治疗，未做紧急降压处理的严重并发症的患者，可在发病后 24 小时内将血压降低 15%。对准备接受静脉溶栓或计划进行动脉内治疗的患者，手术前应控制血压水平 ≤180/110 mmHg。血管开通后对于高血压患者应控制血压低于基础血压 20～30 mmHg，但不应低于 90/60 mmHg。卒中后低血压很少见，原因有血容量减少以及心输出量减少等。应积极查明原因，给予相应处理。

5. 血糖控制

血糖超过 11.1 mmol/L 时可给予胰岛素治疗。应加强血糖监测，可将高血糖患者血糖控制在 7.8～10 mmol/L。血糖低于 2.8 mmol/L 时，可给予 10%～20% 葡萄糖注射液口服或注射治疗。

6. 维持营养和水电解质平衡

确保每日摄入足量的水和营养物质，并定期检查电解质。

（二）药物治疗原则

早期进行溶栓治疗，恢复血氧供应；改善脑循环，降低脑组织代谢，减轻脑水肿；全身治疗要纠正高血糖，降低血液黏度，维持水电解质平衡；预防脑栓塞再发，稳定病情，阻止脑梗死进一步加重，尽可能恢复神经功能，预防并发症的发生。

四、药物治疗

（一）治疗药物分类

缺血性脑血管病治疗药物分类见表 6-1。

表 6-1　缺血性脑血管病治疗药物分类

药物分类	代表药物	作用机制
溶栓药	组织型纤溶酶原激活物（t-PA）	通过其赖氨酸残基与纤维蛋白结合，激活与纤维蛋白结合的纤溶酶原，使其转变为纤溶酶，使纤维蛋白血块溶解
	尿激酶	直接使纤维蛋白溶酶原转变为纤维蛋白溶酶
抗凝药	肝素钠	含有大量负电荷，能与抗凝血酶Ⅲ（ATⅢ）分子上带正电的赖氨酸结合，激活 ATⅢ，ATⅢ使凝血因子失活，发挥抗凝血作用。可延长凝血时间、凝血酶原时间和凝血酶时间
降纤药	巴曲酶	分解纤维蛋白原，促使血中 t-PA 释放，降低血液黏度，抑制红细胞凝集，增强红细胞的变形能力，改善微循环
脱水药	甘露醇	使组织间液水分向血浆转移，引起脑组织脱水
血容量扩充药	右旋糖酐 40	增加血容量，稀释血液，降低血液黏度，抑制血小板聚集，增加脑血流量，改善脑微循环
抗血小板药	阿司匹林	抑制环氧合酶（COX），从而减少 PGG_2、PGH_2 及 TXA_2 的生成，抑制血小板的聚集和释放反应
	氯吡格雷替格瑞洛	选择性抑制腺苷二磷酸（ADP）与血小板受体的结合，抑制 ADP 介导的糖蛋白 GPⅡb/Ⅲa 复合物的活化，抑制血小板聚集；也可抑制非 ADP 引起的血小板聚集
钙通道阻滞剂	尼莫地平	易于通过血脑屏障，选择性地扩张脑血管，改善脑血循环，保护脑功能
抗氧化剂	维生素 E、维生素 C、银杏叶制剂	清除自由基
其他	神经节苷脂	通过血脑屏障，拮抗兴奋性氨基酸受体，增强内源性神经营养因子的作用，对急性缺血性脑损害有保护作用

（二）治疗药物的选用

1. 超早期（发病 1～6 小时以内）

多数脑缺血是由血栓堵塞动脉所致，理想的治疗方法是早期使堵塞的脑血管再通，在缺血组织出现坏死之前，尽早清除栓子，使缺血区的供血重建，减轻神经组织的损害。因此，超早期使用溶栓制剂，可使脑组织尽早恢复血流供应，最大程度保护脑功能。

常用药物有重组组织型纤溶酶原激活物（rt-PA，阿替普酶），必须在发病 3 小时内或 3～4.5 小时内，按照适应证和禁忌证严格筛选患者，尽快给予 rt-PA 静脉溶栓治疗。国内推荐剂量为 0.7～0.9 mg/kg，在最初 1 分钟内静脉推注总量的 10%，其余 90% 静脉滴注，60 分钟滴完，最大剂量不超过 90 mg。如不能应用 rt-PA 且发病在 6 小时内的患者可考虑静脉给予尿激酶。使用方法：尿激酶 100 万～150 万 IU，溶于 100～200 mL 生理盐水，持续静脉滴注 30 分钟。小剂量阿替普酶（0.6 mg/kg）静脉溶栓出血风险低于标准剂量，可以减少病死率，但并不降低残疾率，可结合患者病情严重程度、出血风险等因素个体化决策。注意事项：①溶栓治疗应同时给予胃黏膜保护剂，防止胃出血；②监测治疗前、中、后的血压变化，定期进行临床神经功能缺损评分，复查头颅 CT，注意有无出血倾向，检查出血时间、凝血时间及血小板计数等；③一般出血发生于溶栓后 24 小时。

2. 急性期（发病 48 小时内）

这一时期梗死周边区血供也受影响，因此改善该区域的血液供应和微循环十分重要。由于该区域脑组织水肿，微血管将在不同程度上受到挤压，这种挤压可使血流速度进一步减慢，再加上红细胞变形能力降低，血管内皮细胞肿胀，白细胞在内皮细胞上的黏附和炎症介质释放，又可进一步加重血液的淤滞和缺血周边区的脑组织水肿，形成恶性循环。

（1）血液稀释治疗：对于低血压或脑血流低灌注所致的急性脑梗死可考虑扩容治疗。输入高渗液体可以预防血液的淤滞，常用药物为右旋糖酐 40，相对分子量在 40 kD 左右的右旋糖酐，既属于高渗液体又可扩充血容量，若无心脏特殊疾病，每日成人用量可为 500 ~ 1 000 mL，缓慢静脉滴注，10 ~ 14 日为 1 个疗程。注意事项：①对同时患有冠心病和高血压心脏病的老年患者，有引起心力衰竭和肺水肿的危险；②对伴有明显颅内压升高患者慎用；③偶可发生面色青紫、血压降低等过敏反应，一旦发生应及时停用，并用肾上腺素和地塞米松 5 mg 静脉注射。

（2）抗凝治疗：一般不推荐急性期应用抗凝药来阻止病情恶化或改善预后。但对于合并高凝状态，有形成深静脉血栓和肺栓塞风险的患者，可用预防剂量的抗凝药治疗。常用药物为肝素，每日 2 万 ~ 4 万 U，加入 0.9% 氯化钠注射液中静脉滴注。治疗中应测定凝血时间，正常为 7 ~ 10 分钟，一般控制在 20 分钟左右。每 1 ~ 2 小时做 1 次凝血酶原时间和凝血酶原活度测定，使凝血酶原时间控制为正常对照的 2 ~ 2.5 倍，凝血酶原活度为正常对照的 20% ~ 30%。3 ~ 5 日后可同时口服华法林，首次剂量 6 ~ 12 mg，同时给予肝素与华法林至少 5 日，然后单用华法林，通常维持量 1 ~ 6 mg，每晚 1 次，病情稳定后逐渐减量。CYP2C19 为慢代谢者应注意调低华法林的使用剂量并监测凝血酶原时间。那屈肝素钙是由普通肝素通过分解纯化而得的低分子肝素钙盐，其平均分子量 4 500 D。那屈肝素钙除抗凝作用外，还可溶解血栓和改善血流动力学，对血小板功能的影响明显小于肝素，很少引起出血并发症，是一种比较安全的抗凝药物，每次 0.4 mL（10 000AXaICU）皮下注射，每日 1 次，连用 7 日，注意不能用于肌内注射。尤以短暂性脑缺血发作效果最佳。注意事项：①治疗前进行头颅 CT 扫描，排除脑出血；②应注意排除胃溃疡、凝血时间异常等情况；③应注意有无肝病、尿毒症、活动性肺结核等；④治疗过程中应注意有无皮肤和黏膜出血等情况；⑤血压不宜过高，超过 24/15 kPa 者不用；⑥有出血者可用维生素 K_1 或输新鲜血浆治疗，鱼精蛋白 1 mg 可中和 100 U 肝素。

（3）抗血小板治疗：血小板在血栓形成中起重要作用，抗血小板药在预防和治疗缺血性脑血管病方面越来越受重视。未行溶栓的急性脑梗死患者应在发病后尽早服用阿司匹林，用量至少每日 150 ~ 300 mg。急性期后可改为预防剂量（每日 50 ~ 300 mg）。溶栓治疗者，阿司匹林等抗血小板药应在溶栓 24 小时后开始使用，如果患者存在其他特殊情况（如合并疾病），在评估获益大于风险后可以考虑在阿替普酶静脉溶栓 24 小时内使用抗血小板药。对不能耐受阿司匹林者，可考虑选用氯吡格雷等抗血小板治疗。CYP2C19 为慢代谢者易产生氯吡格雷抵抗，可使用替格瑞洛抗血小板治疗。对于未接受静脉溶栓治疗的轻型缺血性脑卒中患者，推荐发病 24 小时内联合应用阿司匹林和氯吡格雷双联抗血小板治疗并维持治疗 21 日。

（4）降纤治疗：缺血性脑卒中急性期血浆纤维蛋白原和血液黏滞度增高，降纤制剂可显著降低血浆纤维蛋白原浓度，并有轻度溶栓和抑制血栓形成作用。对不适合溶栓并经过严格筛选的脑梗死患者，特别是高纤维蛋白原血症者可选用降纤治疗。降纤药巴曲酶（BTX）可以降低脑再梗死的可能性，该药对长病程的患者也有效。成人首次剂量通常为 10 BU，维持量可视患者情况酌情给予，一般为 5 BU，隔日 1 次，药液使用前用 100 mL 以上的生理盐水稀释，静脉滴注 1 小时以上。下列情况首次使用量应为 20 BU，以后维持量可减为 5 BU：①给药前血纤维蛋白原浓度达 400 mg/dL 以上时；②突发性耳聋的重症患者。通常疗程为 1 周，必要时可增至 3 周；慢性治疗可增至 6 周，但在延长期间内每次用量减至 5 BU，隔日静脉滴注。不良反应多为轻度，主要为出血。

（5）改善脑微循环治疗：血管扩张剂能改善侧支循环，增加缺血区域的血氧供给。常用药物有银杏叶制剂，其主要成分黄酮类有清除自由基的作用，银杏内酯可选择性拮抗血小板活化因子（PAF）对血小板的活化作用，对缺血性脑血管病有良好的治疗效果。每次口服 80 mg，每日 3 次，可连用 3~6 个月。注意事项：①不良反应有胃肠不适、头痛、血压降低、过敏反应等，一般不须特殊处理即可自行缓解；②长期静脉注射时，应常更换注射部位，以减少静脉炎的发生；③对银杏有过敏者禁用。血管扩张剂罂粟碱作用于血管平滑肌，直接扩张脑血管，常用罂粟碱 60 mg 加入 5% 葡萄糖注射液 250 mL 中静脉滴注，每日 1 次，7~14 日为 1 个疗程。脑动脉中 CO_2 是极强的脑血管扩张剂，可用 5% CO_2 加上 85%~90% O_2 的混合气体吸入，每日 1 次，每次 10~15 分钟，10~15 次为 1 个疗程。

脑梗死区周围常伴有脑水肿（半暗带），尽早缓解此区域神经细胞的损伤对缩小梗死面积、预防病残具有重要的作用。常用的脱水药有 20% 甘露醇注射液，使用剂量为 0.5~1 g/kg，有学者提出以 0.25 g/kg 为宜，并强调应尽可能小剂量用药。用药后 20 分钟起效，2 小时作用最明显，作用维持 6 小时。静脉滴注过快，可引起一过性头痛、视物模糊、眩晕、畏寒、发热、注射部位疼痛、肺水肿等；个别患者有过敏反应，于静脉滴注药物 3~6 分钟后开始出现打喷嚏、流涕、呼吸困难、发绀、意识丧失等。本品有轻微反跳现象，可引起水电解质紊乱、肾功能衰竭、酸中毒等，剂量过大，可发生惊厥。复方甘油制剂是无毒、安全的高渗性脱水剂，降颅内压作用起效较甘露醇缓慢，但持续时间较长，无反跳，不引起水电解质紊乱，对肾功能影响较小。常用甘油果糖注射液（10% 甘油加果糖和氯化钠组成），成人每次 250~500 mL，静脉滴注时间为 1~1.5 小时，每日 1~2 次，与甘露醇注射液交替使用效果更好。本品无不良反应，静脉滴注过快偶可出现溶血现象。

常用的钙通道阻滞剂如下。①尼莫地平：为选择性扩张脑血管作用最强的钙通道阻滞剂，口服每次 40 mg，每日 3~4 次。注射时每次 10 mg 加入 5% 葡萄糖注射液中静脉滴注，10~14 日为 1 个疗程，显效后可改为口服。不良反应比较轻微，口服时可有一过性消化道不适、头晕、嗜睡和皮肤瘙痒等。静脉给药可有血压下降（尤其是治疗前有高血压者）、头痛、头晕、皮肤潮红、多汗、心率减慢或心率加快等。②尼卡地平：对脑血管的扩张作用强于对外周血管的作用。每次口服 20 mg，每日 3~4 次，连用 1~2 个月。③其他钙通道阻滞剂：有氟桂利嗪，每次 5~10 mg 睡前服；桂利嗪每次口服 25 mg，每日 3 次；维拉帕米口服每次 40~80 mg，每日 3 次。维拉帕米注射液每次 10~20 mg 加入 5% 葡萄糖注射液 250 mL 中静脉滴注，每日 1 次，10 日为 1 个疗程。

（6）改善脑代谢治疗：使用脑细胞代谢活化剂如胞磷胆碱 0.5~1.0 g 加入 5% 葡萄糖注射液 500 mL 静脉滴注，每日 1 次。神经节苷脂能拮抗兴奋性氨基酸受体，对脑缺血损伤有保护作用，肌内注射，每次 60 ~ 100 mL，每日 1 次，15 ~ 30 日为 1 个疗程。阿片受体拮抗剂纳洛酮能稳定溶酶体膜，减少炎症介质的释放，保护脑组织，用 0.4 ~ 2.0 mg 加入 5% 葡萄糖注射液 250 mL 静脉滴注，每日 1 次。

3. 急性期并发症的处理

（1）脑水肿与颅内压增高：严重脑水肿和颅内压增高是急性重症缺血性脑卒中的常见并发症，是死亡的主要原因之一。应避免和处理引起颅内压增高的因素，如头颈部过度歪曲、冲动、用力、发热、癫痫、呼吸道不通畅、咳嗽、便秘等。甘露醇和高张盐溶液可明显减轻脑水肿、降低颅内压，减少脑疝的发生风险。必要时也可选用甘油果糖或呋塞米。对于 60 岁以下的恶性大脑中动脉梗死伴严重颅内压增高、内科治疗不满意且无禁忌证者，发病 48 小时内，可请脑外科会诊考虑是否行减压术。对压迫脑干的大面积小脑梗死患者可请脑外科会诊协助处置。

（2）梗死后出血性转化：脑梗死后出血转化发生率为 8.5% ~ 30%，其中有症状的为 1.5% ~ 5%。心源性脑栓塞、大面积脑梗死、年龄大于 70 岁、使用抗栓药（尤其是抗凝药）或溶栓药等会增加出血转化的风险。对于出现症状的出血转化患者，应停用抗栓（抗血小板、抗凝）治疗等致出血药物。对需要抗栓治疗的患者，可于症状性出血转化病情稳定后 10 日至数周后开始。对于再发血栓风险相对较低或全身情况较差者，可用抗血小板药替代华法林。

（3）癫痫：缺血性脑卒中后癫痫的早期发生率为 2% ~ 33%，晚期发生率为 3% ~ 67%。不推荐预防性使用抗癫痫药。孤立发作 1 次或急性期癫痫发作控制后，不建议长期使用抗癫痫药。脑卒中后 2 ~ 3 个月再发的癫痫，建议按癫痫常规治疗，即进行长期药物治疗。脑卒中后癫痫持续状态，建议按癫痫持续状态治疗原则处理。

（4）吞咽困难：约 50% 的脑卒中患者入院时存在吞咽困难，3 个月时降为 15% 左右。可于患者进食前采用饮水试验进行吞咽功能评估。对于吞咽困难短期内不能恢复者早期可插鼻胃管进食，吞咽困难长期不能恢复者可请有关专家会诊。

（5）肺炎：约 18% 脑卒中患者合并肺炎，误吸是主要原因。意识障碍、吞咽困难是导致误吸的主要危险因素，其他危险因素包括呕吐、不活动等。肺炎是脑卒中患者死亡的主要原因之一，15% ~ 25% 脑卒中患者死于细菌性肺炎。因此，临床上应早期评估和处理吞咽困难和误吸问题，对意识障碍患者应特别注意预防肺炎。疑有肺炎的发热患者应给予抗菌药物治疗，但不推荐预防性使用抗菌药物。

（6）排尿障碍与尿路感染：排尿障碍在脑卒中早期很常见，主要包括尿失禁与尿潴留。住院期间 40% ~ 60% 中重度脑卒中患者发生尿失禁，29% 发生尿潴留。尿路感染主要继发于因尿失禁或尿潴留留置导尿管的患者，约 5% 出现败血症，与脑卒中预后不良有关。建议对排尿障碍进行早期评价和康复治疗，记录排尿情况，尿失禁者应尽量避免留置尿管，可定时应用便盆或便壶，白天每 2 小时 1 次，晚上每 4 小时 1 次。尿潴留者应测定膀胱残余尿，排尿时可在耻骨上施压促进排尿，必要时可间歇性导尿或留置导尿。有尿路感染者应给予抗菌药物治疗，但不推荐预防性使用抗菌药物。

4. 恢复期

度过急性期后，患者病情趋于稳定，此时治疗的主要目的是改善受损神经细胞的功能，防止受累肌肉萎缩，防止反复发作。可口服维生素 E、维生素 C、银杏叶制剂等抗氧化剂，活血化瘀的中药制剂，小剂量阿司匹林等达到恢复期治疗的目的。坚持主动或被动活动受累肢体，开展康复锻炼，有利于防止肌肉萎缩，促进功能恢复。

（孙彩丽）

第二节　出血性脑血管病

脑出血是指原发于脑实质内的非创伤性出血。常形成大小不等的脑内血肿，有时穿破脑实质形成继发性脑室内和（或）蛛网膜下腔出血。主要发生于高血压或脑动脉硬化的患者，是死亡或致残率极高的一种常见病。

一、病因与发病机制

高血压是脑出血的主要原因，故又称高血压性脑出血，其他原因包括脑血管畸形、动脉瘤、脑动脉炎、血液病、应用溶栓抗凝药后、淀粉样血管病等。长期高血压可出现小动脉平滑肌透明性变，小动脉壁变薄，局部可在高血流压力下膨出形成微小动脉瘤，在血压突然升高时发生破裂，这是引起脑出血最常见的原因。

出血部位常见于大脑中动脉系统，该动脉为颈内动脉的延续，管腔内压力高，易发生动脉硬化。大脑中动脉血流较大，常超过大脑前动脉和大脑后动脉的总和。豆纹动脉由大脑中动脉垂直发出，管径较细，最易破裂，故出血多发生于基底节处。

二、临床表现

患者大多在活动和情绪激动状态下急性发病，也可无明显诱因，一般情况下均有明显的全脑症状，如头痛、呕吐、意识障碍，同时有偏瘫、偏身感觉障碍、偏盲、失语、癫痫发作等神经功能障碍，进行性加重，发病时血压升高。临床表现取决于出血量和出血部位，其中意识变化是判断病情轻重的主要依据。多有神经系统的定位体征，部分患者可有脑膜刺激征。

1. 基底节区出血

最多见，约占脑出血的60%～70%，壳核出血是高血压脑出血最常见的部位，多由外侧豆纹动脉破裂引起，血肿压迫内囊可引起典型的三偏征，两眼可向病灶侧凝视。丘脑出血典型症状是偏身感觉障碍，瘫痪较轻，可出现失语或失语综合征；出血量大，破入脑室时意识障碍重，两眼常向内或向内下方凝视，双侧瞳孔不等大，一般为出血侧散大，提示已有小脑幕疝形成，可有去大脑强直，中枢性高热，呕吐咖啡样胃内容物。尾状核头部出血多为Heubner回返动脉破裂引起，临床症状轻。

2. 脑叶出血

约占脑出血的10%，年轻人多由血管畸形如动静脉畸形、肿瘤等引起，老年人常见于高血压动脉硬化，其次为类淀粉样血管病等。脑叶出血以顶叶最多见，依次为颞叶、枕叶、额叶，临床症状大致可分为3组：①无瘫痪及躯体感觉障碍者，可有头痛、呕吐、脑膜刺激征及血性脑脊液，需与蛛网膜下腔出血鉴别；②有瘫痪和（或）躯体感觉障碍者；③发病即昏迷者。出血量较大时可出现各脑叶功能受损的征象，额叶出血有精神症状、强握摸索等；颞叶出血有幻觉、感觉性失语等；顶叶出血有感觉运动障碍（多为单肢），体向障碍；枕叶出血出现皮质盲等。出血易破入蛛网膜下腔，应予以鉴别。

3. 脑桥出血

占脑出血的 10% 左右。①小量出血（轻型）：意识清楚，面、展神经交叉瘫，双眼向病灶对侧凝视。②大量出血（>5 mL，重型）：昏迷早且重，四肢弛缓性瘫，双侧瞳孔呈针尖样，中枢性高热，呼吸不规则，多于 24～48 小时内死亡。

4. 小脑出血

小脑出血约占脑出血的 10%，发病突然，眩晕明显，呕吐频繁，枕部疼痛，病变侧共济失调，可见眼球震颤，同侧周围性面瘫，颈项强直，颅内压增高明显，昏迷加深，枕大孔疝，死亡。小量出血症状轻、恢复快。

5. 脑室出血

原发性脑室出血指脉络丛血管出血及室管膜下 1.5 cm 内动脉破裂出血破入脑室者，占脑出血的 3%～5%。①轻型：头痛，呕吐，颈项强直，克尼格征（＋），酷似蛛网膜下腔出血。②重型：全部脑室均被血液充满，发病即深度昏迷，呕吐，瞳孔极度缩小，两眼分离斜视或眼球浮动，四肢弛缓性瘫，可有去大脑强直，呼吸深，鼾声明显，体温明显升高，面部充血多汗，预后严重，多迅速死亡。

原发性脑室出血症状个体差异较大，脑脊液循环不畅者大多预后不良，小量出血预后较好。

三、治疗原则

脑内血肿压迫脑组织引起脑水肿和颅内高压导致脑疝是主要死因，脑组织损伤导致长期昏迷并发呼吸道和泌尿道感染也是早期死亡的主要原因。急性期主要治疗原则是防止进一步出血，降低颅内压；保持安静，尽量减少不必要的活动；保持呼吸道通畅；吸氧，防止脑缺氧加重，如痰液分泌较多，应早做气管切开；纠正水、电解质平衡紊乱，并积极对症治疗，如烦躁者给予镇静药。

四、药物治疗

（一）常用的治疗药物

甘露醇通过渗透性脱水作用减少脑组织的含水量，也能减少脑脊液分泌，使脑脊液容量减少，从而降低颅内压。甘露醇还是一种较强的自由基清除剂，能清除毒性强、作用广泛的羟自由基，减轻迟发性脑损伤。

尼莫地平是选择性作用于颅内血管的钙通道阻滞剂，能阻滞 Ca^+ 流入血管平滑肌细胞内，逆转血管痉挛，改善脑血流，且对灌注不足部位的血流量增加高于正常部位，同时也减少 Ca^+ 进入脑细胞内，降低钙超载，保护脑组织。

大剂量维生素 C 可明显增强血浆超氧化物歧化酶的活力，有效清除自由基，减轻脑水肿。

N-乙酰肝素作为一种没有抗凝活性的肝素同型体，可抑制补体的激活，减轻脑出血后的脑水肿。

（二）治疗药物的选用

1. 控制脑水肿，降低颅内压

颅内压升高是脑出血急性期患者的主要死亡原因，及时应用脱水药，控制脑水肿，是抢救患者的关键。有颅内压升高症状时可用脱水药如20%甘露醇注射液，每次125~250 mL，静脉滴注，必要时4~6小时重复使用一次。短期内反复用药，要防止心脏负荷过重，有严重心功能不全患者，可先静脉注射呋塞米，能防止心脏负担过重，但易引起电解质紊乱。甘露醇注射液治疗脑水肿疗效快、效果肯定，但剂量大、用药时间长，可引起心、肾功能损害和电解质紊乱。复方甘油注射液或甘油果糖注射液是一种高渗性降低颅内压、治疗脑水肿的药物，可弥补甘露醇注射液的以上缺陷。甘露醇注射液与复方甘油注射液可同时或交替使用，复方甘油注射液或甘油果糖注射液500 mL静脉滴注，每日1~2次，可以降低颅内压并减少甘露醇注射液的用量。七叶皂苷钠治疗脑出血和颅内血肿有明显效果，此药有抗渗出、消水肿、改善微循环和促进脑功能恢复的作用。每次25 mg加至250~500 mL葡萄糖氯化钠注射液中静脉滴注，每日1次，10~14日为1个疗程。

2. 适度降低血压，防止进一步出血

高血压脑动脉硬化合并脑出血，血压很高且有波动，对止血不利，有促发再出血和血肿破入脑室的危险。但降低血压应首先以进行脱水降颅内压治疗为基础。对于收缩压150~220 mmHg的住院患者，在没有急性降压禁忌证的情况下，数小时内降压至130~140 mmHg是安全的；对于收缩压＞220 mmHg的脑出血患者，在密切监测血压的情况下，持续静脉输注药物控制血压以达到收缩压160 mmHg的目标值是合理的。可肌内注射利舍平，静脉滴注硝普钠或硝苯地平等，必要时可静脉滴注多巴胺等药物以调整血压至正常或病前水平。为了防止动脉瘤周围的血块溶解引起再度出血，可用抗纤维蛋白溶解药，以抑制纤溶酶原的形成。常用6-氨基己酸，初次剂量4~6 g溶于100 mL生理盐水或者5%葡萄糖注射液中静脉滴注（15~30分钟）后，一般维持静脉滴注每小时1 g，每日12~24 g，使用2~3周或到手术前，也可用氨甲苯酸（止血芳酸）或氨甲环酸（止血环酸）。抗纤溶治疗可降低再出血的发生率，但同时也增加脑血管痉挛和脑梗死的发生率，建议与钙通道阻滞剂同时使用。

3. 人工冬眠头部降温疗法

脑出血患者早期可出现中枢性发热，特别易在大量脑出血、丘脑出血或脑干出血者中出现。人工冬眠头部降温疗法可以降低脑组织的基础代谢率，提高脑组织对缺氧的耐受力，减轻脑水肿，降低颅内压，对脑组织有保护作用，还有利于患者保持安静，减少或避免发生再出血，减轻由于颅内出血所致的后遗症状。如体温在34 ℃以下容易并发肺部感染，有肝、肾功能损害者不宜应用人工冬眠疗法。方法：头置于冰帽中，采用1号冬眠合剂，即氯丙嗪50 mg、异丙嗪50 mg、哌替啶100 mg，第1次用上述冬眠合剂的1/3量，肌内注射。如无特殊反应，则每次1/4量，4~6小时1次。对轻症患者可口服氯丙嗪和异丙嗪每次各25 mg，每日3~4次。每次注射冬眠合剂前要观察血压、呼吸、体温和意识。

4. 应激性上消化道出血的处理

如果脑出血累及脑干或丘脑下部自主神经中枢，则容易引起应激性溃疡。可放置胃管密切观察出血量，选用奥美拉唑、西咪替丁或雷尼替丁治疗，也可以从胃管注入凝血酶，能显著降低上消化道出血的发生率及其严重程度。

5. 使用抗癫痫药

脑叶出血及有癫痫发作者可用苯妥英钠或卡马西平，缓慢静脉注射。尽量不用地西泮类和巴比妥类，以免影响意识观察。

（孙彩丽）

第三节　癫痫

癫痫是一组反复发作的脑神经元异常放电所致的暂时性中枢神经系统功能失常的慢性疾病。癫痫发作不仅有可能使患者遭到意外伤害，影响日常工作，而且长期反复频繁地发作，也可能使患者智能减退，产生精神障碍。癫痫的治疗包括病因治疗、药物治疗、手术治疗、物理治疗和心理治疗。无论是何种病因或何种类型的癫痫发作，药物治疗都是目前最常用、最重要的手段。

一、病因和发病机制

按有无明确病因将癫痫分为原发性癫痫和继发性癫痫两大类。

（一）原发性癫痫

原发性癫痫又称"特发性"或"隐源性"癫痫，指无脑部器质性或代谢性疾病表现，是致病原因不明的一类癫痫，可能与遗传因素密切相关。起病多在儿童期和青春期（5~20岁）。其发作形式多为全身性发作，如全面强直—阵挛性发作、失神发作和肌阵挛性发作等。

（二）继发性癫痫

继发性癫痫又称症状性癫痫或获得性癫痫，占癫痫的大多数。此类癫痫是指根据病史或检查，癫痫发作有明确的病因可寻，有局限性或弥散性中枢神经系统病变，相当一部分患者有神经影像学方面的异常或有相应的神经系统阳性体征，部分患者还有智力智能的障碍。可见于各个年龄组，脑电图除有癫痫样放电以外还有背景活动的异常。一小部分患者病因可能非常隐蔽，称为隐源性癫痫。比起原发性癫痫，这一组癫痫治疗比较复杂，有些成为难治性癫痫。引起继发性癫痫的病因有以下5种。

1. 脑先天性疾病

如神经元异位症、巨脑症、脑小症、脑积水、透明隔缺损或囊肿、各种遗传性代谢病等。

2. 颅脑外伤

产伤是新生儿、婴儿和儿童期继发性癫痫最常见的原因。成人常见的颅脑外伤有脑挫裂伤、硬膜撕裂伤、颅内出血、硬膜外或硬膜下血肿、颅内异物、外伤后瘢痕等。

3. 脑部感染

各种脑炎、脑膜炎及脑脓肿的急性期可有癫痫发作，恢复期因愈合后瘢痕和粘连，也可诱发癫痫。脑寄生虫病可导致癫痫发作，尤以脑囊虫病多见且顽固。

4. 脑血管病

脑血管畸形致癫痫多见于青壮年，脑血管意外、脑动脉硬化导致癫痫则多见于中老年人。急性脑血管病中以蛛网膜下腔出血、脑出血、脑栓塞等引起癫痫较多见；脑梗死中又以颈内动脉所致的癫痫发生率较高。

5. 其他

如脑内肿瘤、脑部变性疾病等。

癫痫的发病机制非常复杂，至今尚未完全阐明。神经元异常放电是癫痫发作的电生理基础。致病灶神经元在每次动作电位之后出现阵发性去极化漂移，同时产生高频高幅放电，并反复通过突触联系和强直后的易化作用诱发周边及远处神经元同步放电。异常放电可因发生的部位不同而表现出不同的癫痫发作类型。

二、临床表现和分类

（一）癫痫发作的分类

国际上将癫痫发作主要分为两大类，即部分性发作和全面性发作。其中部分性发作主要有单纯部分性发作和复杂性部分性发作，全面性发作则主要包括失神发作、全面强直—阵挛性发作等。

（二）临床表现

癫痫的临床表现形式多种多样，但都有共同的特性，即发作性、短暂性、重复性和刻板性。临床上最常见的发作形式为大发作、小发作、局限性发作和精神运动性发作。

1. 全面强直—阵挛性发作（大发作）

症状发展可分以下 3 个阶段。

（1）先兆期：约 50% 的患者在发作开始前有某种先兆，如"麻木""触电感""恐惧感"等难以形容的感觉，先兆期持续的时间可以极短，也可有足够的时间使患者能先躺下，以免跌伤。

（2）痉挛发作期：患者突然尖叫一声，跌倒在地，意识丧失，并立即发生四肢抽搐。肌肉抽搐分为两期，即强直期和阵挛期。强直期除了四肢肌肉强直外呼吸肌也强直收缩，无法进行正常换气，面部与皮肤呈青紫色，舌头有时被咬破，强直期持续 20 秒左右随即进入阵挛期。阵挛期全身肌肉由持续收缩转变为一弛一张的交替抽动，形成阵挛。由于胸部的阵挛活动，气体反复从口中进出，形成白沫，若舌尖咬破则口吐血沫，阵挛期持续 1 分钟左右即停止。

（3）痉挛后精神模糊期或昏迷期：患者抽搐停止后即进入昏迷或昏睡状态，昏睡 3～4 小时或经一段精神错乱或精神模糊时期后，才逐渐清醒。醒后对发作经过不能回忆，往往感到头痛、头昏、全身酸痛和乏力。有些患者可连续发生大发作，患者在两次发作的间歇期意识也一直不恢复，称为癫痫持续状态。

2. 失神发作（小发作）

可分为单纯失神发作、复杂性失神发作、肌阵挛性发作、不典型小发作。

（1）单纯失神发作：最多见，多在 6～12 岁发病，表现为突然发生和突然停止的意识障碍（意识丧失），持续 5～20 秒，很少超过 30 秒。患者无任何先兆，突然中止正在进行的动作，呆立不动，呼之不应，手持物件可能跌落，但从不跌倒，对发作不能回忆。诊断标准为：①反复发生的短暂失神，深呼吸很易诱发；②脑电图上有阵发性对称、同步的 3 Hz 棘—慢波发放。

（2）复杂性失神发作：患者除意识丧失外，还可有咀嚼、双手摩擦、吞咽等无意识动作。

（3）肌阵挛性发作：表现为短暂的局部如面部、单侧或双侧、躯干的肌肉抽动。

（4）不典型小发作：与典型失神发作很相似，但发作的开始和恢复均较缓慢，不易由深呼吸诱发，脑电图上没有双侧同步的 3 Hz 棘—慢波发放。

3. 部分性发作

部分性发作又称为局限性发作，发作常局限在身体的某一部分，主要见于继发性癫痫，如继发于颅内肿瘤、脑血管病变等。部分性发作大多短促，自数秒到数十秒，发作时抽搐常自一侧肢体的远端，如手指或足趾开始，按大脑皮质运动区的分布顺序扩展，如一侧手指开始，随即传到腕、前臂、上臂、面部，随后至同侧下肢，患者意识不丧失。局限性发作，除运动性发作外，尚可表现为感觉性发作，可以有麻感、针刺感、冷感、触电感等，也按大脑皮质感觉区的分布顺序扩散。

4. 复杂部分性发作

复杂部分性发作也称精神运动性发作，主要见于继发性癫痫，是有意识障碍的部分性发作。发作多由颞叶病变引起，又称颞叶癫痫。发作常有嗅幻觉，如不愉快的臭味；视幻觉如闪光或视物变大、变小、变形；听幻觉如噪声、音乐声等。发作时还常有心悸、腹痛、记忆障碍、思维障碍、情感障碍等。患者常先表现为一些自主神经症状，如面色潮红或苍白，然后做出无意识的动作如咀嚼、流涎、吞咽等进食性动作。有时表现为兴奋，如无理吵闹、爬墙跳楼等，每次持续数分钟或更长时间后逐渐清醒，醒后对发作毫无所知。

三、治疗原则

（一）病因治疗

目前认识到大部分的癫痫属于症状性的，针对病因积极治疗原发性疾病是关键，如低血糖、低血钙等代谢紊乱应予纠正，维生素 B_6 缺乏者予以补充，颅内占位性病变和脑血管畸形者则首先考虑手术治疗。

（二）药物治疗原则

1. 早期治疗

一旦癫痫诊断成立，就应给予治疗，治疗越早越好，但对以下情况可暂缓给药：①首次发作，有明显环境因素，脑电图正常；②每次发作间隔大于 12 个月以上者。

2. 根据发作类型选择药物

原则上应根据发作类型、癫痫及癫痫综合征类型来选择药物。常以单一用药为主，单药治疗疗效可靠，便于观察不良反应，又能减少慢性中毒。当单药治疗增量后效果不满意时或确认为难治性癫痫、非典型小发作、婴儿痉挛以及混合性发作，可考虑联合用药。联合用药一般限于 2 种，最好不超过 3 种药物。要避免合用化学结构相近、作用机制相似（如苯巴比妥和扑米酮）、不良反应相似的药物（如氯硝西泮和苯巴比妥）。

3. 用药方案的制订

药物的代谢特点、作用原理和不良反应的特点决定了药物的使用方法。一般从低剂量开始，耐受后再缓慢加量，直至完全控制发作或产生毒性反应。药物显效时间一般为 1～2 周，常需监测血药浓度，当药量增至有效浓度上限仍无效时，应更换新药。如有发热、疲劳、睡眠不足、月经期等诱发因素时，可暂时适当增加剂量。

4. 药物更换原则

一种抗癫痫药经过一定时间应用（不少于 1 ~ 2 个月）确认无效或毒性反应明显而需要换用另一种药物时，宜逐步替换，过渡时间一般是药物半衰期的 5 ~ 7 倍，至少要 3 ~ 7 日。切忌突然停药和更换药物，否则会使癫痫发作加频，甚至诱发癫痫持续状态。

5. 减药或停药原则

（1）原发性大发作和简单部分性发作，在完全控制 2 ~ 5 年后，失神发作在完全控制 1 年后可考虑停药；而复杂部分性发作多需长期或终身服药。

（2）脑电图异常无改善或脑部病变处于活跃期不停药。

（3）青春期应持续至青春期以后再考虑停药。

有明确的脑部疾病、神经系统有阳性体征、有精神障碍或持续存在的脑电图阵发性异常均影响停药时间。有器质性病因的癫痫患者，则需终生服药。停药前应缓慢减量，病程越长，剂量越大，用药越多，减量越要缓慢。也可参考脑电图变化，全面强直—阵挛性发作停药过程不少于 1 年，失神发作不少于 6 个月，如有复发，则需恢复原药量。

6. 密切注意不良反应

大多数的抗癫痫药通常会出现不同程度的不良反应，其中与剂量相关的不良反应尤易发生。在用药前后应检查肝肾功能和血、尿常规，用于对照比较，用药后需定期做相应检查。出现异常时应结合血药浓度结果及时调整剂量。

7. 长期坚持，定期复查

让患者及家属了解规律性服药和长期治疗的重要性，随意停药或换药是造成难治性癫痫持续状态的原因之一。服药应定时、定量，用药期间应定期做血、尿常规及肝、肾功能检查，有条件可做血药浓度监测，防止药量过大引起毒性反应。

四、药物治疗

（一）常用的治疗药物

1. 传统抗癫痫药

（1）苯妥英：有膜稳定作用，可降低细胞膜对 Na^+ 和 Ca^{2+} 的通透性，抑制 Na^+ 和 Ca^{2+} 的内流，导致动作电位不易产生。苯妥英不能抑制癫痫病灶异常放电，但可阻止异常放电向正常脑组织扩散。苯妥英还可增加脑内抑制性递质 γ-氨基丁酸浓度，起抗惊厥作用。对全面强直—阵挛性发作和部分性发作有效，但可加重失神和痉挛性发作。

（2）苯巴比妥：能增强 γ-氨基丁酸介导的 Cl^- 内流，导致膜超极化，降低膜兴奋性。阻断突触前膜 Ca^{2+} 的摄取，减少 Ca^{2+} 依赖性神经递质（如 NE、ACh）释放。苯巴比妥既能抑制病灶的异常放电，又能抑制异常放电的扩散。常作为儿童癫痫的首选药物，对全面强直—阵挛性发作疗效好，也用于单纯和复杂性部分性发作。

（3）扑米酮：它的分子结构及抗癫痫作用与苯巴比妥相似，适用于全面强直—阵挛性发作，以及单纯和复杂性部分性发作。与苯妥英或卡马西平合用有协同作用。

（4）卡马西平：作用机制类似苯妥英，能降低神经细胞膜的 Na^+ 通透性，恢复膜的稳定性，抑制癫痫灶及其周围神经元放电，增强 γ-氨基丁酸在突触后的作用，降低神经元的过度兴奋。卡马西平是部分性发作的首选药物，对复杂部分性发作的治疗效果优于其他抗癫痫药。但可加重失神和肌阵挛发作。

（5）丙戊酸：能增强谷氨酸脱羧酶的活性，促进 γ-氨基丁酸的合成；能抑制 γ-氨基丁酸转氨酶和琥珀酸半醛脱氢酶的活性，减少 γ-氨基丁酸降解；能防止 γ-氨基丁酸的再摄取，增加脑内 γ-氨基丁酸含量。丙戊酸还能增强 γ-氨基丁酸神经突触后抑制作用，阻止病灶异常放电的扩散。丙戊酸是一种广谱的抗癫痫药，可作为全面强直—阵挛性发作合并典型失神发作的首选药物。

（6）乙琥胺：能使低阈值钙电流降低，抑制丘脑质兴奋性。乙琥胺还可能增强抑制性神经递质的作用，耗竭兴奋性神经递质的贮备。此药仅用于单纯失神发作。

（7）地西泮：能促进 γ-氨基丁酸诱导的 Cl^- 内流，导致细胞膜超极化，增强 γ-氨基丁酸对中枢神经系统的抑制效应。地西泮静脉注射是目前治疗癫痫持续状态的首选药。

2. 新型抗癫痫药

（1）托吡酯：可阻滞电压依赖性 Na^+ 通道；提高 γ-氨基丁酸 A 受体的激活频率，增加 γ-氨基丁酸诱导的 Cl^- 内流。可单独用于治疗难治性部分性癫痫发作及继发全面强直—阵挛性发作，也可作为其辅助治疗药物。

（2）拉莫三嗪：作用与苯妥英钠、卡马西平相似，能阻滞电压依赖性 Na^+ 通道，稳定膜电位。抑制以谷氨酸盐为主的兴奋性神经递质的病理性释放而发挥抗癫痫作用，用作成人部分性发作的辅助治疗药物。

（3）非尔氨酯：为甲丙氨酯的衍生物，对多种癫痫有效，安全范围大，能抑制 N-甲基-D-天冬氨酸诱导的癫痫发作，增强 γ-氨基丁酸的抑制性作用。主要用于治疗难治性癫痫的部分性与全身性发作。

（4）加巴喷丁：结构类似 γ-氨基丁酸，但无 γ-氨基丁酸样作用。未发现其能抑制脑异常放电，对 Ca^{2+} 通道也无任何作用，其抗癫痫作用机制未明。主要用作成人难治性部分性发作的辅助治疗药，尤其对复杂性部分性发作和继发性扩散的部分性发作效果显著。

（5）氨己烯酸：是 γ-氨基丁酸转氨酶不可逆性抑制药，可使脑内 γ-氨基丁酸浓度成倍增加，治疗难治性癫痫可使发作频率明显减少。

（6）奥卡西平：通过阻滞电压敏感性钠通道而发挥抗癫痫作用，可降低细胞膜对 Na^+、Ca^{2+} 的通透性，增强 γ-氨基丁酸的抑制功能，对边缘系统脑部癫痫样放电有选择性作用。用于部分性发作及继发全面性发作的附加或单药治疗。

（二）治疗药物的选用

癫痫治疗药物选用见表 6-2。

表 6-2　癫痫治疗药物选用

发作分类	首选药物	其他药物
部分性发作		
（1）单纯部分性发作	卡马西平、苯巴比妥	丙戊酸钠、苯妥英钠、扑米酮
（2）复杂部分性发作（精神运动性发作）	卡马西平	苯妥英钠、扑米酮、苯巴比妥
全面性发作		
（1）强直—阵挛性发作（大发作）	苯妥英钠、苯巴比妥、扑米酮、卡马西平	丙戊酸钠
（2）失神发作（小发作）	丙戊酸、乙琥胺	氯硝西泮、拉莫三嗪（避免使用苯巴比妥和卡马西平）

续表

发作分类	首选药物	其他药物
（3）癫痫持续状态	地西泮、劳拉西泮	氯硝西泮、咪达唑仑、异戊巴比妥、苯妥英、丙戊酸钠、苯巴比妥
难治性癫痫	大剂量抗癫痫药或联合用药	非尔氨酯、加巴喷丁、拉莫三嗪、氨己烯酸、奥卡西平、托吡酯

1. 全面强直—阵挛性发作（大发作）

主要代表药物是苯妥英钠、苯巴比妥和扑米酮。

（1）苯妥英钠：抗癫痫效果明显，而镇静作用轻微。苯妥英钠的用量须因人而异，成人口服通常每日 200～300 mg，1 次顿服（入睡前）或分 2 次服，必要时应做血药浓度监测。儿童开始服药每日 3～5 mg/kg，最大量为 7 mg/kg，总量不超过每日 300 mg，分 2～3 次服，以免血药浓度波动过大。新生儿及婴儿对本药的代谢慢而不稳定，多不主张在此年龄段服用。苯妥英钠的有效血药浓度范围是 40～80 μmol/L，即 10～20 mg/L。血药浓度大于 20 mg/L 可出现眼球震颤，大于 30 mg/L 可出现共济失调，大于 40 mg/L 则可有精神活动障碍。不良反应有：①神经系统反应，如眼球震颤、共济失调，构音不清，甚至意识模糊，剂量减少时，这些症状可在 1～2 周消失；临床上癫痫发作加频也是苯妥英钠中毒的一种表现；②与剂量无关的不良反应，如牙龈增生，多毛，痤疮，鼻、唇变粗厚等；③巨幼红细胞贫血可能与叶酸缺乏有关；④加速维生素 D 分解代谢，引起钙磷代谢紊乱和骨质软化，但很少引起明显的佝偻病；⑤开始服药数周内可有皮疹，可伴发热及淋巴结肿大，停药后消失。

（2）苯巴比妥：是一种有效、低毒、价廉的抗癫痫药，成人维持量为每日 1～3 mg/kg，开始先用小剂量，每次 15～30 mg，每日 3 次，最大剂量每次 60 mg，每日 3 次。老年人应减量，儿童用量为每日 2～4 mg/kg。苯巴比妥的半衰期较长，在成人连续规律服用 2～3 周后达稳态血浓度，儿童为 8～15 日。儿童频繁发作时，可将口服量加倍，持续服 3～4 日，然后按一般维持量用药。治疗癫痫持续状态时，每次静脉缓慢注射 0.1～0.2 g。有效血药浓度为 15～40 mg/L，大于 40 mg/L 时可出现毒性反应。不良反应有：①神经精神系统反应，如头晕、共济失调、眼震、构音障碍等；儿童可见反常反应，如多动、兴奋、注意力涣散、冲动、行为异常；②过敏性皮疹多轻微，停药后消失，也可出现罕见剥脱性皮炎等严重不良反应；③对钙、磷、维生素 D 代谢的影响主要见于多年用药、饮食不当、日光照射不足者，可补充维生素 D；④有精神依赖性，长期大量用药而突然停用时会出现失眠、焦虑、发作加频甚至癫痫持续状态，故应逐渐撤药。

（3）扑米酮：它的抗癫痫谱同苯巴比妥，特别是对苯巴比妥和苯妥英钠不能控制的发作有效。扑米酮的治疗血药浓度个体差异很大，在儿童尤为明显，一般是 8～12 mg/L。成人口服，起始剂量每次 50 mg，1 周后逐渐增至每次 250 mg，每日 2～3 次。儿童口服，每日 12.5～25 mg/kg，分 2～3 次。应用扑米酮初期有镇静作用，继续服用自然消失，血药浓度 12 mg/L 时，可出现共济失调。

2. 复杂部分性发作（精神运动性发作）

卡马西平是安全、有效、广谱的抗癫痫药。成人口服每次 100～200 mg，每日 1～2 次，逐渐增加至每次 400 mg，每日 2 ~ 3 次。儿童每日 10 ~ 20 mg/kg，分次服用。卡马西平的优点是较少有精神、行为功能方面的不良反应。可有胃肠道反应（腹痛、腹泻、口干）和皮肤反应（瘙痒、光敏、脱发、多汗、皮疹），偶见心律失常、肝功能损害。用药过程中应定期检查血、尿常规和肝、肾功能等。

3. 失神发作（小发作）

（1）丙戊酸：对小发作疗效优于乙琥胺，但因其肝脏毒性较大，常不作为首选药物。成人口服丙戊酸，每次 200 ~ 400 mg，每日 600 ~ 1 200 mg，将全日药量分为 3 ~ 4 次，在饭后和入睡前服用。儿童开始每日 5 ~ 15 mg/kg，以减少镇静作用和胃肠道反应，以后每周增加 5 ~ 10 mg/kg，直到疗效满意，儿童最高用量可达到每日 50 ~ 60 mg/kg。丙戊酸与剂量有关的不良反应是可逆的，其有效血药浓度为 30 ~ 100 mg/L，血药浓度达 120 mg/L 以上则不良反应增多，如嗜睡、共济失调、易激惹等，减量后可消失；胃肠道刺激症状有恶心、呕吐、胃部不适等，小剂量开始和餐后服药可使症状减轻；严重的不良反应为肝脏受损，常与年龄小（2 岁以下）、多种抗癫痫药合用、家族易感性等有关，肝毒性多在用药后 3 ~ 6 个月发生。用丙戊酸 6 个月以内应每月检查肝功能及血象，肝病患者禁用，肾病和血液病患者慎用，孕妇慎用。

（2）乙琥胺：是治疗失神发作的首选药物。成人开始口服每日 500 mg，必要时每周增加每日 250 mg，维持量每日 15 ~ 30 mg/kg，最大用量每日 1.5 g。3 ~ 6 岁儿童开始剂量每日 250 mg，必要时逐渐增量，维持量每日 5 ~ 40 mg/kg，分 2 ~ 4 次服。主要的不良反应是胃肠道症状，偶见嗜睡、头痛、共济失调、头晕。有效血药浓度为 40 ~ 100 mg/L，血药浓度过高可有行为改变、欣快感；剂量过大可致失神发作的频率增加。

4. 癫痫持续状态

癫痫持续状态是指癫痫发作频繁，间歇期意识障碍不恢复或 1 次发作持续 30 分钟以上者。癫痫持续状态威胁生命，尽快控制抽搐是抢救成功的关键；减轻脑水肿，维护呼吸循环功能，防治肺部感染，纠正水、电解质及酸碱失衡，降低高热等，也都与抢救成败密切相关。控制抽搐的原则：先用抗癫痫药静脉注射，以迅速控制抽搐，再给予静脉滴注，使血药浓度维持在有效水平，以防止抽搐再发。首先选择快速有效的抗癫痫药静脉注射，如苯二氮䓬类的地西泮、劳拉西泮、咪达唑仑和氯硝西泮，必要时可用异戊巴比妥，以上药物缺乏时可以选用利多卡因。为防止出现呼吸抑制，静脉注射速度不宜过快。当抽搐控制后，立即静脉滴注或鼻饲长效抗癫痫药，如苯妥英钠、丙戊酸钠、苯巴比妥等，以维持疗效。待癫痫持续状态被完全控制并稳定后，再酌情过渡到患者以往使用的有效治疗药物。

地西泮在 1 ~ 3 分钟内即可生效，成人用 10 ~ 20 mg 不稀释，静脉注射，速度每分钟不超过 2 mg，直到发作终止或总量达 30 mg。儿童静脉注射用量：出生 30 日至 5 岁每 2 ~ 5 分钟 0.2 ~ 0.5 mg，最大限量 5 mg；5 岁以上每 2 ~ 5 分钟 1.0 mg，最大限量 10 mg，必要时在 2 ~ 4 小时内可重复使用。地西泮半衰期短，注射 20 分钟后其血药浓度下降 50% 以上，停药后常有复发，为维持疗效可用地西泮 50 ~ 100 mg 加至 5% 葡萄糖注射液 500 mL 中，以每小时 40 mL 的速度静脉滴注，24 小时内总量不超过 100 mg。也可用苯巴比妥钠 0.1 ~ 0.2 g 肌内注射，以后酌情每 6 ~ 8 小时重复 0.2 g 肌内注射或苯妥英钠 250 ~ 500 mg 稀释成 5% 溶液静脉注射，速度不超过每分钟 50 mg。使用地西泮时要密切患者观察呼吸、心率、血压，注意翻身和吸痰。

5. 难治性癫痫

难治性癫痫又称顽固性癫痫，目前国内外还没有统一确切的定义。有学者定义为频繁的癫痫发作，至少每月 4 次以上，应用适当的一线抗癫痫药正规治疗且药物的血浓度在有效范围内，至少观察 2 年，仍不能控制发作且影响日常生活；无进行性中枢神经系统疾病或占位性病变。难治性癫痫的药物治疗策略是应用大剂量抗癫痫药或联合用药。先按发作类型，选用一种抗癫痫药，逐渐增加剂量至发作控制或出现药物不良反应，此时血药浓度往往高于一般治疗有效水平。此外，可应用新型抗癫痫药。

（孙彩丽）

第四节　帕金森病

帕金森病（PD）是一种神经系统退行性疾病，也称震颤麻痹，多见于中老年人，是一种较常见的锥体外系疾病，临床表现为缓慢发展的静止性震颤、肌肉强直、运动迟缓和姿势步态异常。其主要病变部位是黑质—纹状体多巴胺神经通路，黑质多巴胺能神经元变性，导致纹状体内的多巴胺含量不足，而乙酰胆碱相对占优势，胆碱能神经元功能相对亢进造成多巴胺能神经功能和胆碱能神经功能失衡，产生帕金森病症状。

一、病因和发病机制

PD 的病因与发病机制至今尚未完全明了，目前认为与遗传因素、环境因素、氧化应激、兴奋性神经毒素等密切相关。

1. 遗传因素

大约 15% 的 PD 患者有家族史，基因突变与个人患此病风险之间的相互关系尚未完全了解。在 PD 患者的神经元中，snca 编码 α-突触核蛋白，这种蛋白质聚集称为路易小体，snca 基因突变可发生于早发型 PD。park2 基因编码蛋白质 parkin，参与分解蛋白质及蛋白质再利用。park7 基因编码 DJ-1 蛋白，可以抵抗线粒体氧化应激损伤，其突变导致一种罕见的早发型 PD。pink1 可产生一种蛋白激酶，可以保护线粒体功能。pink1 突变发生于早发型 PD。lrrk2 产生的蛋白质也是一种蛋白激酶，此基因的突变与晚发型 PD 有关。在遗传性 PD 的病例中，遗传模式因涉及的基因而不同。如果与 lrrk2 或 snca 基因有关，呈常染色体显性遗传模式。如果涉及 park2、park7 或 pink1 基因，呈常染色体隐性遗传模式。

2. 环境因素

环境因素与 PD 发病密切相关。神经毒素（1-甲基-4-苯基-1，2，3，6-四氢吡啶 MPTP）制备的动物模型或误用 MPTP 造成的 PD 患者，在许多方面如行为症状、生化改变、药物治疗反应和某些病理变化与原发性 PD 患者的改变十分相似。MPTP 造成的慢性损害使细胞线粒体呼吸链中复合物 Ⅰ、Ⅲ 含量减少，ATP 合成受到抑制，还原型辅酶 Ⅰ（NADH）及乳酸堆积，细胞内游离钙急剧增加，谷胱甘肽形成减少。这些改变使氧自由基生成过度，导致细胞凋亡和坏死。与 MPTP 结构类似的化合物如除草剂百草枯、杀虫剂异喹啉等，这些物质都有可能是 PD 发病的危险因素。长期接触锰尘、一氧化碳中毒也可引起帕金森病。

3. 氧化应激增强和线粒体功能障碍

自由基可使不饱和脂肪酸发生脂质过氧化反应，对蛋白质和 DNA 产生氧化损伤，导致细胞变性死亡。正常情况下，机体存在自由基清除系统，在脑内主要有谷胱甘肽（GSH）、谷胱甘肽过氧化物酶（GSH-Px）、超氧化物歧化酶（SOD）等，保护机体免遭自由基的损伤。PD 患者黑质部位的自由基清除能力下降，GSH 含量明显下降，较正常减少达50%。PD 患者脑黑质中铁含量较正常增高50%，而铁蛋白（有结合铁的能力）含量减少，铁能造成细胞内钙的聚集和脂质过氧化反应加剧。PD 患者黑质线粒体呼吸链中复合物 I 功能缺损，使黑质细胞对自由基损伤更加敏感。

4. 兴奋性神经毒作用

在丘脑和基底神经节传出核团中，多巴胺减少可增加兴奋性氨基酸能神经元（主要是谷氨酸能神经元）的活性，这些核团的过度兴奋导致 PD 发生。动物研究表明，向苍白球内侧部或黑质网状结构内注射竞争性 N-甲基-D-天冬氨酸（NMDA）受体拮抗剂，可明显改善运动功能等 PD 样症状。

二、临床表现

PD 多于 50~60 岁起病，男性略多于女性。起病缓慢，症状逐渐加重，主要症状有震颤、肌强直、运动迟缓和姿势反射减少。

1. 震颤

由相互拮抗的肌群发生节律性的交替收缩所致。多从一侧上肢的远端开始，逐渐扩展至同侧下肢及对侧上、下肢，最后累及舌、唇、腭及头部。典型的震颤为手指呈"搓丸样"，安静或休息时出现静止性震颤，情绪紧张时加重，睡眠时消失。

2. 肌强直

四肢、躯干、颈部、面部的肌肉均可发生强直，患者表现出一种特殊姿势：头部前倾，躯干俯屈，前臂内收，下肢髋及膝关节略为弯曲，手指内收，腕关节和指间关节伸直，拇指对掌，称"帕金森手"。

3. 运动徐缓

随意运动缓慢、减少，加上肌张力增高、姿势反射障碍等而表现出一系列的运动障碍：患者的面肌活动减少，双眼常凝视，瞬目少，面部表情呆板，称"面具脸"；手指进行精细动作如扣钮、穿鞋袜比较困难，书写也困难，字愈写愈小，称"写字过小症"；讲话慢，语音低沉且单调，口、咽部的肌肉活动障碍而致唾液难于咽下，大量流涎，严重时吞咽食物也困难。

4. 姿势反射减少

患者走路时双上肢前后摆动的"联合动作"减少，甚至不摆动。步态障碍表现为起步较难，一旦迈步，即以碎步向前冲，不能及时停步，称为"慌张步态"。姿势转变也有障碍，如患者正在走路时令其立即转身，头部及躯干往往同时转动。久坐后站起来也感困难，久卧于一个姿势也难转身。

三、治疗原则

PD 的运动症状和非运动症状都会影响患者的工作和日常生活能力，因此，用药原则应该以达到有效改善症状、提高工作能力和生活质量为目标。

1. 早期诊断，早期治疗

不仅可以更好地改善症状，而且可能会达到延缓疾病进展的效果。

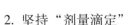

2. 坚持"剂量滴定"

为避免产生药物的急性不良反应，应力求"尽可能以小剂量达到满意临床效果"的用药原则，避免或降低运动并发症的发生率。

3. 遵循循证医学的证据，并强调个体化用药

不同患者的用药选择需要综合考虑患者的疾病特点（是以震颤为主，还是以强直少动为主）和疾病严重程度、有无认知障碍、发病年龄、就业状况、有无共患病、药物可能的不良反应、患者的意愿、经济承受能力等因素，尽可能避免、推迟或减少药物的不良反应和运动并发症。

4. 避免突然停药

进行抗 PD 药物治疗时，特别是使用左旋多巴及大剂量多巴胺受体激动药时不能突然停药，以免发生撤药恶性综合征。

四、药物治疗

（一）治疗药物分类

帕金森病治疗药物分类见表 6-3。

表 6-3　帕金森病治疗药物分类

药物分类	代表药物	作用机制
抗胆碱药	苯海索、苯扎托品、丙环定	拮抗 M 胆碱受体，减弱黑质纹状体通路中乙酰胆碱的作用。此类药物抗震颤和强直效果较好，可用于少数不能接受 L-多巴（L-dopa）或多巴胺受体激动药的患者
拟多巴胺类药		
1. 多巴胺前体药	左旋多巴	直接增加脑内多巴胺浓度，至今仍是治疗 PD 最有效、最基本的药物
2. 促多巴胺释放药	金刚烷胺	能促进 L-dopa 进入脑循环，增加多巴胺的合成、释放，使突触间隙多巴胺的浓度增加；还能拮抗兴奋性氨基酸受体（NMDA 受体）发挥抗 PD 作用
3. 多巴胺受体激动药	溴隐亭、吡贝地尔、普拉克索、罗匹尼罗	可直接选择性作用于多巴胺受体，提高多巴胺功能
4. 左旋多巴增效药		
（1）外周氨基酸脱羧酶抑制药	卡比多巴、苄丝肼	使 L-dopa 在外周的脱羧反应被抑制，进入中枢神经的量增加
（2）单胺氧化酶 B（MAO-B）抑制药	司来吉兰	可选择性抑制中枢神经系统单胺氧化酶，降低脑内 DA 降解代谢，使 DA 浓度增加
（3）儿茶酚-O-甲基转移酶（COMT）抑制药	托卡朋、恩他卡朋	抑制外周 L-dopa 的降解，使更多的 L-dopa 进入脑组织发挥作用

（二）治疗药物的选用

根据临床症状严重度的不同，可以将 PD 的病程分为早期和中晚期，即将 Hoehn-Yahr 1～2.5 级定义为早期，Hoehn-Yahr 3～5 级定义为中晚期。

1. 早期 PD 的治疗

PD 一旦发生将随着时间的推移而渐进性加重，有证据提示在疾病早期阶段的病程进展较后期阶段要快。因此，一旦早期诊断，即应早治疗。早期的药物治疗，一般多予单药治疗，但也可采用优化的小剂量多种药物（体现多靶点）的联合应用，力求达到疗效最佳、维持时间更长而运动并发症发生率最低的目标。

（1）复方 L-dopa：L-dopa 是 PD 最有效的对症治疗药物，对强直、运动减少和震颤等运动症状均有很好的疗效。虽然随着疾病进展和 L-dopa 长期使用会产生症状波动和运动并发症，但早期应用小剂量 L-dopa（每日 400 mg 以内）并不增加异动症的产生。因此，应在满足控制症状的前提下尽可能使用低的有效剂量，初始剂量一般为 62.5 ~ 125 mg，每日 2 ~ 3 次。大剂量的 L-dopa 和病程的长期发展引起异动症的可能性更大。因此，早期并不建议刻意推迟使用 L-dopa，特别对于晚发型 PD 病患者或者运动功能改善需求高的较年轻患者，复方 L-dopa 可以作为首选。复方 L-dopa 包括多巴丝肼片和卡左双多巴，前者为苄丝肼和 L-dopa 的复方制剂，后者为卡比多巴和 L-dopa 的复方制剂。卡比多巴和苄丝肼均为氨基酸脱羧酶抑制药，与 L-dopa 合用时仅能抑制外周氨基酸脱羧酶，由于 L-dopa 在外周的脱羧作用被抑制，进入中枢神经系统的 L-dopa 增加，使用量可减少 75%，而使不良反应明显减少，症状波动减轻。复方 L-dopa 常释剂起效快，而缓释片维持时间相对长，但起效慢、生物利用度低，在使用时，尤其是两种不同剂型转换时需加以注意。

（2）多巴胺受体激动药：此类药物根据其化学结构不同可分为两类，麦角类（包括溴隐亭、培高利特、β-二氢麦角隐亭、卡麦角林和麦角乙脲）和非麦角类（包括普拉克索、罗匹尼罗、吡贝地尔、罗替戈汀和阿扑吗啡）。由于麦角类多巴胺受体激动药易引起心脏瓣膜病变和肺胸膜纤维化，故临床已使用较少，其中培高利特在国内已停用。非麦角类多巴胺受体激动药的长半衰期制剂能避免对纹状体突触后膜的多巴胺受体产生"脉冲"样刺激，从而可预防或减少运动并发症，因此，目前非麦角类多巴胺受体激动药推荐为首选药物，尤其适用于早发型 PD 患者的病程初期。此类药物均应从小剂量开始，逐渐增加剂量至获得满意疗效而不出现不良反应。其不良反应与 L-dopa 相似，但它的症状波动和异动症发生率较 L-dopa 低，而直立性低血压、脚踝水肿和精神异常（幻觉、食欲亢进、性欲亢进等）的发生率较 L-dopa 高。

（3）单胺氧化酶 B 抑制药：第一代 MAO-B 抑制药司来吉兰为选择性 MAO-B 抑制药，能迅速通过血脑屏障，降低脑内多巴胺降解代谢，使多巴胺浓度增加，有效时间延长。与 L-dopa 合用后，能增加疗效，降低 L-dopa 用量，减少外周不良反应，并能消除长期使用 L-dopa 出现的"开关反应"。此类药物主要推荐用于治疗早期 PD 患者，特别是早发型或者初治的 PD 患者，也可用于进展期的 PD 患者的附加治疗。在改善运动并发症方面，第二代 MAO-B 抑制药雷沙吉兰相对于司来吉兰证据更充分。同类药物沙芬酰胺对 MAO-B 具有较高的选择性，能够可逆性地抑制其作用，从而增加脑内多巴胺水平。沙芬酰胺对 MAO-B 的选择性较 MAO-A 强 5 000 倍，远大于司来吉兰和雷沙吉兰。

（4）儿茶酚-O-甲基转移酶抑制药：抑制 COMT 可降低 L-dopa 的降解，并减少 COMT 代谢途径产物 3-O-甲基多巴对 L-dopa 转运入脑的竞争性抑制作用，可增加 L-dopa 的生物利用度和提高纹状体中 L-dopa 和多巴胺浓度。此类药物主要有恩他卡朋、托卡朋和奥匹卡朋以及与复方 L-dopa 组合的恩他卡朋双多巴片（恩他卡朋/左旋多巴/卡比多巴复合制剂）。

在疾病早期首选恩他卡朋双多巴片治疗可以改善症状，恩他卡朋须与复方 L-dopa 同服，单用无效。

（5）抗胆碱药：抗胆碱药可阻断中枢 M 受体，减弱纹状体中乙酰胆碱的作用，疗效不如 L-dopa。用于轻症患者和不能耐受 L-dopa 或禁用 L-dopa 的患者。苯海索和苯扎托品抗震颤效果好，也能改善运动障碍和肌肉强直，对无震颤的患者不推荐应用此类药物。对 60 岁以下的患者要定期筛查认知功能，一旦发现认知功能下降则应停用；对 60 岁以上的患者尽可能不用或少用，若必须应用则应控制剂量。

（6）金刚烷胺：可通过多种方式加强多巴胺的功能，如促进 L-dopa 进入脑循环，增加多巴胺合成、释放和减少多巴胺重摄取等，表现出多巴胺受体激动药的作用。近年来认为其作用机制与阻断兴奋性氨基酸受体（NMDA-Glu 敏感）有关。它对 PD 的肌肉强直、震颤和运动障碍的缓解作用较强，见效快，作用时间短，连用数日即可获最大疗效，但连用 6～8 周后疗效逐渐减弱。

2. 中晚期 PD 的治疗

中晚期 PD 的临床表现更为复杂，除了有疾病本身的进展外，还包括药物不良反应或运动并发症的出现。对中晚期 PD 患者的治疗，既要继续力求改善运动症状，又要处理一些运动并发症和非运动症状。

（1）运动并发症的治疗。

1）症状波动及其处理。长期服用 L-dopa 或复方 L-dopa 后，一些患者出现症状波动。常见的如下。①剂末恶化现象：每次服药后有效时间缩短，在下一次服药前 1～2 小时症状恶化，再服药则恶化症状消失，常因清晨症状加重而被患者首先注意，应将每日 L-dopa 的剂量分成多次小剂量服用。②开关现象："开"的时相 PD 症状减弱，伴有多动；"关"的时相症状加重。此类现象不能预知，与药物剂量无关，可能与受体敏感度有关。一旦产生，则 L-dopa 制剂应减量或停用 7～10 日，使多巴胺受体复敏后再从小剂量开始服用，也可改用多巴胺受体激动药、抗胆碱药、MAO-B 抑制药、COMT 抑制药等。要注意改善 L-dopa 吸收、转运，减少蛋白摄入（每日小于 1 g/kg），促进胃肠运动（西沙必利等），稳定 L-dopa 血浆浓度，增加用药次数，使用控释制剂等。

2）运动障碍及其处理。①剂量高峰多动症：表现为剂量高峰期躯干和肢体的舞蹈样动作；常出现在用药 2～3 小时后，可能与用药过量或受体超敏有关，不能预知，减量或停药可改善或消失，也可用舒必利或硫必利治疗。②晨僵：表现为清晨不能运动，以腿、足痉挛多见，与 L-dopa 浓度有关，可睡前改用 L-dopa 控释片或多巴胺受体激动药，也可使用巴氯芬、锂剂治疗。③双相多动：有些患者的不随意运动与 L-dopa 作用出现和消退相关联，这种双相多动常表现为较突出的肌张力障碍，并与肢体抽动、投掷样动作混合在一起。双相多动主要见于起病年龄较轻的患者，较剂量高峰多动少见，但比剂量高峰多动严重，处理起来极为棘手。有报道氯氮平能改善 PD 的不随意运动和开关现象，对静止性震颤有一定疗效，开始每日 25 mg，逐渐增量，每日剂量最高可达 200～300 mg。

3）PD 治疗药物引起精神症状的处理。①减少 PD 治疗药物用量。②减少或停用抗胆碱药或金刚烷胺，减少或停用多巴胺受体激动药，将左旋多巴减至最低有效剂量。③给予抗精神病药，如氯氮平等。

（2）非运动症状的治疗：非运动症状在 PD 的各个阶段都可能出现，主要包括睡眠障碍、感觉障碍、自主神经功能障碍和精神及认知障碍。有些非运动症状如嗅觉减退、快速眼球运动期睡眠、便秘和抑郁等比运动症状出现得更早。非运动症状严重影响患者的生活质量，因此在治疗 PD 患者的运动症状的同时也需要治疗患者的非运动症状。

1）睡眠障碍：PD 患者中有 60% ~ 90% 的伴有睡眠障碍，睡眠障碍是最常见的非运动症状。主要包括失眠、快速眼动睡眠行为障碍（RBD）、白天过度嗜睡（EDS），其中约50% 以上的患者伴有 RBD。伴有 RBD 患者，发作频繁时可在睡前给予褪黑素或氯硝西泮。患者的失眠若与服用的 PD 治疗药物如司来吉兰和金刚烷胺有关，尤其在傍晚服用者，首先需改变服药时间；若与 PD 病夜间运动症状有关，主要是多巴胺能药物的夜间血药浓度过低，应加用多巴胺受体激动药的缓释片、复方 L-dopa 缓释片或 COMT 抑制药，则能够改善患者的睡眠质量。RBD 和失眠患者常常合并 EDS，如果患者在每次服药后出现嗜睡，提示药物过量，应适当减小剂量或用控释剂代替常释剂将有助于改善 EDS。

2）感觉障碍：主要包括嗅觉减退、疼痛或麻木和不宁腿综合征。其中嗅觉减退最为常见，一般可早于运动症状出现之前多年发生，但目前尚无有效改善措施。疼痛在 PD 患者中也较为常见，引起疼痛的病因有多种，可以是由 PD 本身引起，也可能是关节病变引起。如果 PD 治疗药物"开"期疼痛减轻或消失，"关"期再次出现，则提示由 PD 本身所致，可以调整多巴胺能药物治疗以延长"开"期。反之则由其他原因引起，需要根据疼痛的类型予以相应的治疗。对不宁腿综合征的 PD 患者，可在入睡前服用多巴胺受体激动药或复方L-dopa 治疗。

3）自主神经功能障碍：包括便秘、泌尿障碍和体位性低血压等。治疗便秘，可通过摄入足够的液体、高纤维饮食或温和的导泻药及促进胃动力药物可有效缓解，同时停用抗胆碱药。对泌尿障碍的治疗，可采用如奥昔布宁、溴丙胺太林、托特罗定和莨菪碱等外周抗胆碱药。对伴有体位性低血压患者应增加盐和水的摄入量，睡眠时抬高头位，并避免快速地变换体位，药物治疗可首选 α 肾上腺素受体激动药米多君治疗。

4）精神及认知障碍：主要包括抑郁和（或）焦虑、幻觉和妄想、冲动强迫行为和认知减退及痴呆。引起精神及认知障碍的病因可能是由 PD 治疗药物诱发，也可能是由疾病本身导致，治疗时应注意区分。若是前者因素则应依次逐减或停用，抗胆碱药、金刚烷胺、MAO-B 抑制药、多巴胺受体激动药，若症状无明显缓解，最后可减少复方 L-dopa 剂量，但有增加 PD 运动症状的风险。若为后者因素，就要考虑对症用药。

（孙彩丽）

第五节　痴呆

痴呆是大脑皮质功能衰退的一种临床综合征，主要表现为进行性记忆、认知和行为障碍。根据病因不同，可分为以下类型：阿尔茨海默病（AD）、血管性痴呆（VD），以及其他神经系统疾病引起的痴呆等。

一、病因和发病机制

（一）阿尔茨海默病发病机制

AD 患者大脑表现出脑萎缩，中枢神经系统内神经元和神经突触明显减少或消失，这种改变在与认知能力相关区域如海马及相关皮质部位尤为明显。脑组织布满神经元内纤维缠结、老年斑并沉积大量β淀粉样蛋白（Aβ）。神经元内纤维缠结由处于超磷酸化状态的微管相关τ蛋白构成的双螺旋纤维丝组成，老年斑存在于细胞外基质部分，β淀粉样蛋白主要沉积于细胞外。许多神经递质，如乙酰胆碱、5-羟色胺、去甲肾上腺素、多巴胺、P物质（P）等减少也与AD发病关。在复杂的AD病因学研究中发现，高龄及遗传因素与AD发病有关。

（二）血管性痴呆发病机制

VD是在脑动脉硬化的基础上，伴有多发性脑梗死所导致的痴呆综合征，又称多发梗死性痴呆。另一种情况是有慢性脑缺血但不一定伴有明显脑梗死，如皮质下动脉硬化性脑病。VD的根本原因是脑动脉硬化引起脑组织长期供血不足，以高血压脑动脉硬化和糖尿病性脑动脉硬化最为常见。VD中以皮质或皮质下梗死性痴呆最常见，痴呆的发生与梗死的容积和部位都有密切关系。脑血流降低也是引起VD的重要因素，造成脑血流下降的原因，一是脑动脉狭窄或闭塞导致脑组织灌流量降低；二是脑组织的兴奋性降低，导致脑代谢率的降低和脑血流量的下降。

（三）其他痴呆发病机制

神经系统许多疾病均可出现痴呆，最常见的有以下3种。

1. 正常颅内压性脑积水

临床主要特征为进行性痴呆，伴共济失调、步态不稳和尿失禁。颅脑影像学检查显示，两侧脑室扩大，两前角交叉在1 200以上。腰椎穿刺脑脊液压力正常，侧脑室引流可改善症状。

2. 克罗伊茨费尔特—雅各布病

本病是由朊病毒感染引起的慢性进行性疾病。主要临床特点除痴呆外，还表现四肢肌张力升高、手肌萎缩、肌阵挛发作、脑电图出现正向棘波及三相波，目前无特殊治疗方法。

3. 锥体外系疾病伴发痴呆

如帕金森病晚期、亨廷顿病（Huntington disease）等都可伴发痴呆。这类伴发痴呆诊断没有困难，以治疗本身原发疾病为主，痴呆治疗为辅。

二、临床表现

1. 记忆障碍

记忆力减退，是痴呆的最早表现，尤其是近事记忆减退更明显。经常遗失东西，忘记约会，无法学习新鲜事物。随着记忆障碍的明显加重，常会出现定向障碍，离家后找不到回家的道路。

2. 认知障碍

表现为对时间、地点的认知错误，对社会、家庭人员关系的认知错误，如将儿子当兄弟等。有些患者还可出现语言障碍，不能准确表达意思，也不能理解别人的讲话等。疾病严重时，可出现一般常识性认知困难，直至完全丧失生活能力。

3. 行为障碍

轻者表现出性格改变或是夸夸其谈、言过其实或是退缩孤独、自言自语。常有无目的的动作如独自房内行走，外出不能回家，不能睡到自己床上等表现。部分患者可有精神症状，如幻觉、躁狂、兴奋、冲动。后期患者常有衣衫褴褛、不修边幅、言语不能、行为退缩或冲动等表现，但一般无昏迷。

三、治疗原则

1. 阿尔茨海默病

AD 的治疗主要从以下 4 个方面着手：①治疗行为症状和心理症状，应治疗的靶症状包括躁动、攻击、压抑、焦虑、冷漠、睡眠或食欲改变、记忆减退、语言障碍、注意力分散、定向错误、智能减退等，常针对特定的靶症状采用相应的抗精神病药物治疗；②采用中枢胆碱酯酶抑制药改善患者的记忆功能和认知功能；③采用脑血管扩张药或钙通道阻滞剂，改善脑循环，减轻脑缺血损伤，保护神经功能；④采用改善脑代谢剂如胞磷胆碱、脑蛋白水解物（脑活素）等，改善脑组织的营养和能量供给，促进脑内葡萄糖和氨基酸的代谢利用；⑤采用 β 分泌酶抑制药、γ 分泌酶抑制药能减少兴奋性氨基酸含量，改善关键病理蛋白代谢。

2. 血管性痴呆

对 VD 的治疗类似于 AD，但更重视改善脑循环，增加脑血流量，改善脑缺血缺氧，既有利于防治衰老，又利于促进记忆和智能的恢复。脑细胞代谢活化剂和钙通道阻滞剂的应用也受到重视，有提高智能、增强记忆和抗衰老作用。

四、药物治疗

（一）治疗药物分类

痴呆治疗药物分类见表6-4。

表6-4　痴呆治疗药物分类

药物分类	代表药物	作用机制
中枢乙酰胆碱酯酶抑制药	多奈哌齐、卡巴拉汀、石杉碱甲	抑制乙酰胆碱酯酶，延缓 ACh 代谢，增加 ACh 功能
M_1 受体激动药	占诺美林	选择性激动胆碱 M_1 受体发挥作用
NMDA 受体拮抗剂	美金刚	是兴奋性 NMDA 受体拮抗剂
促脑功能恢复药	双氢麦角毒碱、尼麦角林、茴拉西坦、银杏叶制剂	刺激尚存活的脑细胞充分发挥代偿功能，扩张脑血管，改善大脑血液循环，增加脑血流量和对葡萄糖的利用，促进脑组织代谢
分泌酶抑制药	β 分泌酶抑制药、γ 分泌酶抑制药	抑制水解淀粉样前体蛋白的 β 分泌酶、γ 分泌酶的活性，减少 β 淀粉样蛋白的产生
钙通道阻滞剂	尼莫地平	清除自由基，降低脂质过氧化反应。选择性作用于脑血管，改善脑血管痉挛

（二）治疗药物的选用

1. 痴呆行为和心理症状用药

痴呆行为和心理症状的治疗应包括环境治疗、行为和心理症状治疗。

（1）环境治疗：指医护人员和照料者在内的一切环境因素对痴呆行为和心理症状的治疗作用。要求医务人员或照料者尊重患者，保持一种始终如一的、宽容大度的关心体贴。

（2）行为和心理症状治疗：主要针对的靶症状包括徘徊倾向、暴力倾向、睡眠日夜颠倒、进食障碍等。痴呆行为和心理症状虽可治疗，但有很大的难度。首先，要根据患者的靶症状来选择药物；其次，还要考虑到治疗药物的不良反应对患者可能造成的影响，如传统抗精神病药的锥体外系不良反应，要用抗胆碱药治疗，而抗胆碱药会影响患者的意识水平并加重认知功能障碍。

抑郁症状在痴呆患者的出现率可高达 80%。痴呆患者伴发抑郁症状时，应首选选择性 5-羟色胺再提取抑制药如舍曲林、氟西汀、帕罗西汀等。新一代的单胺氧化酶抑制药，可选择性抑制 MAO-A 如吗氯贝胺或 MAO-B 如司来吉兰，对 AD 患者伴发的抑郁症状有效。

AD 患者伴发轻度焦虑与夜间失眠时，可应用苯二氮䓬类药物，如奥沙西泮、劳拉西泮、阿普唑仑等。

经典抗精神病药如氯丙嗪、替沃噻吨、氟哌啶醇、硫利达嗪等一直是治疗痴呆行为和心理症状的主要药物，经典抗精神病药的主要缺点是易产生锥体外系不良反应且反应严重。

新型抗精神病药包括利培酮、奥氮平、舍吲哚等，这些药物对多种行为和心理症状的疗效要优于经典抗精神病药，而且其锥体外系反应轻微，对老年患者更为合适。

丙戊酸钠和卡马西平对痴呆患者躁狂样症状、攻击行为有一定的治疗作用。不恰当的性行为多发生于男性老年痴呆患者，使用雌激素可以减少患者生理方面和性方面的攻击行为。

2. 改善痴呆用药

（1）AD 治疗药物的选用：轻至中度 AD 患者可使用双氢麦角毒碱、茴拉西坦、银杏叶制剂等，它们能够促进脑代谢，对提高患者注意力、稳定情绪有一定的作用，对部分轻度记忆力减退有一定的改善作用。盐酸多奈哌齐和盐酸他克林都是可逆性胆碱酯酶抑制药，区别在于多奈哌齐对中枢胆碱酯酶，如乙酰胆碱酯酶，有高度特异性，可明显改善患者记忆和认知功能。多奈哌齐的有效剂量是 5 mg 或 10 mg，每日 1 次，连服 14 日达稳态血药浓度。多奈哌齐可引起失眠，应在白天服用。本品口服吸收良好，饮食不影响对其吸收，老年人或肝、肾疾病患者不需要调整剂量。不良反应是胆碱能兴奋症状，包括恶心、腹泻、失眠、呕吐、肌痉挛、疲乏和厌食，经常是轻度且一过性的，没有肝毒性。多奈哌齐与同时应用的拟胆碱药或其他胆碱酯酶抑制药（如琥珀胆碱）有协同作用，与抗胆碱药有拮抗作用。

中至重度 AD 患者可使用卡巴拉汀治疗。研究表明，AD 患者日常生活能力、行为和认知功能的损害与脑中乙酰胆碱不足有关。人脑中乙酰胆碱的水平由两种酶即乙酰胆碱酯酶（AChE）和丁酰胆碱酯酶（BuChE）共同调节，卡巴拉汀的独特之处在于既能抑制乙酰胆碱酯酶，也抑制丁酰胆碱酯酶，升高脑内 ACh 作用明显。本品采用阶梯渐进式服药法，开始每日服用 3 mg（每日 1.5 mg，2 次），4 周后增到每日 6 mg，如能耐受，隔 4 周后可再加到每日 9 mg，甚至达到每日 12 mg，应针对患者的具体反应，缓慢增加。早晚各 1 次服药，与食物同服效果更好。恶心、呕吐、食欲缺乏等不良反应一般为轻至中度，持续时间短，可自行消失。卡巴拉汀能影响抗胆碱药的活性，所以它不应与其他抗胆碱药合用。

占诺美林是毒蕈碱 M₁ 受体选择性激动药，对 M2、M3、M4、M5 受体作用很弱，易透过血脑屏障，且皮质和纹状体的摄取率较高，是目前发现的选择性最高的 M1 受体激动药之一。服用本品后，AD 患者的认知功能和动作行为有明显改善。但因胃肠不适以及心血管方面的不良反应，部分患者中断治疗。

美金刚为 NMDA 受体的非竞争性拮抗剂，可与 NMDA 受体结合。谷氨酸以病理量释放时，美金刚可减少谷氨酸的神经毒性作用，当谷氨酸释放过少时，美金刚可改善记忆过程所需谷氨酸的传递。它是第一个用于晚期阿尔茨海默病的 NMDA 受体的非竞争性拮抗剂，将美金刚与 AChE 抑制药合用效果更好。该药的用法为口服，第 1 周剂量为每日 5 mg（晨服），第 2 周每日 10 mg（每次 5 mg，每日 2 次），第 3 周每日 15 mg（早上服 10 mg，下午服 5 mg），第 4 周开始以后服用推荐的维持剂量每日 20 mg（每次 10 mg，每日 2 次）。服后有轻微眩晕、不安、头重、口干等。饮酒可加重不良反应。

（2）VD 治疗药物的选用：尼莫地平口服吸收快，1 小时达血药浓度峰值，但肝脏首过效应明显，口服生物利用度仅 13% 左右。VD 患者口服每次 40 mg，每日 3~4 次，连续使用 1 个月。尼莫地平注射剂每日 10~20 mg 加入 5% 葡萄糖注射液中静脉滴注，开始宜缓慢滴注，如果耐受性良好，尤其无明显血压下降时，2 小时后可酌情加快滴速，使用 5~14 日后改为口服。口服可有一过性消化道不适、头晕、嗜睡和皮肤瘙痒等反应，静脉给药可致血压轻微下降，头痛、头晕等。

尼麦角林能阻断 α_1 受体，增加脑血流供应，改善脑细胞能量代谢，促进脑细胞蛋白质合成。治疗缺血性脑血管病，改善短期及长期记忆，促进记忆和智能的恢复。口服易吸收，生物利用度高，每次 5~10 mg，每日 3 次。本品能增强普萘洛尔对心脏的抑制作用，应避免合用。

双氢麦角碱能阻断交感神经 α 受体，兴奋多巴胺和 5-羟色胺受体，增加脑血流量和脑细胞对氧的利用，适用于治疗慢性脑血管病后期的脑功能减退、轻至中度血管性痴呆，预防偏头痛和血管性头痛。本品口服吸收不完全，肝脏首过效应明显，生物利用度仅 10% 左右。成人口服或含服，每次 1~2 mg，每日 3 次，餐前用，12 周为 1 个疗程。

（孙彩丽）

第七章

消化系统疾病的药物治疗

消化系统主要包括食管、胃、肠、肝、胆、胰腺等脏器，对人体的消化、吸收、代谢、排泄功能至关重要，消化系统各脏器的器质性和功能性疾病十分常见，严重危害身体健康。本章选取消化性溃疡、胃食管反流病、炎症性肠病、上消化道出血等临床常见疾病，重点介绍其药物治疗的理论和方法，以期指导临床安全、有效、个体化治疗。

第一节　消化性溃疡

消化性溃疡是指在各种致病因子的作用下，黏膜发生炎症反应与坏死脱落，形成溃疡。溃疡的黏膜坏死缺损可穿透黏膜肌层，严重者可达固有肌层或更深。病变可发生于食管、胃或十二指肠，也可发生于胃—空肠吻合口附近或含有胃黏膜的 Meckel 憩室内。95% 的消化性溃疡发生于胃、十二指肠，故通常所说的消化性溃疡多指胃溃疡和十二指肠溃疡。消化性溃疡在全世界均常见，人群中约有 10% 在其一生中患过消化性溃疡。十二指肠溃疡和胃溃疡之比约为 3 ∶ 1。青壮年多发，男女发病比为 2 ∶ 1 ~ 5 ∶ 1。自然复发率较高，1 年的自然复发率为 60% ~ 80%。胃溃疡的发病年龄一般较十二指肠溃疡迟 10 年。

一、病因和发病机制

近年来实验与临床研究表明，胃酸分泌过多、幽门螺杆菌（Hp）感染和胃黏膜保护作用减弱等因素是引起消化性溃疡的主要环节。胃排空延缓、胆汁反流、胃肠肽的作用、遗传因素、药物因素、环境因素和精神因素等都与消化性溃疡的发生有关。消化性溃疡的发病机制主要与胃、十二指肠黏膜的损伤因素和黏膜保护因素之间失衡有关。胃溃疡以保护因素减弱为主，十二指肠溃疡以损伤因素增强为主。

1. 损伤因素增强

（1）胃酸/胃蛋白酶分泌增加：胃液的消化作用是消化性溃疡形成的基本条件。胃酸由胃内壁细胞分泌，可激活胃蛋白酶原成为有活性的胃蛋白酶，加重对黏膜的侵袭作用。壁细胞基底膜上有 3 种受体：组胺受体、胆碱受体和促胃液素受体，可与相应配体结合，通过壁细胞内的第二信使 cAMP 和钙，进一步激活壁细胞分泌性膜蛋白即质子泵 $H^+ - K^+ - ATP$ 酶，促进胃酸分泌。壁细胞总量增加导致泌酸量增加，局部胃酸消化作用增强或促胃酸分泌的激素分泌增加，均可能引起胃酸/胃蛋白酶的侵袭作用增强，导致溃疡形成。

（2）幽门螺杆菌（Hp）感染：Hp 感染是消化性溃疡形成的主要原因之一，消化性溃疡患者的 Hp 检出率显著高于普通人群，根除 Hp 后溃疡的复发率可明显下降。Hp 致溃疡可能与以下因素有关：通过细菌外形（鞭毛）、运动和黏附作用直接损伤黏膜；酶（尿素酶等）、细胞毒素（空泡毒素、细胞毒素相关蛋白质等）、毒力因子（胃型黏膜定植因子和诱发组织损害因子）等诱发局部炎症和免疫反应，损害局部黏膜的防御修复机制；刺激促胃液素和胃酸分泌。

（3）服用非甾体抗炎药：长期服用非甾体抗炎药（NSAID）可诱发消化性溃疡，发生率约 20%。其损伤机制包括①直接损伤胃黏膜；②抑制 COX-1 活性，减少有黏膜保护作用的内源性前列腺素的合成和分泌。

2. 保护因素减弱

胃、十二指肠保护因素主要包括黏液/碳酸氢盐屏障、黏膜屏障、黏膜血流、上皮再生能力以及前列腺素等，上述因素可中和胃酸、阻滞 H^+ 逆弥散、提供营养和促进黏膜上皮更新修复。胃溃疡发生常与各种原因导致保护因素减弱有关。

3. 其他因素

胃、十二指肠运动异常、应激、精神心理因素和疾病因素均可通过影响黏膜损伤因素和保护因素之间的平衡导致消化性溃疡。此外，吸烟、饮酒、饮食、药物和遗传等因素均与消化性溃疡的形成有关。

二、临床表现

1. 消化性溃疡的疼痛特点

（1）长期性：由于溃疡发生后可自行愈合，但愈合后又易复发，故常有上腹疼痛长期反复发作的特点。整个病程平均 6~7 年，有的可长达一二十年，甚至更长。

（2）周期性：上腹疼痛呈反复周期性发作为溃疡的特征之一，尤以十二指肠溃疡更为突出。中上腹疼痛发作可持续几日、几周或更长，继以较长时间的缓解。全年都可发作，但以春、秋季节多见。

（3）节律性：溃疡疼痛与饮食之间的关系具有明显的相关性和节律性。在一天中，凌晨 3 点至早餐胃酸分泌最低，故在此时间内很少发生疼痛。十二指肠溃疡的疼痛好发于两餐之间，持续不减直至下餐进食或服制酸药物后缓解。部分十二指肠溃疡患者由于夜间的胃酸较高，尤其在睡前曾进餐者，可发生半夜疼痛。胃溃疡疼痛的发生较不规则，常在餐后 0.5~1 小时发生，经 1~2 小时后逐渐缓解，直至下餐进食后再出现上述节律。

（4）疼痛部位：十二指肠溃疡的疼痛多出现于中、上腹部，或在脐上方或在脐上方偏右处；胃溃疡疼痛的位置也多在中、上腹，但稍偏高处或在剑突下和剑突下偏左处。因为空腔内脏的疼痛在体表上的定位一般不十分确切，所以疼痛的部位也不一定准确反映溃疡所在的解剖位置。

（5）疼痛性质：多呈钝痛、灼痛或饥饿样痛，一般较轻而能耐受，持续性剧痛往往提示溃疡出血或穿孔。

（6）影响因素：疼痛常因精神刺激、过度疲劳、饮食不慎、药物影响和气候变化等因素诱发或加重，可因休息、进食、服制酸药、以手按压疼痛部位和呕吐等方法减轻或缓解。

2. 消化性溃疡的其他症状与体征

除中、上腹疼痛外，还有唾液分泌增多、胃灼热感、反胃、嗳酸、嗳气、恶心和呕吐等胃肠道症状。食欲多保持正常，但偶可因食后疼痛发作而畏食，以致体重减轻。全身症状可有失眠等神经官能症的表现或有缓脉、多汗等自主神经系统功能紊乱的症状。溃疡发作期中、上腹部可有局限性压痛，程度不重，压痛部位多与溃疡的位置基本相符。

三、治疗原则

（一）一般治疗原则

乐观的情绪，规律的生活，工作宜劳逸结合，避免过度劳累和精神紧张，无论在本病的发作期或缓解期均很重要。饮食原则强调定时进食，细嚼慢咽，避免急食，饮食不过饱，餐间避免零食，睡前不宜进食；在急性活动期，以少吃多餐为宜，每日进餐 4~5 次；应戒烟酒，并避免咖啡、浓茶、浓肉汤和辣椒、酸醋等刺激性调味品或辛辣的饮料，以及损伤胃黏膜的药物。服用 NSAID 者，应立即停用，以消除病因。活动期患者休息是必要的，严重者应住院、卧床休息，有紧张、焦虑、失眠等症状者可短期给予镇静剂。

（二）药物治疗原则

消化性溃疡活动期、合并出血等并发症以及其他治疗失败的病例治疗首选质子泵抑制剂（PPI）。对于老年人消化性溃疡、难治性溃疡、巨大溃疡和复发性溃疡，建议在抑酸、抗 Hp 治疗的同时，联合应用胃黏膜保护剂。对腹痛症状明显的患者，在治疗开始阶段加用抗酸药，有助于迅速缓解疼痛。消化性溃疡合并胃食管反流或腹胀症状明显时可联合使用胃动力药。为预防溃疡复发，对部分反复发作或必须长期服用 NSAID 的患者可采用维持治疗。前列腺素衍生物对防治 NSAID 导致的溃疡有一定疗效，可作为长期服用 NSAID 患者的二线用药。消化性溃疡伴有 Hp 感染时必须联合抗菌药物根除 Hp。

四、药物治疗

（一）治疗药物分类

1. 抑酸药

抑酸药是目前治疗消化性溃疡最主要的药物，包括 H_2 受体拮抗剂、质子泵抑制剂、抗胆碱药物和促胃液素受体拮抗剂。

（1） H_2 受体拮抗剂：选择性竞争结合胃壁细胞膜上的 H_2 受体，使组胺不能与受体结合，从而减少胃酸分泌，降低胃酸和胃蛋白酶活性。目前临床广泛应用的有第一代的西咪替丁，第二代的雷尼替丁，第三代的法莫替丁、尼扎替丁和罗沙替丁等。几种 H_2 受体拮抗剂的比较见表 7-1。

表 7-1　常用的 H_2 受体拮抗剂

药物名称	生物利用度/%	达血药峰值时间/h	半衰期/h	有效血药浓度维持时间/h	相对抑酸活力	剂量	对肝药酶的抑制
西咪替丁	60~70	0.75~1.5	2	5	1.0	0.4 g 每日 2 次或每餐 0.2 g 加临睡前 0.4 g（0.8 g 每晚 1 次）*	+

药物名称	生物利用度/%	达血药峰值时间/h	半衰期/h	有效血药浓度维持时间/h	相对抑酸活力	剂量	对肝药酶的抑制
雷尼替丁	50~60	1~2	2~3	8~12	5.01	50 mg 每日 2 次（75 mg 每晚 1 次）	+/-
法莫替丁	43	1~3.5	2.5~4	12	40.0	20 mg 每日 2 次（20 mg 每晚 1 次）	-
尼扎替丁	70~90	1~3	1~2	8	5.0	150 mg 每日 2 次（150 mg 每晚 1 次）	-
罗沙替丁	85	1~3	4	8~12	6.0	75 mg 每日 2 次（75 mg 每晚 1 次）	-

注 * 括号内为维持剂量。

（2）质子泵抑制剂：PPI 吸收入血后转运至胃黏膜壁细胞，在分泌管的酸性环境中被质子化，转化为具有生物活性的次磺酸和次磺酰胺后，与 H^+-K^+-ATP 酶的巯基脱水偶联形成不可逆的共价二硫键，使 H^+-K^+-ATP 酶不可逆性失活，阻滞 H^+ 分泌的最后环节，达到较强和较长时间抑制胃酸分泌的效果。表 7-2 为几种常用的质子泵抑制剂药动学参数。

表7-2 常用的质子泵抑制剂

药物名称	生物利用度/%	达血药峰值时间/h	半衰期/h	食物与生物利用度的关系	主要代谢途径（代谢比率/%）	肾清除/%
奥美拉唑	60	0.5~7	0.5~1.0	延迟吸收，总量无影响	CYP2C19（R87，S40）和 CYP3A4	70~81
泮托拉唑	77	2.5	1.0	无影响	CYP2C19（N/A）	80
兰索拉唑	80	1.5~2.2	1.3~1.7	无影响	CYP2C19 和 CYP3A4	13.1~14.3
雷贝拉唑	52	3.1	1~2	无影响	系统性非酶还原代谢	90
埃索美拉唑	89	1~2	1.3	减小（餐前 1 小时服用）	CYP3A4（57）和 CYP2C19	80
艾普拉唑	41.3~69.1	2.7~4.9	2.7~4.3	延迟吸收（空腹服用）	CYP3A4	尿中无原型药

（3）其他药物：抗胆碱药物和促胃液素受体拮抗剂可分别通过竞争性阻断壁细胞上的 M 胆碱受体和促胃液素受体而减少胃酸分泌。抗胆碱代表药物哌仑西平的抑酸作用比 H_2 受体拮抗剂稍弱，可使空腹和进餐刺激的胃酸分泌分别减少 50% 和 30%。促胃液素受体拮抗剂代表药物丙谷胺，除抑制胃酸分泌外，还可抗平滑肌痉挛，促进胃黏膜上皮再生。这两类药物由于疗效相对不佳，临床很少单独使用。

2. 抗酸药

抗酸药是一类能中和胃酸、降低胃内容物酸度，迅速缓解胃灼热、疼痛等症状的弱碱性无机化合物。抗酸药一般分为两类。①吸收性抗酸药：此类药物（如碳酸氢钠）经口服后，除在胃内中和胃酸外，尚易被肠道吸收而引起碱血症，因此还可用于酸血症和碱化尿液。②非吸收性抗酸药：此类药物含有难吸收的阳离子，口服后只能直接中和胃酸而不被胃肠道吸收。有些胶体制剂（如氢氧化铝凝胶、三硅酸镁）除能中和胃酸外，还能在溃疡面上形成一层保护性薄膜，减少胃酸和胃蛋白酶对溃疡面的腐蚀和消化作用。此类药物起效快，能迅速缓解溃疡疼痛，促进溃疡愈合；但单用能否使溃疡愈合尚有争议。常用制剂有铝碳酸镁、氧化镁、氢氧化铝、碳酸钙、磷酸铝等。

3. 胃黏膜保护剂

胃黏膜保护剂主要通过增加胃黏膜细胞黏液和碳酸氢盐分泌、改善黏膜血流或在黏膜表面形成保护层增强黏膜抵抗力。常用药物有铋剂、前列腺素衍生物和硫糖铝等。铋剂中临床常用枸橼酸铋钾、枸橼酸铋和胶体果胶铋等。前列腺素衍生物的代表药物为米索前列醇。硫糖铝是硫酸蔗糖和氢氧化铝的复合物，无抗酸作用。

4. 治疗 Hp 感染的药物

常用的抗 Hp 感染药物有抗菌药物、抑酸药和铋剂等。目前尚无单一药物能有效根除 Hp，因此必须联合用药。用于抗 Hp 感染的抗菌药物应在酸性环境中较稳定，主要包括阿莫西林、四环素、甲硝唑、克拉霉素、呋喃唑酮和左氧氟沙星等。PPI 及其他抑酸药抗 Hp 的主要机制是通过提高胃内 pH，增加抗菌药物的稳定性，提高抗 Hp 疗效。铋剂可通过破坏细菌细胞壁、阻止 Hp 黏附于胃黏膜上皮和抑制 Hp 尿素酶、磷脂酶、蛋白酶活性发挥抗 Hp 作用。铋剂与抗菌药物合用有协同效应。

（二）治疗药物选用

1. 活动期溃疡的治疗

（1）抑制胃酸分泌：消化性溃疡的愈合与抑制胃酸分泌药物治疗的强度和时间呈正相关。治疗消化性溃疡时，应力争使一日中胃液 pH > 3 的时间超过 18 小时。PPI 由于抑酸作用强、疗效肯定、使用方便、安全性好，目前已作为活动期消化性溃疡治疗的首选药物，尤其是疼痛严重、合并出血或其他治疗失败的患者应首选 PPI。PPI 治疗十二指肠溃疡的疗程一般为 4~6 周、胃溃疡为 6~8 周，以溃疡是否愈合为标准。临床也可用 H$_2$ 受体拮抗剂替代 PPI 用于活动期消化性溃疡的一线治疗。H$_2$ 受体拮抗剂的抑酸效果逊于 PPI，常规采用标准剂量，每日 2 次，对十二指肠溃疡的疗程需要 8 周，用于治疗胃溃疡时疗程应更长。

1）质子泵抑制剂：PPI 抑制胃酸分泌的效果较 H$_2$ 受体拮抗剂更强，作用更持久，能更快地促进溃疡愈合，不易产生耐药性，是目前治疗消化性溃疡最常用的药物。使用标准剂量的 PPI（奥美拉唑每日 20 mg、泮托拉唑每日 40 mg、兰索拉唑每日 30 mg、雷贝拉唑每日 10 mg 和埃索美拉唑每日 20 mg）治疗 2~4 周，十二指肠溃疡的愈合率可达 80%~100%；治疗 4~8 周，胃溃疡的愈合率达 70%~90%。在同样的疗程下，应用 PPI 治疗较 H$_2$ 受体拮抗剂治疗溃疡的愈合率提高 10%~25%；对 H$_2$ 受体拮抗剂无效的消化性溃疡患者，PPI 治疗 8 周的愈合率超过 90%，12 周可达 99%。一项超过 1 000 例患者的双盲、安慰剂对照研究证实，短期、大剂量奥美拉唑治疗对促进消化性溃疡急性出血时胃黏膜愈合和预防再出血有良好疗效。NSAID 相关的消化性溃疡和糜烂，无论是否继续使用 NSAID，采用奥美拉唑每日 20 mg 口服 4~8 周通常可使溃疡愈合。对其他药物治疗无效的患者，可将剂量加倍为 40 mg，每日 1 次或 20 mg，每日 2 次。治疗胃泌素瘤的初始剂量为 60 mg，每日 1 次，视病情调整剂量至每日 20~120 mg；每日剂量超过 80 mg 时，应分 2 次服用。奥美拉唑对细胞色素 P450 有抑制作用，与地西泮、双香豆素、苯妥英钠等合用时，需注意必要时调整上述药物的剂量。不良反应较少，可有头痛、皮疹和腹泻等反应（均 < 5%）。老年人用药不需

调整剂量。兰索拉唑和泮托拉唑的疗效和不良反应发生率与奥美拉唑相当。雷贝拉唑、埃索美拉唑等新一代 PPI 起效更快，能迅速缓解症状；24 小时持续抑酸，抑酸效果更好、更彻底。主要不良反应为乏力、恶心、腹泻、头痛、头晕和皮疹，发生率为 0.7% ~2.2%。

2）H_2 受体拮抗剂：H_2 受体拮抗剂的出现曾开创了消化性溃疡药物治疗的新时代。目前临床应用 H_2 受体拮抗剂的常规剂量分别为西咪替丁 800 mg，每日 1 次，临睡前服用或 400 mg，每日 2 次，餐后及临睡前服用或 200 mg，每日 3 次，餐后服用或 400 mg，临睡前服用。肾功能不全者应根据肌酐清除率调整用量，肌酐清除率为 0 ~15 mL/min 者每日 400 mg，肌酐清除率为 15 ~30 mL/min 者每日 600 mg，肌酐清除率为 30 ~50 mL/min 者每日 800 mg，注意避免与硫糖铝或氢氧化铝合用。雷尼替丁 150 mg，每日 2 次或 300 mg，临睡前服用，肌酐清除率 <50 mL/min 者剂量减半。法莫替丁 20 mg，每日 2 次，早餐和晚餐后服用或 40 mg，临睡前服用。尼扎替丁 300 mg，每日 1 次，临睡前服用。研究表明，4 种 H_2 受体拮抗剂疗效相当，分次给药和临睡前单剂量给药疗效并无差异。H_2 受体拮抗剂治疗 4 周和 8 周，十二指肠溃疡的愈合率分别为 70% ~80% 和 87% ~94%。

（2）保护胃黏膜：由于胃溃疡患者多数胃酸分泌正常，而黏膜屏障功能下降，故胃溃疡单用抑酸药治疗的疗效不如十二指肠溃疡，可考虑抑酸药和胃黏膜保护剂联合应用。铋剂特别适用于合并 Hp 感染的消化性溃疡患者。硫糖铝的常用剂量为 1 g，每日 4 次，口嚼成糊状后温开水吞服，餐前 1 小时服用，3 ~4 周为 1 个疗程。铋剂中以枸橼酸铋钾最为常用，使用方法为 240 mg，每日 2 次，早、晚餐前 30 分钟服用或 120 mg，每日 4 次，三餐前及临睡前 30 分钟服用；疗程为 4 ~8 周。前列腺素衍生物米索前列醇的不良反应较多，不宜常规应用，目前主要作为二线用药，对于防治 NSAID 导致的溃疡有一定价值。用法为 200 μg，每日 2 次、3 次或 4 次，餐前及临睡前服用，疗程为 4 ~8 周；孕妇及心脑血管疾病者禁用。

（3）抗酸药：主要用于症状严重患者的早期联合治疗，可迅速控制疼痛症状。传统抗酸药包括碳酸氢钠、氧化镁、氢氧化铝、碳酸钙等。由于传统抗酸药有便秘、腹泻或酸碱平衡紊乱等不良反应，临床应用已明显减少。新一代抗酸药铝碳酸镁兼具抗酸药和黏膜保护剂的优点，其网状晶格结构可在损伤或溃疡表面形成保护层，持续阻止胃酸及胃蛋白酶的损伤，刺激内源性前列腺素合成，迅速缓解溃疡症状，并可提高溃疡愈合质量。常用剂量为每次 1 g，每日 3 次，疗程为 6 ~8 周，促进溃疡愈合的疗效与 H_2 受体拮抗剂相当，无明显的不良反应。

2. 抗 Hp 治疗

无论消化性溃疡是初发还是复发、活动与否、有无并发症，Hp 阳性的消化性溃疡患者均应抗 Hp 治疗。根除 Hp 可使消化性溃疡患者的复发率明显降低，一项 Meta 分析显示，成功根除 Hp 后，十二指肠溃疡和胃溃疡的年复发率分别下降至 6% 和 4% 以下，明显低于未根治者（95% 和 74%）。在多数国家，约 95% 以上的十二指肠溃疡和 70% 以上的胃溃疡患者伴有 Hp 感染，而目前采用的 Hp 检测方法有一定的假阴性率，因而有部分学者提出对所有十二指肠溃疡患者均可行抗 Hp 治疗。

（1）目前推荐铋剂四联（PPI + 铋剂 +2 种抗菌药物）作为主要的经验性治疗根除 Hp 的方案：PPI（标准剂量）+ 铋剂（标准剂量）+ 阿莫西林（1 g）+ 克拉霉素（0.5 g），每日 2 次；PPI（标准剂量）+ 铋剂（标准剂量）+ 阿莫西林（1 g）+ 左氧氟沙星（0.2 g），每日 2 次；PPI（标准剂量）+ 铋剂（标准剂量）+ 阿莫西林（1 g）+ 呋喃唑酮（0.1 g），每日 2 次；PPI（标准剂量）＋铋剂（标准剂量）＋四环素（0.5 g）＋甲硝唑（0.4 g），每日 3～4 次；PPI（标准剂量）＋铋剂（标准剂量）＋四环素（0.5 g）＋呋喃唑酮（0.1 g），四环素每日 3～4 次，呋喃唑酮每日 2 次；PPI（标准剂量）＋铋剂（标准剂量）＋阿莫西林（1 g）＋甲硝唑（0.4 g），阿莫西林每日 2 次，甲硝唑每日 3～4 次；PPI（标准剂量）＋铋剂（标准剂量）＋阿莫西林（1 g）＋四环素（0.5 g），阿莫西林每日 2 次，四环素每日 3～4 次。

标准剂量（PPI＋铋剂；每日 2 次，餐前半小时口服）＋2 种抗菌药物（餐后口服）。标准剂量 PPI 为艾司奥美拉唑 20 mg、雷贝拉唑 10 mg（或 20 mg）、奥美拉唑 20 mg、兰索拉唑 30 mg、泮托拉唑 40 mg、艾普拉唑 5 mg，以上选一；枸橼酸铋钾（标准剂量铋剂）220 mg。根除 Hp 感染的含 PPI、铋剂和 2 种抗菌药物的四联疗法，其疗程为 10～14 日。该方案可在一定程度上克服甲硝唑和克拉霉素耐药的影响，并可能防止继发性耐药，故有学者推荐作为一线方案使用。

（2）根除 Hp 疗效判断：用于明确 Hp 是否被根除的复查应在根除治疗结束至少 4 周后进行，可选用非侵入性的尿素呼气试验或粪便抗原检查。如临床疾病有必要进行内镜复查，也可用胃黏膜活检标本检测 Hp，此时应同时取胃窦、胃体黏膜检测。

近年来，随着抗 Hp 药物的广泛使用，克拉霉素和氟喹诺酮类药物的耐药率较高，已经达到了限制其经验性使用的阈值，原则上不可重复应用；甲硝唑的耐药率也很高，治疗时应予足够剂量和疗程；四环素、呋喃唑酮、阿莫西林的耐药率低，治疗失败后不易产生耐药，可作为我国 Hp 根除治疗方案中的优先选择药物，必要时可重复应用。经两次正规方案治疗失败时，应评估根除治疗的风险—获益比，对于根除治疗后可有明确获益的患者，建议由有经验的医师在全面评估已用药物、分析可能失败原因的基础上谨慎选择治疗方案。建议至少间隔 3～6 个月，如有条件，可进行药敏试验，但作用可能有限。

3. 维持治疗

维持治疗曾是预防消化性溃疡复发的主要措施之一，但随着对根除 Hp 治疗的重视，维持治疗的地位明显下降。对于 Hp 阴性或根除 Hp 后仍反复发作、伴出血或穿孔等严重并发症的消化性溃疡、重度吸烟或伴随其他疾病必须长期服用 NSAID 或抗凝药物的消化性溃疡患者应给予维持治疗。目前维持治疗的常用药物为 H_2 受体拮抗剂或 PPI。方案为标准剂量的半量，睡前服用，即西咪替丁每日 400 mg；雷尼替丁每日 150 mg，或法莫替丁每日 20 mg。奥美拉唑 10～20 mg，维持治疗。疗程根据病情需要而定，可长达半年到 1 年。

（张建强）

第二节　胃食管反流病

胃食管反流病（GERD）是指胃十二指肠内容物反流入食管引起反酸、烧心等症状。根据内镜下有无食管黏膜损害可将胃食管反流病分为糜烂性食管炎和非糜烂性反流病两类。非糜烂性反流病是指存在反流相关的不适症状，但内镜下未见巴雷特（Barrett）食管及食管黏膜破损。糜烂性食管炎是指内镜下可见食管远段黏膜破损。调查发现，非糜烂性反流病占胃食管反流病的 50%～70%，6%～10% 为 Barrett 食管，即指食管下端有不正常的柱状上皮覆盖，其余属于糜烂性食管炎。我国的胃食管反流病发病率约为 3.1%，每周至少 1 次烧心症状的患病率为 1.9% ~7.0%，发病率有逐年上升趋势。

一、病因和发病机制

胃食管反流病是由多因素促成的上消化道动力障碍性疾病，又是一种酸相关性疾病。反流物包括胃酸、胃蛋白酶以及十二指肠的胆汁和胰酶等，胃酸是引起症状和并发症的主要因素。24 小时食管 pH 监测显示，正常人群均有胃食管反流现象，常发生在白天、进餐时或餐后，24 小时内的反流总时间 <1 小时，称为生理性胃食管反流。在一定情况下生理性胃食管反流可转变为病理性胃食管反流，甚至胃食管反流病。胃食管反流病的发病机制是抗反流防御机制下降和反流物对食管黏膜损害作用的结果，与下列因素有关。

1. 解剖及生理抗反流结构功能破坏

食管胃底连接处是第一重抗反流屏障，最重要的结构是下食管括约肌，位于食管与胃交界线之上 3 ~5cm 的高压区。胃食管反流病患者尤其糜烂性食管炎患者，下食管括约肌静息张力明显低于正常，迷走神经反射无法引起下食管括约肌收缩，不能抵抗病理性胃食管反流的发生。下食管括约肌功能受损或减退，尤其是一过性下食管括约肌松弛是引起胃食管反流最主要的因素。此外，胃食管连接部位的其他解剖结构包括膈肌脚、膈食管韧带、食管与胃之间的锐角（His 角）等异常均与食管抗反流功能破坏有关，例如食管裂孔疝患者常有异常胃食管反流。

2. 食管清除能力降低

食管蠕动排空、唾液中和以及食团自身重力产生的食管酸廓清功能可缩短食管黏膜在反流物中浸泡的时间，其中食管蠕动收缩对防止反流物导致的食管炎更为重要。研究表明，糜烂性食管炎患者食管收缩幅度降低、无蠕动性收缩增加，且随着食管炎加重而更加明显，这种食管蠕动功能障碍并不随食管炎的治愈而改善，可能参与了疾病的发生。

3. 食管黏膜防御作用减退

食管黏膜表面的黏液层、上皮细胞膜、细胞间连接结构、细胞内缓冲液、细胞代谢等上皮因素以及组织内的基础酸状态、血液供应等共同组成食管黏膜防御屏障。屏障受损时，即使正常的胃食管反流也可引发食管炎。

4. 胃、十二指肠功能异常

各种原因导致的胃、十二指肠运动和功能异常均可导致反流物的损伤性增加。例如胃排空功能障碍导致胃内压力增加，超过食管内压引起反流。据报道，40% 以上的胃食管反流病患者伴有餐后胃排空延迟；十二指肠胃反流所致的碱反流性食管炎可能与糜烂性食管炎的并发症之一食管癌的发生有关。

5. 食管感觉异常

食管敏感性与患者对症状的感觉有关。胃食管反流病患者特别是非糜烂性反流病患者，食管对球囊扩张的感知阈和痛阈下降、酸敏感增加，可用于疾病诊断。

6. 其他因素

某些特殊人群，如婴儿、孕妇、肥胖者；某些不良生活习惯，如吸烟、喜食高脂饮食、睡前进食、衣带过紧、习惯性吞气、精神紧张和焦虑情绪等；以及某种特定的疾病状态，如硬皮病、糖尿病、大量腹腔积液均易发生胃食管反流。国内外大量研究资料表明，年龄增加、男性、吸烟、体重指数（BMI）增加、过度饮酒、阿司匹林等非甾体抗炎药和抗胆碱药物的使用、体力劳动及家族史是胃食管反流病发病的相关危险因素。

二、临床表现

胃食管反流病的临床表现多样，与内镜检查所见的损害程度无明显关联。糜烂性食管炎和非糜烂性反流病两组患者的症状、严重程度、频率或伴随症状相似，包括食管和食管外的一系列症状。胃灼热感和反流是典型反流相关症状群的特征性表现，而胸痛、上腹痛、上腹灼烧感等是反流相关症状群的不典型症状。

1. 食管症状

胃灼烧或胃灼热感是胸骨后或剑突下烧灼样感觉，可向颈部放射，多于餐后出现。胃食管反流是引起胃灼热感的最主要的原因。反流是胃内容物在无恶心和不用力的情况下涌入咽部或向口腔方向流动的感觉。胃食管反流还可产生胸痛，引起与缺血性心脏病类似的胸痛发作，有时甚至不易与之相鉴别，可不伴有胃灼热感和反流。上腹痛也是胃食管反流病的症状之一，与胃灼热感相关。部分患者感觉吞咽困难，可能由于反流损害所致的食管狭窄或者蠕动功能障碍。体育运动可诱发胃食管反流病患者的不适症状发作，可能与运动时食管收缩的时间缩短、幅度和频率下降有关。其他少见或不典型的相关症状还包括嗳气、腹胀、上腹不适和胸痛等。

2. 食管外症状

食管反流病除了引起食管症状，还可引起食管外症状。胃食管反流病患者可出现咳嗽、哮喘、反复发生的肺炎、肺纤维化，婴幼儿胃食管反流病可发生窒息，甚至有部分胃食管反流病患者有呼吸道症状而无食管症状。与胃食管反流病相关的咽喉部症状有咽喉部异物感、间歇性声嘶、发声困难、持久咽痛等，尤其在夜间反流更易出现。此外，胃食管反流病患者中龋齿尤其是发生于舌齿和腭齿表面的龋坏发生率增高。胃食管反流病的并发症包括出血、狭窄、Barrett 食管和腺癌等。

三、治疗原则

胃食管反流病的治疗目的是缓解症状、治愈食管炎、提高生活质量、防治并发症及预防复发，包括一般治疗、药物治疗、内镜或手术治疗。

1. 一般治疗原则

首先应纠正不良生活习惯。睡眠时抬高床头 15°~20°，睡前不进食，白天进餐后 3 小时内不卧床，可减少卧位及夜间反流；不系紧身腰带、不穿紧身衣服，保持大便通畅，保持心情舒畅；戒烟、禁酒，控制体重，减少腹壁脂肪堆积；调整饮食结构，以高蛋白、高纤维素和低脂饮食为宜，避免过多进食刺激胃酸分泌的食物，如巧克力、薄荷和含咖啡因饮料等刺激性食品；避免使用抗胆碱药物、三环类抗抑郁药、钙通道阻滞剂、茶碱、黄体酮类、地西泮、多巴胺、β_2 受体激动剂及降低下食管括约肌压力或影响食管动力的药物。嚼口香糖可促进唾液分泌，改善部分患者的胃灼热感症状。

2. 药物治疗原则

药物是治疗胃食管反流病的最主要的方法。药物治疗旨在抑制酸分泌，增强抗反流屏障能力，提高食管的酸清除能力，改善胃排空和幽门括约肌张力，防止十二指肠胃反流，降低反流的损害，保护食管黏膜，促进修复，以达到解除症状、治愈炎症、预防并发症和防止复发的目的。目前胃食管反流病的药物治疗以抑酸为中心，分为控制发作和维持治疗两个阶段。症状发作时，治疗药物应足量、足疗程，必要时多种药物联合使用，根据不同病情采用递增疗法或降阶疗法。维持治疗包括按需治疗和长期治疗，但是维持期常以按需为主要策略。非糜烂性反流病和轻度食管炎患者都采取按需治疗的方法。

3. 手术或内镜治疗原则

手术或内镜治疗应综合考虑后慎重决定。需要大剂量药物维持、药物治疗无效或不愿接受长期药物治疗的患者可以考虑进行内镜治疗，常用的内镜治疗方法包括内镜下射频治疗、局部注射治疗和贲门黏膜缝合皱褶成形术等。经严格的内科治疗后仍有严重的反流症状或并发症，经常发生反流性吸入性肺炎或哮喘，不愿意接受终身药物治疗或病情重、需要长期大剂量抗酸药维持治疗的年轻患者也可以考虑手术治疗。手术前应进行食管 24 小时 pH 监测及食管测压，了解下食管括约肌及食管体部的运动功能，指导选择手术方式。抗反流手术缓解症状及愈合食管炎的效果与药物治疗相似，但手术存在腹胀、吞咽困难等并发症，甚至导致死亡。值得注意的是，相当一部分患者（11% ~ 60%）术后仍需要规则用药。研究表明抗反流手术并不能降低食管腺癌的风险。

四、药物治疗

（一）治疗药物分类

目前 GERD 有效治疗药物主要包括抑酸药、胃肠动力药、抗酸药和黏膜保护剂。

1. 抑酸药

抑酸是最重要的治疗措施，酸度降低，H^+ 的反渗透有利于食管炎的愈合，并减少酸对食管黏膜的刺激，减轻或消除症状。酸分泌被抑制时，胃内容物量减少，反流也相应减少。pH 上升时，结合胆盐活化降低，酸抑制剂本身能减少胆盐作用，对部分混合反流引起的胃灼热感也有效果。抑酸药是最常用、最有效的药物，主要包括 PPI 和 H_2 受体拮抗剂两大类。

PPI 可长时间、高效抑制基础胃酸以及刺激后胃酸分泌，明显降低反流物的酸度和数量。目前，PPI 或钾离子竞争性酸阻滞剂（P-CAB）是治疗 GERD 的首选药物，单剂量治疗无效可改用双倍剂量，一种抑酸药无效可尝试换用另一种，疗程为 4 ~ 8 周。P-CAB 是一种新型抑酸药，代表药物伏诺拉生，作用机制为钾离子竞争性方式可逆性抑制 H^+-K^+-ATP 酶活性，抑制胃酸分泌；多项临床研究显示 P-CAB 在食管炎黏膜愈合率和反流症状的缓解方面不劣于 PPI。H_2 受体拮抗剂与组胺竞争结合胃壁细胞 H_2 受体，抑制食物、组胺及五肽促胃液素刺激壁细胞引起的胃酸分泌，尤其能减少夜间泌酸。

2. 胃肠动力药

胃肠动力药可增加下食管括约肌张力、改善食管蠕动、促进胃排空，从而减少胃内容物食管反流及食管在反流物的暴露时间。胃肠动力药一般不单独治疗食管反流病，仅仅作为辅助用药。当抑酸药治疗效果不好时，胃肠动力药与抑酸药联合应用，适用于伴有胃肠排空延缓的患者。常用的胃肠动力药有以下 3 种。

（1）多巴胺受体拮抗剂：代表药物为甲氧氯普胺和多潘立酮，可拮抗食管、胃和肠道的多巴胺受体，使胆碱能受体功能相对亢进，增加食管、胃平滑肌动力，促进食管清除，加快胃排空，阻止胃内容物反流；对十二指肠、空肠、回肠蠕动的促进可减少十二指肠反流。

（2）5-HT$_4$ 受体激动剂：临床常用的莫沙必利、西沙必利均为选择性 5-HT$_4$ 受体激动剂，作用于肠肌间神经丛，促进神经末梢释放乙酰胆碱，使下食管括约肌压力升高，食管蠕动增强，胃排空加快，可有效减少反流次数和时间，是新型全胃肠道动力药。

（3）抗胆碱药：包括阿托品、哌仑西平和替仑西平等，可阻断乙酰胆碱的功能，抑制胃酸和胃蛋白酶分泌，解除内脏平滑肌和血管痉挛，降低胃肠运动，可增加下食管括约肌张力，加速胃排空。

3. 抗酸药

常用药物有氢氧化铝、氧化镁、三硅酸镁和碳酸钙等，具有弱碱性，可迅速中和胃酸，提高胃内及食管下段 pH，降低反流物的酸性和胃蛋白酶活性，减轻酸性反流物对食管黏膜的损伤，并轻度增加下食管括约肌张力。

4. 黏膜保护剂

可覆盖于病变表面，形成保护膜，减轻症状，促进食管炎愈合。常用药物有硫糖铝、胶体铋剂等。海藻酸盐制剂的藻朊酸泡沫剂如盖胃平可与胃液作用在胃表面形成充满气体的泡沫层，隔绝胃内的酸性或碱性物质与食管下端接触，对食管黏膜起保护作用，有利于食管炎症修复。部分黏膜保护剂如考来烯胺、铝碳酸镁有一定的吸附作用，通过吸附并结合胃蛋白酶直接抑制其活性，还可通过结合胆汁酸、吸附溶血卵磷脂，避免或减少其对胃黏膜的损伤。此外，黏膜保护剂还具有抗酸药样作用，中和胃酸能力强，可使胃液 pH 长时间维持在 3～5，临床应用广泛。

（二）治疗药物选用

1. 控制发作的治疗

GERD 患者的症状轻重及内镜所见是选用药物的基础。一般来说，症状轻、食管黏膜损害不严重的患者可选用常规剂量的 PPI 或 H$_2$ 受体拮抗剂；而对症状重、食管黏膜损害严重的患者则应选用强效的抑酸药 PPI，必要时加用胃肠动力药，以达到迅速缓解症状、快速治愈食管炎的目的。胃食管反流病具有慢性复发性，使用抑制胃酸分泌的药物治疗时有 2 种方案可供选择，一是先用 PPI 取得疗效后再用 H$_2$ 受体拮抗剂的降阶疗法；二是初始使用 H$_2$ 受体拮抗剂，效果不佳时再改用 PPI 的递增疗法。目前多以降阶方案为主。

（1）降阶疗法：又称递减疗法，即药物种类和剂量逐渐递减，初始治疗首选 PPI，迅速控制症状，治愈炎症后再减量维持。此疗法适用于中重度胃食管反流病患者尤其是内镜检查有糜烂性食管炎者。初始治疗可选用 1 种标准剂量的 PPI 制剂，每日 2 次，餐前口服；必要时加用胃肠动力药，如多潘立酮 10 mg，每日 3 次，餐前口服。

糜烂性食管炎患者需正规治疗 8～12 周，炎症愈合后可逐步减少药物的剂量和种类。内镜检查无食管糜烂的中、重度胃食管反流病患者也需在临床症状完全消失数日至数周后逐步减少 PPI 的用量。一般先减至原治疗剂量的一半，数日至数周后再减量一半并逐步过渡至隔日 1 次或与 H$_2$ 受体拮抗剂交替使用，症状缓解后胃肠动力药也可逐渐减量。目前普遍认为，降阶疗法优于传统的递增疗法，控制胃食管反流病更有效、更经济。

（2）递增疗法：即逐步增加抑酸强度，逐渐采用联合用药的分期治疗方法。基础治疗主要为改变生活方式，症状发作时可加用抗酸药或小剂量的 H$_2$ 受体拮抗剂。无缓解的患者可在上述治疗的基础上加用标准剂量的 H$_2$ 受体拮抗剂或胃肠动力药。当反流症状治疗无效或食管炎不愈合时，应进行强化治疗，即联合使用 H_2 受体拮抗剂和胃肠动力药；也可加大 H_2 受体拮抗剂的用量或选用 PPI，当大剂量的 H_2 受体拮抗剂或 PPI 无效时再加用胃肠动力药。虽然该法可使部分患者避免使用过强的抑酸药或过多药物联合治疗，但治疗过程中部分患者的症状控制不满意，想达到理想疗效常需摸索，临床操作时患者的满意率较低，从药物经济学角度反而不如降阶疗法优越。

2. 维持治疗

胃食管反流病是一种慢性复发性疾病，停用抑酸药 6 个月复发率达 80%，因而许多患者需长期使用抑酸药以避免或减少胃食管反流病复发，维持治疗时间遵循个体化原则，一般应在正规治疗、复查胃镜食管炎已愈合后维持治疗 6～12 个月，重症者时间应延长，甚至终身维持。

维持治疗包括按需治疗和长期治疗。维持治疗有 3 种方法：原剂量维持或剂量减半维持（每日 1 次），停药后很快复发且症状持续者往往需要长期用药，使症状持续缓解，防止食管炎复发；间隙治疗，基于 PPI 的药动学，以隔日给药为宜；按需治疗，主要是对非糜烂性反流病患者，症状出现时服药，症状控制后停药，由患者自己调控。

有效的维持治疗能完全缓解症状并防止食管炎复发与并发症发生。20% 的患者通过改变生活方式，联合抗酸药使用可获得良好控制。约 50% 的慢性反流患者，即使经过正规治疗仍可反复发作，治疗上首选 PPI，但常需使用全量或更大剂量才有效。奥美拉唑每日 10 mg 维持优于标准剂量雷尼替丁或奥美拉唑隔日治疗或周末疗法（每周五、周六各 1 次），值得肯定的是，全剂量 PPI 治疗可延长相邻发作的间期，减少食管狭窄的发生。由 PPI 改用 H_2 受体拮抗剂维持治疗时常需全量分次口服，若改药后症状复发，仍应再给予 PPI。

非糜烂性反流病及轻度食管炎患者可以按需治疗。按需治疗是近年来提倡的、区别于降阶疗法的维持治疗策略，属于间歇治疗的一种，即在出现胃灼热感、反酸等胃食管反流症状时，持续用药至症状缓解。按需维持治疗是胃食管反流病患者长期治疗的有效策略，可以使患者的生活质量持续改善并保护黏膜，且按需治疗的依从性较高。按需治疗仍首选 PPI，抗酸药也是可选药物，可根据每个患者的不同情况调整药物剂量、种类和持续时间。有研究认为胃食管反流病复发与下食管括约肌张力下降有相关性，因此，除抑酸药治疗外，可联合使用胃肠动力药。按需治疗不适用于重度食管炎患者，这些患者停药后食管炎更容易复发，通常需 PPI 长期维持治疗。

尽管大量临床应用表明 PPI 疗效卓越，且无明显的不良反应，但其长期使用的安全性仍值得关注。长期使用 PPI 可使胃窦 G 细胞产生促胃液素增加，血清促胃液素浓度升高。尽管到目前为止还未见使用 PPI 出现胃窦肿瘤的患者，但国外有致萎缩性胃炎的报道，国内有随访 5 年出现十二指肠息肉的报道，因此需警惕长期抑酸对上消化道肿瘤发生的影响。长期使用 PPI 可能导致维生素及矿物质缺乏、继发性感染、骨质疏松、髋部骨折、肠道菌群移位等不良反应，不良反应明显者可更换 PPI。

在治疗胃食管反流病时有部分患者即使经正规、足量长期维持治疗，症状和炎症仍不能控制，称为难治性患者。部分患者可加大药物剂量，如奥美拉唑可用至每日 60 mg、雷尼替丁可用至每日 1 200～3 000 mg，并可联合使用其他药物。此外还需考虑可能误诊为胃食管反流病或者是胃食管反流病症状但为非胃食管反流病引起，抑或确实为胃食管反流病但对治疗药物不敏感。

3. 难治性胃食管反流病

PPI 对难治性胃食管反流病治疗效果不佳，症状控制后容易复发，即使双倍剂量的 PPI 治疗 8～12 周，难治性胃食管反流病的症状也无明显改善。当 PPI 治疗失败，胃食管反流病的症状仍然存在时，换用埃索拉唑仍可有效。当 PPI 治疗难治性胃食管反流病疗效欠佳时，可以考虑抗反流手术。

4. 并发症的药物治疗

Barrett 食管被认为是食管腺癌的癌前病变，当内镜疑诊 Barrett 食管且由两名病理医师进行组织学检查确诊后，可行 3 个月的 PPI 治疗。降低或清除酸暴露能否阻止 Barrett 食管向腺癌进展，目前仍无有力的临床试验结果支持。相对于药物治疗，内镜下激光治疗、双极电凝、抗反流手术显示出更良好的治疗前景。

（张建强）

第三节　炎症性肠病

炎症性肠病（IBD）是一种病因尚不十分清楚的慢性非特异性肠道炎性疾病，主要包括溃疡性结肠炎（UC）和克罗恩病（CD）。溃疡性结肠炎是发生于结肠的一种弥漫性、连续性、浅表且局限于黏膜层的炎症，临床表现为持续或反复发作的腹泻、黏液脓血便伴腹痛、里急后重和不同程度的全身症状，病程多在 4～6 周以上。溃疡性结肠炎最常发生于青壮年期，根据我国资料统计，发病的高峰年龄为 20～49 岁，性别差异不明显（男女发病比约为 1.0∶1～1.3∶1）。克罗恩病是可以发生于消化道任何部位的一种慢性、反复发作性的肠壁全层性炎症，常见于回肠末端和结肠，多呈节段性、非对称性分布。克罗恩病最常发生于青年期，发病高峰年龄为 18～35 岁，男性略多于女性（男女发病比约为 1.5∶1）。临床表现呈多样化，包括消化道表现、肠外表现和并发症。这两种疾病在病因、发病机制、流行病学等方面均有一些共同点，是同一疾病的不同亚类，基本病理过程相似，但可能由于致病因素不同，导致其组织损伤的表现不同。

一、病因和发病机制

炎症性肠病的确切病因和发病机制尚不明确，可能与下列因素有关。

1. 免疫机制异常

本病常并发关节炎、结节性红斑等自身免疫性疾病，用糖皮质激素或其他免疫抑制药物治疗有一定疗效；部分患者血清中可检测出自身抗体和循环免疫复合物，阳性率达 60%～85%，提示该病可能与自身免疫有关。发病机制可能为回肠末端及结肠的细菌代谢产物慢性刺激黏膜免疫系统，引起肠道免疫反应过度亢进，使黏膜细胞破损，局部炎症细胞浸润，细胞因子释放，从而形成炎症和溃疡。食物过敏可能是炎症性肠病的加重因素。

2. 遗传因素

炎症性肠病的发病同种族与地理位置有关。白人的发病率较高，黑人、亚洲人和拉丁美洲人的发病率较低，而犹太人炎症性肠病的风险比其他人群要高出 2～9 倍。近年欧美国家对炎症性肠病患者进行全基因组扫描发现，位于 16 号染色体上的 card15/nod2 基因、5 号染色体上的 octn 基因和 10 号染色体上的 gld5 基因突变与炎症性肠病有关。

3. 饮食因素

高糖饮食、人造奶油、长期口服泻药等诱因可能参与致病。

4. 感染因素

微生物在炎症性肠病发病中的作用一直受到重视，但至今人们尚未找到一种特异的微生物感染因子与炎症性肠病有恒定关系或可引起该病。

5. 精神因素

与精神障碍相关的自主神经功能失调可引发消化道运动功能亢进、平滑肌痉挛、血管收缩、组织缺血等病理改变，导致肠壁炎症及溃疡形成。但精神因素不能构成本病的主要病因，可能为加重因素。

近年来的研究表明，肠黏膜细胞、炎症介质及免疫反应异常都是炎症性肠病发病机制中的关键因素。某些遗传易感的个体由于感染因子、精神因素、环境因素等的作用，导致黏膜免疫紊乱而引起组织损伤并发生疾病。

二、临床表现和分类

（一）临床表现

1. 消化系统表现

（1）腹泻：是炎症性肠病的常见症状，轻者每日 2~4 次，严重者可达 10 次以上。可为软便、糊状便、稀水样便、黏液便或血便等。病变在左半结肠，尤其是直肠、乙状结肠多有黏液脓血便及里急后重感。有黏液血便往往表示疾病在活动。

（2）腹痛：溃疡性结肠炎腹痛多在左下腹或下腹部，而克罗恩病多在脐周或右下腹，常为隐痛或阵发性痉挛性绞痛，多为间歇性发作。便后疼痛可缓解，严重者腹痛持续存在。

（3）腹部包块：约 1/3 的克罗恩病患者出现腹块，以右下腹和脐周多见，大小不一，质地中等，有压痛，多因粘连而较固定。肠粘连、肠壁和肠系膜增厚、肠系膜淋巴结肿大、内瘘形成和腹内脓肿均可引起腹部包块，易与腹腔结核和肿瘤等混淆。

（4）瘘管形成：是克罗恩病的临床特征之一，可为内瘘或外瘘，而溃疡性结肠炎则罕有瘘管形成。

（5）其他：有食欲减退、腹部饱胀、恶心、呕吐、乏力等非特异性表现。

2. 全身表现

（1）发热：约 1/3 的患者可有中低热，呈间歇性；急性重症者或伴有化脓性并发症时可出现高热、畏寒等。发热往往提示病变处于活动期。

（2）营养及代谢障碍：因肠道吸收障碍和消耗过多，常有体重减轻、生长迟缓、电解质紊乱、低蛋白血症和贫血等。

（3）肠外表现：骨、关节表现是最常见的肠外表现。皮肤和黏膜表现以坏疽性脓皮病、结节性红斑为常见。黏膜病变主要位于口腔，包括阿弗他溃疡、牙龈炎、口面部肉芽肿病和肉芽肿性腮腺炎等，其中阿弗他溃疡最常见。循环系统表现包括血栓形成、血栓栓塞、心肌炎和心内膜炎等。

（二）分类

1. 溃疡性结肠炎

根据病变范围，溃疡性结肠炎可分为直肠炎、左半结肠炎以及广泛性结肠炎。根据病情活动性可分为初发型、急性暴发型、慢性复发型和慢性持续型。初发型为既往无病史而首次发病者；急性暴发型起病急骤，腹部和全身表现严重，易发生大出血和其他并发症，如中毒性巨结肠、肠穿孔和肠梗阻等；慢性复发型最常见，病变范围小，症状轻，常反复发作，但有缓解期；慢性持续型病变范围广，症状持续半年以上。根据症状和实验室检查，可分为活动期和缓解期，活动期根据疾病严重程度可分为轻度、中度和重度。轻度最常见，起病缓慢，大便每日 4 次以下，便血轻或无，无发热、脉搏增快或贫血，红细胞沉降率正常；重度起病急骤，腹泻每日 6 次以上，明显的黏液血便，体温 >37.8 ℃，脉搏 >90 次/分，血红蛋白 <105 g/L，红细胞沉降率 >30 mm/h；中度介于轻、重度之间。

2. 克罗恩病

影像学和内镜检查可确定病变范围，可发生在小肠、结肠、回结肠及其他部位，根据病情严重度可分为轻度、中度及重度。轻度指无全身症状以及腹部压痛、包块及梗阻者；重度指有明显的腹痛、腹泻、全身症状及并发症者；中度介于两者之间。

三、治疗原则

1. 一般治疗原则

溃疡性结肠炎常伴有营养不良，应食用富含营养、少渣和易消化的食物，避免牛奶和乳制品。适当补充维生素、叶酸和微量元素，同时纠正低蛋白血症，必要时禁食并给予静脉营养。在急性发作期或病情严重时均应卧床休息，病情较轻的患者也应适当休息，病情严重时忌用止泻剂、解痉剂、阿片制剂和 NSAID 等，避免诱发结肠扩张；精神过度紧张者可适当给予镇静剂。所有克罗恩病患者必须戒烟。

2. 药物治疗原则

药物治疗主要是调节免疫反应和阻断炎症反应。治疗前，应对病情进行综合评估，包括病变累及范围、部位，病程长短，疾病严重程度及全身情况，根据病情制订个体化、综合化的治疗方案。腹泻等可采用乳酸菌素、双八面体蒙脱石等治疗，一般不用复方地芬诺酯（复方苯乙哌啶片）等止泻药，对于长期腹泻和病情严重患者应适当补充水和电解质，特别是注意补钾；腹痛可用阿托品、匹维溴铵，中毒性巨结肠不宜用阿托品，尽量避免用麻醉剂止痛；对有明显贫血的患者则应输血。药物治疗的目的在于控制急性炎症的发作，缓解或消除症状，预防复发，防止并发症的发生，改善患者的生活质量。

四、药物治疗

（一）治疗药物分类

1. 5-氨基水杨酸

临床上常用的有柳氮磺吡啶（SASP）和 5-氨基水杨酸（5-aminosalicylic acid，5-ASA）。柳氮磺吡啶是 5-氨基水杨酸和磺胺吡啶以偶氮键方式连接的化合物，口服后大部分到达结肠，在结肠细菌作用下分解为 5-ASA 和磺胺吡啶。前者被认为是产生疗效的主要有效成分，其可与肠壁结缔组织络合后较长时间停留在肠壁组织中起到抗菌消炎和免疫抑制作用，如减少大肠埃希菌和梭状芽孢杆菌，同时抑制前列腺素以及炎症介质白三烯的合成；后者有较弱的抗菌作用，磺胺吡啶及其代谢产物可大部分被吸收，经肝脏代谢，由肾脏排出。SASP 适用于轻、中型患者或重型经糖皮质激素治疗已有缓解者。SASP 的不良反应主要有两类：一类是剂量相关的不良反应，如恶心、呕吐、畏食、上腹不适、头痛、皮肤青蓝色和男性患者精子减少；另一类为特异性过敏反应，主要有皮疹、肝细胞中毒、支气管痉挛、粒细胞减少或全血细胞减少、再生障碍性贫血和自身免疫性溶血等，在治疗过程中要定期检查血常规和肝功能，并劝导患者多饮水，定期检查尿液。本药禁用于对磺胺类药物过敏者、孕妇及哺乳期妇女。

5-ASA 的作用机制与 SASP 相似，直接口服在小肠近段大部分被吸收，到达结肠内的剂量不足。目前已研究出各种 5-ASA 的特殊制剂，使其能到达远端回肠和结肠发挥药效，这类制剂有美沙拉秦肠溶片、奥沙拉秦和巴柳氮。5-ASA 新型制剂的疗效与 SASP 相近，不良反应发生率和严重程度明显降低，主要有腹泻，极少数患者可出现变态反应。

2. 糖皮质激素

其作用机制为非特异性抗炎和抑制免疫反应。通过抑制磷脂酶及环氧合酶，减少白三烯和前列腺素的释放，抑制中性粒细胞的趋化作用，并抑制免疫反应。适用于对氨基水杨酸制剂疗效不佳的轻、中型患者，尤其在重症和暴发型溃疡性结肠炎及克罗恩病病情活动性强时应作为首选药物。糖皮质激素没有维持疗效，不宜长期维持治疗，症状改善后应改为 SASP 继续治疗。常用药物有氢化可的松、泼尼松、地塞米松和甲泼尼龙。新型糖皮质激素制剂布地奈德经肝脏首过效应后迅速灭活，局部药物浓度明显高于血药浓度，全身不良反应小，临床多用于病变主要局限于远端回肠和右侧结肠的克罗恩病患者。常见的不良反应有：类肾上腺皮质功能亢进症，诱发或加重感染，诱发或加重消化性溃疡，精神和行为异常，骨质疏松等。

3. 免疫抑制剂

通过阻断淋巴细胞增殖、活化或效应而发挥作用。适用于激素依赖或无效及激素诱导缓解后的维持治疗，在维持症状缓解的情况下减少激素用量。常用药物有硫唑嘌呤（AZA）、巯嘌呤（6-MP）、甲氨蝶呤（MTX）和环孢素。他克莫司为新型免疫抑制剂，可抑制 T 细胞反应，使辅助性 T 细胞对白细胞介素-1（IL-1）的刺激失去应答，从而丧失产生白细胞介素-2（IL-2）的能力。免疫抑制剂主要用于克罗恩病的治疗，也用于顽固性即用水杨酸制剂和肾上腺皮质激素治疗无效的溃疡性结肠炎的治疗。这些药物起效慢、毒性大，应用受到限制，在治疗过程中应严密观察血常规、肝功能的变化。

4. 生物制剂

单克隆抗体用于激素和上述免疫抑制剂治疗无效或激素依赖者或不能耐受上述药物治疗者。包括英夫利昔单抗（IFX）、阿达木单抗（ADA）、赛妥珠单抗（CZP）和维得利珠单抗。英夫利昔单抗是最早被批准用于治疗 IBD 的生物制剂，可与多种免疫细胞产生的肿瘤坏死因子-α（TNF-α）结合，抑制炎症反应，促进炎症细胞凋亡，发挥抗炎作用，一般在第 0 周、第 2 周和第 6 周每次静脉注射 5～10 mg/kg，此后每 8 周注射 1 次。常见的不良反应有输液反应、诱发和加重感染、诱发自身免疫、增加恶性肿瘤风险、脱髓鞘疾病和神经系统疾病、心功能衰竭等。英夫利昔单抗禁用于活动性感染，结核病，中、重度充血性心力衰竭，脱髓鞘疾病及恶性肿瘤患者，同时禁用于孕妇及哺乳期妇女。维得利珠单抗为一种新型的肠道选择性生物制剂，作为一种人源化的抗整合素 α4β7 单克隆抗体，选择性抑制整合素与黏膜地址素细胞黏附分子-1（MAdCAM-1）相互作用，阻断淋巴细胞肠道归巢以达到治疗效果。推荐剂量为每次 300 mg，在第 0 周、第 2 周和第 6 周注射，以后每 8 周 1 次，若在第 14 周时未显示治疗获益则应终止治疗。

5. 抗菌药物

主要用于重症或有中毒性巨结肠的溃疡性结肠炎或克罗恩病，特别是有高热及腹膜刺激征时。甲硝唑和环丙沙星是最常用的一线治疗抗菌药物，其他可选用的抗菌药物有氨基糖苷类、第三代头孢菌素和喹诺酮类。

6. 微生态制剂

肠道微生态系统对宿主的健康与营养起着重要作用，是激活和维持肠道生理功能的关键因素。微生态制剂，是利用有益微生物或促进微生物生长的物质制成的活的微生物制剂。肠道菌群失调和肠腔内抗原刺激是炎症性肠病触发和复发的重要原因，应用微生态制剂改善肠道微环境，恢复机体正常菌群，可以达到控制肠道炎症及维持缓解的目的。

（二）治疗药物选用

炎症性肠病治疗方案的选择主要取决于病变的范围、病程的长短及严重程度，针对不同患者给予个体化的治疗。原则上应尽早控制疾病的症状，促进黏膜愈合，防止复发，长期病变有恶变的可能性。无论是急性发作期还是缓解期的维持治疗，溃疡性结肠炎和克罗恩病均有一定的差异。

1. 溃疡性结肠炎的治疗

（1）诱导缓解：轻度溃疡性结肠炎可选用 SASP，成人初始剂量为每日 2 ~ 3 g，无明显不适可渐增至每日 4 ~ 6 g；也可选用相当剂量的 5-ASA 制剂，如美沙拉秦每次 1 g，每日 4 次口服给药。对氨基水杨酸制剂治疗无效者，特别是病变较广泛者，可改用口服激素。

中度溃疡性结肠炎可用上述剂量的 5-ASA 制剂治疗。反应不佳尤其是病变较广泛者，应加用或改用糖皮质激素，常用泼尼松每日 0.75 ~ 1 mg/kg，分 2 ~ 3 次口服，用药 10 ~ 14 日，病情稳定后逐渐减量至停用。①远段溃疡性结肠炎的病变长度不超过 25 cm，局部使用 5-ASA 栓剂或相同剂量的 SASP 保留灌肠作为一线治疗方案，如无效可改用皮质激素保留灌肠，剂量为氢化可的松琥珀酸钠 100 ~ 150 mg，溶于 60 ~ 100 mL 生理盐水（或甲硝唑）中保留灌肠，每晚 1 次，15 日为 1 个疗程，间隔 15 日再灌肠 1 个疗程，坚持半年到 1 年，复发率明显降低。②结直肠炎症的病变长度超过 25 cm，但未超过脾曲，口服加局部应用 5-ASA 联合治疗优于单一治疗。病变长度超过脾曲到达盲肠（广泛性结肠炎）者，根据直肠症状，最好选择口服 5-ASA 联合局部使用 5-ASA 或糖皮质激素，如果患者经 2 ~ 4 周的 5-ASA 治疗无反应，则应开始口服糖皮质激素治疗，可采用口服泼尼松每日 40 ~ 60 mg，2 ~ 3 周起效，症状控制后逐渐减量，通常每 7 ~ 10 日减 2.5 ~ 5 mg；每日 20 mg 后减量要缓慢，减至每日 10 mg 后通常维持治疗 4 ~ 8 周后停用；不要突然停药，以免引起反跳，减量或停用激素后加用 SASP 或 5-ASA 制剂进行维持治疗。

重度溃疡性结肠炎一开始应使用较大剂量的激素，尚未使用过口服糖皮质激素者可口服泼尼松每日 40 ~ 60 mg，也可直接静脉给药。已使用过口服糖皮质激素者静脉滴注甲泼尼龙每日 40 ~ 60 mg 或氢化可的松每日 300 ~ 400 mg，疗程一般为 10 ~ 14 日；病情控制后改为口服泼尼松每日 40 mg，而后逐渐减量至停药，疗程为半年。如大剂量激素治疗 7～10 日无效，可考虑使用环孢素（每日 2～4 mg/kg）持续静脉滴注，用药期间严密监测血药浓度，维持血药浓度于 100～200 ng/mL。也可选用英夫利昔单抗治疗，一般在第 0 周、第 2 周和第 6 周每次静脉注射 5～10 mg/kg，此后每 8 周注射 1 次。对合并有高热、白细胞增多、腹膜炎体征或中毒性巨结肠的患者，给予广谱抗生素治疗，多选用第三代头孢菌素和甲硝唑。

激素依赖型溃疡性结肠炎是指激素开始治疗 3 个月内用量减少至相当于泼尼松每日 10 mg 时疾病经常活动或激素停用 3 个月内疾病复发。对于慢性活动性或激素依赖型溃疡性结肠炎患者，免疫抑制剂往往有效，长期治疗的有效率为 60%～70%；AZA 和 6-MP 可交替使用，开始剂量为每日 50 mg，逐渐增至最大量（每日 AZA 2.5 mg/kg、6-MP 每日 1.5～2 mg/kg）。该类药物发挥作用的时间在第 3～6 周，最大作用在 3 个月，治疗时间一般不超过 1～2 年；加用后可逐渐减少糖皮质激素的用量至停药。

加强对症支持，监测脉率、排便频率、C 反应蛋白和腹部 X 线摄片等，静脉补充液体和电解质，纠正和预防脱水或电解质紊乱，必要时皮下注射低分子量肝素以降低血栓栓塞的危险。对于有中毒性巨结肠的患者，如大剂量糖皮质激素治疗 3 日后症状无任何改善者，则应考虑急诊手术或加用环孢素治疗。暴发型结肠炎的治疗方案相似，但应密切观察病情变化，7～14 日内根据治疗效果考虑是否进行手术治疗。

总结：轻、中度溃疡性结肠炎患者选用 SASP 或 5-ASA 治疗，如对磺胺过敏或 SASP 有不良反应者则应选用 5-ASA；疗效不佳者改为口服糖皮质激素。位于左半结肠患者可给予 5-ASA 或激素保留灌肠治疗，病变广泛累及全结肠也可一开始给予口服激素治疗；重症患者除积极支持疗法外，常先静脉使用激素后改为口服，足量治疗 7～10 日症状无改善的需考虑环孢素静脉滴注或手术治疗。激素疗效不佳或激素依赖的慢性持续型患者可加用免疫抑制剂如 AZA 或英夫利昔单抗治疗；病史超过 10 年者癌变机会较多，因而倾向于手术治疗。

（2）维持缓解：除初次轻度发作或病变局限，且经初始治疗获得完全缓解的患者外，推荐所有患者接受维持治疗，尤其是左半结肠或广泛性溃疡性结肠炎和 1 年复发 1 次以上的远段结肠炎患者。缓解期患者以 SASP 或 5-ASA 制剂维持治疗为主，用原诱导缓解剂量的全量或半量，口服 SASP 每日 2 g 对维持缓解有效，但其不良反应较大，应补充叶酸；推荐美沙拉秦每日 1～2 g 作为一线维持治疗；局部美沙拉秦每日 1 g 可用于远段结肠炎患者。口服联合局部应用美沙拉秦优于单一治疗。激素不推荐用于维持治疗。

维持治疗时间尚无定论。2018 年中华医学会消化病学分会炎症性肠病学组推荐氨基水杨酸制剂维持治疗的疗程为 3～5 年或更长。对硫嘌呤类药物及英夫利昔单抗维持治疗的疗程未达成共识，视患者具体情况而定。英国胃肠病学会炎症性肠病组推荐所有患者终身维持治疗，因为维持治疗可降低结直肠癌的风险；对不愿服药且已缓解 2 年的远段结肠炎患者可以停药。

2. 克罗恩病的治疗

（1）活动期的治疗：轻度克罗恩病的发病部位在结肠、回肠、回结肠时，可以用 SASP 每日 4～6 g 或 5-ASA 制剂每日 4 g，分 3～4 次服用；病变局限在回肠末段、回盲部或升结肠者，可选肾上腺皮质激素布地奈德治疗，布地奈德疗效优于美沙拉秦。对上述治疗无效的轻度活动性克罗恩病患者按中度活动期处理。

中度克罗恩病的治疗首选糖皮质激素，常用泼尼松每日 40～60 mg，分 2～3 次口服，用药 10~14 日，病情稳定后逐渐减量至停用。病变局限于回盲部者，为减少全身作用激素的相关不良反应，可考虑应用布地奈德，但该药对中度活动期克罗恩病的疗效不如全身作用激素。当激素无效或激素依赖时加用硫嘌呤类药物或甲氨蝶呤，这类免疫抑制剂对诱导活动性克罗恩病缓解与激素有协同作用，但起效慢，因此其作用主要是在激素诱导症状缓解后，继续维持撤离激素的缓解。AZA 与 6-MP 同为硫嘌呤类药物，两药疗效相似。对该类药物无效或不能耐受者，可考虑换用 MTX。AZA 每日剂量范围为 1~3 mg/kg，根据疗效和不良反应进行剂量调整，从低剂量开始，每 4 周逐步增量，至有效或外周血白细胞下降至临界值或达到当地推荐的目标剂量。

重度克罗恩病应口服泼尼松（每日 40~60 mg）进行治疗，临床症状缓解后逐渐减量直至停药。如无反应则改为静脉给药，多用琥珀酸氢化可的松每日 300 mg，2 周起效后改用口服泼尼松每日 40 mg，待症状缓解后再逐渐减量至停用。若大剂量激素治疗无改善，可同时使用 AZA 或 6-MP。生物制剂英夫利昔单抗诱导缓解有效，单剂量静脉注射英夫利昔单抗 5 mg/kg，到第 4 周时临床有效率为 81%。合并感染或脓肿时，应给予广谱抗菌药物或环丙沙星和（或）甲硝唑。

对重症患者可予营养支持治疗，首选肠内营养，不足时辅以肠外营养，有脱水表现者应补充水和电解质，如有贫血或活动性出血者应输血治疗。有肠梗阻者应予肠道休息及胃肠外营养支持，并根据临床表现及物理检查作出判断（炎性狭窄、纤维缩窄或粘连所致），根据不同的病因进行相应治疗，必要时可考虑手术治疗。

慢性活动性或激素依赖型克罗恩病如不能立即手术，应考虑免疫抑制剂治疗。AZA 或 6-MP 往往是一线选择药物，特别适用于有瘘管的患者，其中以肛瘘、腹壁瘘效果最佳，而克罗恩病手术患者早期使用可预防术后复发。加用此类药物后可逐渐减少皮质激素的用量至停药，一般 3~6 周起效，然后以治疗剂量（AZA 每日 1.5~2.5 mg/kg、6-MP 每日 0.75~1.5 mg/kg）长期维持治疗，一般不超过 1~2 年；用药期间注意监测血常规和肝功能，转氨酶轻度升高可减量继续用药，如出现严重黄疸应立即停药。甲氨蝶呤每周 25 mg 肌内注射，8 周后改为每周 10~15 mg 口服或环孢素每日 5~7.5 mg/kg 口服；疗程都为 1 年，对慢性活动性病变有效。也可选用英夫利昔单抗，一般在第 0 周、2 周和 6 周每次静脉注射 5~10 mg/kg，此后每 8 周注射 1 次；若无效，可增加至 10 mg/kg，每 4 周注射 1 次；若仍无效，则建议换药。

（2）维持治疗：单用泼尼松和 SASP 往往无效，故不推荐 SASP 和激素用于维持治疗，主张使用 5-ASA 或免疫抑制剂维持治疗。5-ASA 不良反应小，但缓解效果有限。AZA 是激素诱导缓解后用于维持治疗最常用的药物，能有效维持撤离激素的临床缓解或在维持症状缓解下减少激素用量。AZA 每日 1.5~2.5 mg/kg 可有效维持缓解，不能耐受者可换用 6-MP；AZA 和 6-MP 无效或不耐受时，可肌内注射 MTX 每周 15~25 mg。对初始治疗 12 周无应答的患者，用英夫利昔单抗 5~10 mg/kg，每 8 周注射 1 次，维持缓解有效，可用至 44 周。

（3）特殊类型克罗恩病的治疗：主要包括广泛性小肠病变，以及食管和胃、十二指肠病变的治疗。广泛性小肠病变（累计长度 100 cm）的活动性克罗恩病，常导致营养不良、小肠细菌过度生长、因小肠多处狭窄而多次手术造成短肠综合征等严重而复杂的情况，早期应用免疫抑制剂（AZA、6-MP、MTX）治疗，对病情重或复发者早期考虑给予英夫利昔单抗。病变累及胃、十二指肠的患者，可用质子泵抑制剂、H_2 受体拮抗剂、硫糖铝等，能使症状部分或完全缓解。肛周出现急性化脓性感染、肛周或直肠旁脓肿时，应进行外科引流，也可根据情况加用挂线治疗。非化脓性慢性瘘管应以抗菌药物、免疫抑制剂或英夫利昔单抗等内科治疗为主。

克罗恩病在我国的发病率远低于溃疡性结肠炎，两者在治疗上有不少相似之处，但克罗恩病较溃疡性结肠炎难以缓解，并发症较多。治疗过程中可根据对治疗的反应及对药物的耐受情况，随时调整治疗方案。决定治疗方案前应向患者详细解释方案的效益与风险，在与患者充分交流并取得合作之后实施方案。对于急性发作经内科保守治疗无效，合并出血、穿孔、肠梗阻、癌变、结肠外并发症及结肠瘘和肛周脓肿者应考虑手术治疗。

3. 特殊患者用药

老年人炎症性肠病的治疗与年轻人差别不大，但糖皮质激素和免疫抑制剂应慎重选用。儿童炎症性肠病多发生于 3 ~ 13 岁，轻度患者可选用 SASP 或 5-ASA 制剂，SASP 从小剂量开始，每日 25 ~ 40 mg/kg，按病情需要可逐渐递增至每日 50 ~ 75 mg/kg，过敏者选用 5-ASA；中度患者单用糖皮质激素或在应用 SASP 或 5-ASA 的基础上联合糖皮质激素，剂量为每日 1 ~ 2 mg/kg，症状缓解后每 1 ~ 2 周减量 2.5 ~ 5 mg；重度患者上述治疗效果不佳时可合用免疫抑制剂，如 AZA 每日 2 mg/kg、6-MP 每日 1.0 ~ 1.5 mg/kg。尽量避免在疾病活动期受孕，一般炎症性肠病患者的诊治措施均适宜妊娠期患者，但应尽量减少 X 线检查，应用免疫抑制剂应严格掌握适应证。治疗量的氨基水杨酸制剂和糖皮质激素用于妊娠期和哺乳期尚属安全，抗菌药物中头孢菌素、青霉素等在妊娠期使用也较安全。

（刘宣彤）

第四节　上消化道出血

上消化道出血是指十二指肠悬韧带以上的消化道（食管、胃、十二指肠、胰、胆及胃空肠吻合术后的空肠）出血，包括胃空肠吻合术后的空肠上段病变。根据失血量与失血速度将上消化道出血分为慢性隐性出血、慢性显性出血和急性出血。根据出血的病因可分为非静脉曲张性出血和静脉曲张性出血两大类。十二指肠溃疡、胃溃疡和食管静脉曲张是引起急性上消化道出血的 3 种最常见的病因。急性上消化道出血是急诊常见的急危重症之一，成年人每年发病率为 100/10 万 ~ 180/10 万，病死率为 2% ~ 15%。

一、病因和发病机制

上消化道出血的病因很多，包括消化道炎症、机械性损伤、血管病变、肿瘤等因素，也可由邻近器官病变和全身性疾病累及胃肠道所致，其中常见的病因有消化性溃疡、急或慢性黏膜炎性糜烂、门静脉高压症中的食管或胃底静脉曲张、胃癌、平滑肌瘤或肉瘤破溃、食管贲门黏膜撕裂征（Mallory-Weiss 综合征）及胆道出血等。另外，全身性疾病（血液病、尿毒症和感染等）和各种消化道血管畸形等病变也可引起上消化道出血。非甾体抗炎药也能导致消化道出血。约有 5% 的出血病灶不能确定，即使剖腹探查也未能找到出血原因。病因归纳如下。

1. 胃、十二指肠疾病

严重的胃、十二指肠溃疡会发生出血，正常情况下，胃肠黏膜的防御系统（黏膜屏障、黏液、重碳酸盐、黏膜血流量、细胞更新、前列腺素和表皮生长因子等）与侵蚀因素（盐酸、胃蛋白酶、胆盐、幽门螺杆菌以及药物等）处于平衡状态；当侵袭因素过强、防御力降低，就会形成溃疡，严重的溃疡加重黏膜损伤，产生出血。另外，急性胃黏膜糜烂、慢性胃炎、胃息肉、胃平滑肌肉瘤、胃黏膜脱垂、手术后吻合口溃疡、胃肉芽肿病变和十二指肠憩室炎等也能导致上消化道出血。

2. 食管疾病

食管炎、食管溃疡、食管憩室炎、食管裂孔疝、食管癌、食管良性肿瘤和食管贲门黏膜撕裂综合征会导致上消化道出血。

3. 门静脉高压症致食管胃底静脉曲张破裂

门静脉与腔静脉之间有广泛的交通支，门静脉高压时，为使淤滞在门静脉系统的血液回流，这些交通支大量开放，经扩张或曲张的静脉与体循环的静脉发生吻合而建立侧支循环。常见的侧支循环可形成于食管下端胃底部、肝脏周围、前腹壁脐周、直肠下端肛周和腹膜后等部位，其中形成于食管下端胃底部的侧支循环表现为食管胃底静脉曲张。当曲张静脉压力升高，并由食物等造成损伤时，可引起静脉曲张破裂出血。引起静脉曲张破裂出血的常见疾病有肝硬化伴门静脉高压症、肝癌伴门静脉高压症、门静脉血栓形成、门静脉阻塞综合征和肝静脉阻塞综合征等。

4. 上消化道其他疾病

胆囊胆管的结石、蛔虫、肿瘤或肝动脉瘤破裂入胆道、壶腹癌、胰腺癌侵犯十二指肠和急性胰腺炎并发脓肿破溃等引起胆道出血。

5. 全身性疾病

血液病（再生障碍性贫血、白血病、过敏性紫癜、血小板减少性紫癜、血友病和弥散性血管内凝血等）、血管性疾病（胃壁内小动脉瘤、血管瘤、胃黏膜下动静脉畸形、动脉粥样硬化和遗传性出血性毛细血管扩张症）、急性传染病（流行性出血热、钩端螺旋体病）、尿毒症和结缔组织病等。

二、临床表现

上消化道出血患者的临床表现与病变的性质、部位，失血量与速度及患者的年龄、心肾功能等状况有关，除了具有原发性疾病的各种表现外，呕血和（或）黑便是上消化道出血的典型表现。另外，出血较多的患者可出现周围循环衰竭等症状。

1. 呕血和（或）黑便

呕血和（或）黑便是上消化道出血的特征性表现。幽门以上的出血常表现为呕血和黑便，食管病变的呕血色常呈鲜红，食管胃底静脉曲张破裂时出血量大且常呈喷射状。胃部或其他部位出血进入胃又呕出者，其呕出血多为咖啡渣样（因血液经胃酸作用形成咖啡色的正铁血红蛋白）。

幽门以下的出血从肠道排出，常表现为黑便（因血红蛋白经肠内硫化物作用形成黑色的硫化铁），出血量一次超过 50～100 mL 时出现黑便，典型黑便呈柏油样。出血量较大或肠蠕动较快者呈黯红色或鲜红色；如空肠、回肠出血量不大，在肠内停留时间较长，也可表现为黑便，往往误以为上消化道出血。幽门以下病变如十二指肠病变出血量大、速度快、血液反流入胃，不仅有黑便，还有呕血；十二指肠球部出血以黑便为主，可伴有呕血；十二指肠下段出血常只有黑便，少有呕血者。上消化道微量出血无黑便，仅大便隐血试验阳性。

2. 周围循环衰竭等全身症状

一次性出血小于 400 mL 时不引起全身症状；当一次性出血量达 400～500 mL 时可出现头晕、乏力、晕厥、心悸和精神萎靡等症状；短期内出血超过 1 000 mL 或者失血超过循环血量的 20% 可表现出循环衰竭。失血速度快、失血量较大时常有便意、解便时晕倒，伴有冷汗、恶心、口渴、黑蒙、反应迟钝和意识模糊等。查体可见皮肤湿冷、灰白且呈现灰紫花斑，压后退色久不见恢复；心率加快 >120 次/分，脉搏细速，血压下降，脉压较小（<25～30 mmHg），可有心律失常、肠鸣亢进、少尿甚至无尿。

总之，上消化道出血的病情严重程度与失血量呈正相关，可以根据血容量减少导致周围循环的改变来判断失血量，如表 7-3 所示。

表 7-3　上消化道出血的病情严重程度分级

分级	失血量/mL	血压/mmHg	心率/（次/分）	血红蛋白/（g/L）	症状	休克指数*
轻度	<500	基本正常	正常	无变化	头晕	0.5
中度	500～1 000	下降	>100	70～100	晕厥、口渴、少尿	1.0
重度	>1 500	收缩压<80	>120	<70	肢冷、少尿、意识模糊	>1.5

注　* 休克指数 = 心率/收缩压。

3. 发热

多数患者在上消化道中度或大量出血后 24 小时内出现发热，体温一般不超过 38.5 ℃，可持续 3～5 日。发热机制尚不清楚，可能与循环血量减少、周围循环衰竭及贫血等有关。

4. 氮质血症

在上消化道大出血后，血中的尿素氮浓度增高的原因为大量血液进入肠道后，其蛋白质分解产物被吸收引起氮质血症，称为肠源性氮质血症。一般于一次出血后数小时血尿素氮开始上升，24～48 小时可达高峰，3～4 日后恢复正常。

5. 贫血和血象改变

出血 2～3 小时后，白细胞数可增加至（10～20）×10^9/L，但是肝硬化、脾功能亢进时白细胞数可以不增高。出血后 3～4 小时出现贫血，这种现象与组织液渗入血管内、血液被稀释有关。出血 24 小时内网织红细胞可见增高。

三、治疗原则

上消化道出血的治疗原则主要体现在 3 个方面：积极控制出血，治疗原发病，必要时输血及手术治疗。

1. 一般治疗原则

卧床休息，大出血患者宜取平卧位，并将下肢抬高，头侧位；保持患者呼吸道通畅，以免大量呕血时血液反流引起窒息，必要时吸氧；观察神色和肢体皮肤是冷湿或温暖；应加强护理，记录血压、脉搏、出血量与每小时尿量；保持静脉通路畅通，必要时测定中心静脉压和心电监护。大量出血者宜禁食，少量出血者可适当进流质。多数患者在出血后常有发热，一般不需要使用抗菌药物。以下情况时应考虑输血：收缩压 <90 mmhg；心率 >110 次/分；血红蛋白（Hb）<70 g/L；血细胞比容（Hct）<25% 或出现缺血性休克。

2. 药物治疗原则

药物对上消化道出血的治疗起效不快，但药物治疗是急性上消化道出血的首选方法。对于危重患者，特别是初次发病、原因不详以及既往病史不清楚的患者，在生命支持和容量复苏的同时，可以采取"经验性联合用药"。严重的上消化道出血的联合用药方案为静脉应用生长抑素加 PPI。对于大多数患者，这一方案可以迅速控制不同病因引起的上消化道出血，最大限度降低并发症的发生率和死亡率。明确病因之后，再根据具体情况调整治疗方案。静脉曲张出血，可以在此基础之上联合应用血管升压素（VP）加抗菌药物。

四、药物治疗

（一）治疗药物分类

1. 抑酸药

对急性胃、十二指肠黏膜损害引起的出血，临床常用 PPI 和 H_2 受体拮抗剂。PPI 可通过特异性地作用于胃黏膜壁细胞，降低细胞中 H^+-K^+-ATP 酶的活性，从而抑制胃酸分泌，如埃索美拉唑、奥美拉唑、泮托拉唑、兰索拉唑、雷贝拉唑和艾普拉唑等。H_2 受体拮抗剂通过选择性地抑制 H_2 受体，减少胃酸分泌，降低胃酸和胃蛋白酶活性，如法莫替丁、雷尼替丁等。PPI 抑酸作用强，止血效果比 H_2 受体拮抗剂更快、更好，是目前首选的抑酸药。应尽早选用 PPI，内镜检查前应用，可改善病灶出血；内镜介入治疗后应用 PPI，可降低再出血的发生率。常规用埃索美拉唑 40 mg 静脉推注，每 12 小时用 1 次；如出血未停，埃索美拉唑 80 mg 静脉推注后，以每小时 8 mg 的速度持续输注 72 小时。埃索美拉唑主要经 CYP2C19 代谢，当与经 CYP2C19 代谢的药物（如地西泮、西酞普兰、丙米嗪、氯米帕明和苯妥英等）合用时，其血浆浓度可被升高，可能需要降低这些药物的剂量。

2. 生长抑素及其类似物

这类药物选择性地收缩内脏血管平滑肌，抑制扩血管物质的作用；增加食管下端括约肌张力，减少侧支循环血流；抑制促胃液素分泌，减少胃酸形成，减少再出血危险性；减少肝动脉血流量，降低肝内血管阻力；降低门静脉血流量，从而降低门静脉压力。生长抑素是肝硬化急性食管胃底静脉曲张性出血的首选药物之一，也被用于急性非静脉曲张性出血的治疗，可显著降低消化性溃疡出血患者的手术率，预防早期再出血的发生。常用药物包括生长抑素和其类似物奥曲肽。生长抑素是由 14 个氨基酸组成的肽类激素，半衰期短（2～3 分钟），起效快，15 分钟后可达稳态血药浓度，对全身血液循环的影响较小。少数患者可出现恶心、眩晕、面部潮红，慢速注射或调整滴注速度可减少不良反应的发生。奥曲肽是由 8 个氨基酸组成的环形多肽，具有与天然生长抑素类似的作用，但作用较强且持久，半衰期较天然抑素长 30 倍。奥曲肽皮下注射后 30 分钟可达峰值浓度，血浆半衰期为 90～120 分钟，静脉注射半衰期稍短。不良反应与生长抑素类似，注射局部可出现红肿、疼痛、针刺或烧灼感。

3. 血管升压素及其类似物

血管升压素通过与分布于血管平滑肌上的 VP 受体结合，收缩内脏血管，增加肠系膜血管阻力，减少门脉血流量，降低门静脉及其侧支压力，能控制静脉曲张导致的出血，但不能降低病死率，且不良反应较多，包括诱发冠状动脉痉挛、血栓形成、高血压和心肌梗死等严重的心脑血管并发症，还可因水钠潴留引起稀释性低钠血症。特利加压素又称三甘氨酰赖氨酸加压素，是一种新型的人工合成的长效血管升压素类似物，本身无活性，在体内经氨基肽酶作用，脱去其 N 末端的 3 个甘氨酰残基后，缓慢降解为有活性的赖氨酸加压素，持久有效地降低门静脉压力。特利加压素经静脉给药后约 30 分钟，可在血浆中检测到有生物活性的赖氨酸加压素，半衰期为 5 ~ 10 小时，不良反应小，对心脏无影响。

（二）治疗药物选用

1. 非静脉曲张性出血的治疗

药物与内镜联合治疗是目前首选的治疗方式。在明确病因诊断前推荐经验性使用 PPI 加生长抑素加抗菌药物（加血管活性药物）联合用药，以迅速控制不同病因引起的上消化道出血，尽可能降低严重并发症的发生率及死亡率。

抑酸药能提高胃内 pH，既可促进血小板聚集和纤维蛋白凝块的形成，避免血凝块过早溶解，有利于止血和预防再出血，又可治疗消化性溃疡。临床常用的抑酸药包括 PPI 和 H_2 受体拮抗剂。在明确病因前，推荐静脉使用 PPI 经验性治疗。使用方法为奥美拉唑 80 mg 静脉推注后，继以每小时 8 mg 静脉输注，持续 72 小时。常用的 PPI 还有埃索美拉唑或泮托拉唑、兰索拉唑和雷贝拉唑等。常用的 H_2 受体拮抗剂有雷尼替丁、法莫替丁等。

2. 静脉曲张性出血的治疗

安全的血管活性药物联合内镜治疗是静脉曲张性出血治疗的金标准，其中血管活性药物主要包括生长抑素及其类似物和血管升压素及其类似物。药物治疗是静脉曲张性出血的首选方法。静脉曲张出血经内镜明确诊断后，推荐生长抑素与抗菌药物联合治疗。内镜治疗的目的是控制急性食管胃底静脉曲张出血，并尽可能使静脉曲张消失或减少，以防止其再出血。内镜介入治疗方法包括内镜下食管静脉曲张套扎术（EVL）及硬化剂治疗（EIS）等，是防治门静脉高压症食管胃底静脉曲张破裂出血的重要方法，可明显降低急性出血的死亡率。

（1）生长抑素及其类似物：是目前治疗急性食管胃底静脉曲张破裂出血的首选药物。使用方法为为：①生长抑素首剂 250 μg 静脉推注，继以每小时 250 μg 持续静脉滴注 24 ~ 48小时，前 24 小时内宜每隔 6 小时追加静脉推注 250 μg；出血期间，若停药时间超过 30 分钟，应追加静脉推注 250 μg；②奥曲肽首剂 50 μg 静脉推注，继以每小时 25 μg 持续静脉滴注或每隔 6 ~ 8 小时静脉推注 100 μg，总量达每日 400 ~ 600 μg，最大时总量可达每日 1 200 μg。生长抑素和奥曲肽的疗效相当，治疗急性食管胃底静脉曲张破裂出血的总止血率达 73%，短期止血率达 90%，优于血管升压素，且对全身血液循环的影响较小，不良反应较少见。生长抑素和奥曲肽的疗程目前仍有争议，部分学者认为出血停止后应维持治疗 48 ~ 72 小时，如 5 日仍未止血，可考虑停用该药。有研究表明，每小时 50 μg 奥曲肽对食管胃底静脉曲张破裂出血的疗效优于每小时 25 μg，注射用生长抑素也有类似效果。因此，有学者提出，当标准剂量的注射用生长抑素或奥曲肽止血效果不佳时，将其剂量加倍，可明显提高止血效果。

（2）血管升压素及其类似物：血管升压素用于治疗门静脉高压症食管胃底静脉曲张破裂出血已有近 40 年的历史，由于疗效确切、价格便宜，迄今仍是治疗急性静脉曲张破裂出血的一线药物之一，止血成功率为 40% ~ 60%。由于不良反应的发生率高且严重，现血管升压素的使用已有所减少，多作为生长抑素类药物治疗效果不佳时的联合用药。用法为每分钟 0.2 ~ 0.4 U 持续静脉滴注 12 ~ 24 小时，如奏效可减剂量，再用 8 ~ 12 小时停药；如无效可在严密监测下提高剂量至每分钟 1.0 U 静脉滴注，但冠状动脉痉挛、心肌梗死等严重心脑血管不良反应明显增加；如停药或减量过程中再出血，可恢复至出血前的剂量。为减少致命性不良反应，血管升压素常与硝酸酯类药物合用，具体用法为静脉滴注血管升压素的同时给予 0.5 mg 硝酸甘油舌下含服，每 30 分钟 1 次，连续 6 小时或以不超过每分钟 0.2 μg/kg 的速度静脉滴注，止血率可达 78.5%，且并发症大大减少。

由于血管升压素的不良反应限制了其应用，近年来推荐以理化性质更为稳定、不良反应有所减少的血管加压素衍生物如特利加压素等代替血管升压素。使用方法为首剂 2 mg 缓慢静脉推注，以后每 4~6 小时静脉推注 1 mg，连续使用 24~36 小时。出血停止后建议仍维持治疗 1~2 日，以防止再出血。特利加压素治疗门静脉高压症静脉曲张出血的疗效与生长抑素相近，24 小时内止血有效率可达 60%~80%。特利加压素还适用于已服用过非选择性 β 受体阻断药后的急性出血，内镜介入（套扎或硬化）治疗前给予特利加压素静脉推注，能明显增加套扎及硬化剂治疗的安全性。

3. 抗感染药物的治疗

静脉曲张出血预防使用抗菌药物可明显改善预后，因此，在高度怀疑静脉曲张出血时，应预防性使用抗菌药物。对于肝硬化伴急性上消化道出血患者，预防性给予抗菌药物有利于止血，降低再出血和感染的发生，30 日的病死率也更低。抗菌药物的品种可结合当地细菌耐药情况选择，有研究表明静脉使用头孢曲松预防晚期肝硬化静脉曲张出血伴发感染的疗效优于口服诺氟沙星；另有一项随机对照研究发现，头孢曲松 3 日和 7 日疗程相比效果无显著差异。

（刘宣彤）

第八章

抗肿瘤药物

肿瘤是对人体健康产生严重威胁的疾病之一。肿瘤的治疗方法，基本上有手术治疗、放射治疗、化学治疗（化疗）及免疫治疗四类。抗肿瘤药物是一类对肿瘤细胞有杀灭作用或干扰其生长和代谢的药物。经过近 50 年的发展，药物治疗已经形成一个新的治疗方法，已由姑息化疗过渡到根治性化疗的阶段。化疗已经成为治疗肿瘤的主要手段之一，它的综合治疗地位越来越重要。

抗肿瘤药物按作用机制可分为以下 7 类：①影响核酸生物合成的药物，它们主要影响瘤细胞的酶系，使 DNA 或 RNA 合成受阻，抑制瘤细胞的生长和繁殖，使其死亡；②直接破坏 DNA 并影响其复制的药物；③作用于转录的药物；④作用于翻译的药物；⑤影响纺锤丝的药物；⑥影响生物膜的药物；⑦影响细胞信号转导的药物。

目前常用的抗肿瘤药物通常可分为烷化剂、抗代谢药、抗生素、植物成分药、抗肿瘤激素类和其他类。

抗肿瘤药物的主要适应证：①对抗肿瘤药物敏感的某些全身性肿瘤，如恶性淋巴瘤、白血病、绒毛膜上皮癌、多发性骨髓瘤等作为首选的治疗手段，在确诊后应开始化疗；②对多数常见肿瘤如头颈部分化鳞癌、尤因肉瘤、消化道癌等，由于它们对于抗肿瘤药物敏感性趋于中度，可在术后作为辅助巩固治疗；③对某些晚期肿瘤或对药物不敏感的肿瘤可作辅助治疗或巩固治疗，也可作为姑息治疗；④对于包括胸腔积液、腹腔积液和心包积液等的体腔积液，可采用腔内注射使其控制或消失，以便开始放射治疗；⑤对于某些表浅肿瘤如皮肤癌等可进行局部治疗，并可配以中草药治疗，部分可以治愈。

第一节　烷化剂

烷化剂属于细胞毒类药物，又称生物烷化剂，在体内能形成碳正离子或其他具有活泼的亲电性基团的化合物，进而与细胞中的生物大分子（DNA、RNA、酶）中含有丰富电子的基团（如氨基、巯基、羟基、羧基、磷酸基等）发生共价结合，使其丧失活性或使 DNA 分子发生断裂，导致肿瘤细胞死亡，抗肿瘤活性强。但是这类药物在抑制增生活跃的肿瘤细胞的同时，对增生较快的正常细胞例如骨髓细胞、肠上皮细胞等也同样产生抑制，有较严重的不良反应，例如恶心、呕吐、骨髓抑制、脱发等，临床上多采用合并用药。烷化剂按化学结构可分为：氮芥类、乙烯亚胺类、甲烷磺酸酯类、亚硝基脲类、其他类等。

一、氮芥

【英文名称】chlormethine，HN_2

【药理作用】本品为最早应用于临床的氮芥类药物。氮芥具有化学性很活泼的烷化基团，在中性或碱性条件下，分子中的一个氯乙基环化，释出氯离子，生成乙撑亚胺离子，后者在一定条件下生成正碳离子，该离子具有高度活泼性，能进行强烈的亲电子反应，与细胞的主要生物学成分如氨基、巯基、羟基、羧基、磷酸基、咪唑基，尤其是与鸟嘌呤第七位氮原子等发生烷化作用，由于氮芥的双臂可与两个鸟嘌呤的第七位氮原子起反应，因此产生DNA的双链间的交叉联结或DNA的同一链内不同碱基间的交叉联结。因此使细胞组成发生变化，抑制细胞分裂，而引起细胞死亡。具有较强的细胞毒作用，毒性较大。属于细胞周期非特异性药物，但在 M 期和 G_1 期最敏感。

【适应证】常用于治疗霍奇金病和非霍奇金淋巴瘤，也用于治疗恶性体腔积液和上腔静脉综合征及肺癌、头颈部癌等实体瘤。对急性白血病无效。

【用法用量】因本品有明显的局部刺激作用，易引起组织坏死，仅供动脉、静脉及腔内给药。

1. 静脉注射

每次 5 ~ 10 mg，每周 1 ~ 2 次，总量 30 ~ 60 mg，疗程间隔为 2 ~ 4 周，每次用生理盐水 10 mL 溶解，加入正在输注的 5% 葡萄糖注射液的输液管中慢速推注，注入后应继续输液一定时间，以减轻对静脉的刺激。

2. 动脉注射

每次 5 ~ 10 mg，每日或隔日 1 次，用生理盐水溶解。腔内注射：每次 10 ~ 20 mg，溶于 20 ~ 40 mL 生理盐水中，在抽液后注入胸腔或腹腔内，注入后 5 分钟内应多次变换体位，使药液在腔内分布均匀，每 5 ~ 7 日 1 次，4 ~ 5 次为 1 个疗程。

3. 腹主动脉下半身阻断给药

每次 0.2 mg/kg，每周 2 ~ 3 次，总量 60 mg 为 1 个疗程。方法：用腹带加上纱布团及血压计气囊加压阻断腹主动脉后，由上肢静脉快速注入药物，10 ~ 15 分钟后解除腹带。

【不良反应】

1. 局部反应

氮芥对局部组织有较强刺激作用，反复注射的静脉可引起静脉炎和栓塞性静脉炎，药液漏于血管外可引起局部肿胀、疼痛，甚至组织坏死、溃疡。

2. 胃肠道反应

包括食欲减退、恶心、呕吐或腹泻，其中呕吐较突出，可应用昂丹司琼或甲氧氯普胺及地塞米松止吐。

3. 骨髓抑制

骨髓抑制是氮芥的剂量限制性毒性反应，可引起明显白细胞、血小板减少，最低值出现在用药后 7 ~ 15 日，2 ~ 3 周可恢复。

4. 其他

可有头晕、乏力、脱发、闭经、不育等。

【药物相互作用】尚不明确。

【禁忌证】①对本品过敏者禁用；②孕妇禁用。

【注意事项】

（1）本药注射勿漏于血管外，一旦漏出血管外应立即局部皮下注射 0.25% 硫代硫酸钠或生理盐水及冷敷 6~12 小时。注射 1% 普鲁卡因注射液。

（2）用药期间应每周查白细胞、血小板 1~2 次。

（3）氮芥溶解后极不稳定，使用时需新鲜配制，溶入 10 mL 生理盐水后立即静脉冲入。

【规格】注射剂：5 mg，10 mg。

二、苯丁酸氮芥

【英文名称】chlorambucil

【药理作用】本品属氮芥类衍生物，具有双功能烷化剂作用，可形成不稳定的乙撑亚胺而发挥其细胞毒性作用，干扰 DNA 和 RNA 的功能。在常规剂量下，其毒性较其他任何氮芥类药物小。对增殖状态的细胞敏感，特别对 G_1 期与 M 期的作用最强，属细胞周期非特异性药物。对淋巴细胞有一定的选择性抑制作用。

【适应证】主要用于慢性淋巴细胞白血病，也可用于恶性淋巴瘤、卵巢癌、多发性骨髓瘤及巨球蛋白血症的治疗。

【用法用量】每日 0.1~0.2 mg/kg（6~10 mg 或 4~8 mg/m^2），每日 1 次或分 3~4 次口服，连用 3~6 周，1 个疗程总量可达 300~500 mg。

【不良反应】

1. 骨髓抑制

属中等程度，主要表现为白细胞减少，对血小板影响较小，但大剂量连续用药时可出现全血象下降。

2. 胃肠道反应

较轻，多为食欲减退、恶心，偶见呕吐。

3. 生殖系统反应

长期应用本品可致男性患者精子缺乏或持久不育、月经紊乱或停经。

4. 其他

少见的不良反应尚包括中枢神经系统毒性、皮疹、脱发、肝损害及发热等，长期或大剂量应用可导致间质性肺炎。

【药物相互作用】尚不明确。

【禁忌证】①凡有严重骨髓抑制、感染者禁用，有痛风病史、泌尿道结石者慎用。②对本品过敏者禁用。③本品有致突变、致畸胎作用，可造成胎儿死亡或先天畸形，故早孕妇女禁用。

【注意事项】本品给药时间较长，疗效及毒性多在治疗 3 周以后出现，故应密切观察血象变化，并注意蓄积毒性。

【规格】片剂或纸型片剂：每片 2 mg。

三、环磷酰胺

【英文名称】cyclophosphamide，CTX

【药理作用】本品在体外无活性，进入体内被肝脏或肿瘤内存在的过量的磷酰胺酶或磷酸酶水解，变为活化作用型的磷酰胺氮芥而起作用。其作用机制与氮芥相似，与 DNA 发生交叉联结，抑制 DNA 的合成，也可干扰 RNA 的功能，属细胞周期非特异性药物。本品抗瘤谱广，对多种肿瘤有抑制作用。

【适应证】本品为目前广泛应用的抗癌药物，对恶性淋巴瘤、急性或慢性淋巴细胞白血病、多发性骨髓瘤有较好的疗效，对乳腺癌、睾丸肿瘤、卵巢癌、肺癌、头颈部鳞癌、鼻咽癌、神经母细胞瘤、横纹肌肉瘤及骨肉瘤均有一定的疗效。

【用法用量】成人常用量：单药静脉注射按体表面积每次 $500 \sim 1\,000$ mg/m^2，加生理盐水 $20 \sim 30$ mL，静脉冲入，每周 1 次，连用 2 次，休息 $1 \sim 2$ 周重复。联合用药 $500 \sim 600$ mg/m^2。儿童常用量：静脉注射每次 $10 \sim 15$ mg/kg，加生理盐水 20 mL 稀释后缓慢注射，每周 1 次，连用 2 次，休息 $1 \sim 2$ 周重复。也可肌内注射。

【不良反应】

1. 骨髓抑制

白细胞减少较血小板减少为常见，最低值在用药后 $1 \sim 2$ 周，多在 $2 \sim 3$ 周后恢复。对肝功能有影响。

2. 胃肠道反应

包括食欲减退、恶心及呕吐，一般停药 $1 \sim 3$ 日即可消失。

3. 泌尿道反应

当大剂量环磷酰胺静脉滴注，而缺乏有效预防措施时，可致出血性膀胱炎，表现为膀胱刺激症状、少尿、血尿及蛋白尿，是其代谢产物丙烯醛刺激膀胱所致，但环磷酰胺常规剂量应用时，其发生率较低。

4. 其他反应

包括脱发、口腔炎、中毒性肝炎、皮肤色素沉着、月经紊乱、男性患者无精子或精子减少及肺纤维化等。

【药物相互作用】环磷酰胺可使血清中假胆碱酯酶减少，使血清尿酸水平增高，因此，与抗痛风药如别嘌醇、秋水仙碱、丙磺舒等同用时，应调整抗痛风药物的剂量。此外也加强了琥珀胆碱的神经肌肉阻滞作用，可使呼吸暂停延长。环磷酰胺可抑制胆碱酯酶活性，因而延长可卡因的作用并增加毒性。大剂量巴比妥类、皮质激素类药物可影响环磷酰胺的代谢，同时应用可增加环磷酰胺的急性毒性。

【禁忌证】①凡有骨髓抑制、感染、肝肾功能损害者禁用或慎用。②对本品过敏者禁用。③妊娠及哺乳期妇女禁用。

【注意事项】本品的代谢产物对尿路有刺激性，应用时应鼓励患者多饮水，大剂量应用时应水化、利尿，同时给予尿路保护剂美司钠。研究显示，提高药物剂量强度，能明显增加疗效，当大剂量用药时，除应密切观察骨髓功能外，尤其要注意非血液学毒性如心肌炎、中毒性肝炎及肺纤维化等。当肝肾功能损害，骨髓转移或既往曾接受多程化疗、放疗时，环磷酰胺的剂量应减少至治疗量的 $1/3 \sim 1/2$。由于本品需在肝内活化，因此腔内给药无直接作用。环磷酰胺水溶液仅能稳定 $2 \sim 3$ 小时，最好现配现用。

【规格】片剂：50 mg。注射剂：100 mg，200 mg。

四、异环磷酰胺

【英文名称】ifosfamide，IFO

【药理作用】本品在体外无抗癌活性，进入体内被肝脏或肿瘤内存在的磷酰胺酶或磷酸酶水解，变为活化作用型的磷酰胺氮芥而起作用。其作用机制为与 DNA 发生交叉联结，抑制 DNA 的合成，也可干扰 RNA 的功能，属细胞周期非特异性药物。本品抗瘤谱广，对多种肿瘤有抑制作用。

【适应证】适用于睾丸癌、卵巢癌、乳腺癌、肉瘤、恶性淋巴瘤和肺癌等。

【用法用量】单药治疗：静脉注射按体表面积每次 $1.2 \sim 2.5 \ g/m^2$，连续 5 日为 1 个疗程。联合用药：静脉注射按体表面积每次 $1.2 \sim 2.0 \ g/m^2$，连续 5 日为 1 个疗程。每一疗程间隔 3~4 周。共 $500 \sim 600 \ mg/m^2$。

【不良反应】

（1）骨髓抑制：白细胞减少较血小板减少为常见，最低值在用药后 1~2 周，多在 2~3 周后恢复。对肝功能有影响。

（2）胃肠道反应：包括食欲减退、恶心及呕吐，一般停药 1~3 日即可消失。

（3）泌尿道反应：可致出血性膀胱炎，表现为排尿困难、尿频和尿痛，可在给药后几小时或几周内出现，通常在停药后几天内消失。

（4）中枢神经系统毒性：与剂量有关，通常表现为焦虑不安、神情慌乱、幻觉和乏力等。少见晕厥、癫痫样发作甚至昏迷。

（5）少见的有一过性无症状肝、肾功能异常；若高剂量用药可因肾毒性产生代谢性酸中毒。罕见心脏和肺毒性。

（6）其他反应尚包括脱发、恶心和呕吐等。注射部位可产生静脉炎。

（7）长期用药可产生免疫抑制、垂体功能低下、不育症和继发性肿瘤。

【药物相互作用】

（1）先前应用顺铂患者，可加重异环磷酰胺的骨髓抑制、神经毒性和肾毒性。

（2）同时使用抗凝血药物，可能导致出血危险。

（3）同时使用降血糖药，可增强降血糖作用。

（4）与其他细胞毒药物联合应用时，应酌情减量。

【禁忌证】严重骨髓抑制患者、对本品过敏者、妊娠及哺乳期妇女禁用。

【注意事项】

（1）本品的代谢产物对尿路有刺激性，应用时应鼓励患者多饮水，大剂量应用时应水化、利尿，同时给予尿路保护剂美司钠。

（2）低白蛋白血症、肝肾功能不全、骨髓抑制及育龄期妇女慎用。

（3）本品水溶液不稳定，须现配现用。

（4）用药期间应定期检查白细胞、血小板和肝、肾功能。

【规格】注射剂：0.5 g，1.0 g，2.0 g。

五、卡莫司汀

【英文名称】carmustine，BCNU

【药理作用】本品及其代谢物可通过烷化作用与核酸交链，也有可能因改变蛋白而产生抗癌作用。在体内能与 DNA 聚合酶作用，对增殖期细胞各期都有作用，对兔子及小鼠有致畸性。

【适应证】因能够通过血脑屏障，故对脑瘤（恶性胶质细胞瘤、脑干胶质瘤、成神经管细胞瘤、星形胶质细胞瘤、室管膜瘤）、脑转移瘤和脑膜白血病有效，对恶性淋巴瘤、多发性骨髓瘤也有效，与其他药物合用对恶性黑色素瘤有效。

【用法用量】静脉注射按体表面积 100 mg/m²，每日 1 次，连用 2～3 日或 200 mg/m²，用 1 次，每 6～8 周重复。溶入 5% 葡萄糖注射液或生理盐水 150 mL 中快速滴注。

【不良反应】

（1）一次静脉注射后，骨髓抑制经常发生在用药后 4～6 周，白细胞最低值见于 5～6 周，在 6～7 周逐渐恢复。但多次用药，可延迟至 10～12 周恢复。一次静脉注射后，血小板最低值见于 4～5 周，在 6～7 周内恢复，血小板下降常比白细胞严重。

（2）静脉注射部位可产生血栓性静脉炎。

（3）大剂量可发生脑脊髓病。

（4）长期治疗可产生肺间质或肺纤维化。有时甚至 1～2 个疗程后即出现肺并发症，部分患者不能恢复。

（5）此外可发生恶心、呕吐等消化道反应；用药后 2 小时即可出现，常持续 4～6 小时。对肝肾均有影响，肝脏损害常可恢复，肾脏毒性可见氮质血症，功能减退，肾脏缩小。

（6）本品有继发白血病的报道。

（7）也有致畸胎的可能性。本品可抑制睾丸或卵子功能，引起闭经或精子缺乏。

【药物相互作用】以本品组成联合化疗方案时，应避免合用有严重降低白细胞、血小板作用或产生严重胃肠道反应的抗癌药。

【禁忌证】既往对本药过敏的患者、妊娠及哺乳期妇女禁用。

【注意事项】

（1）老年人易有肾功能减退，可影响排泄，应慎用。

（2）对诊断的干扰：本品可引起肝肾功能异常。

（3）下列情况慎用：骨髓抑制、感染、肝肾功能异常、接受过放射治疗或抗癌药治疗的患者。

（4）用药期间应注意检查血常规、血小板、肝肾功能、肺功能。

（5）本品可抑制身体免疫机制，使疫苗接种不能激发自身抗体产生。化疗结束后 3 个月内不宜接种活疫苗。

（6）预防感染，注意口腔卫生。

【规格】注射剂：125 mg。

六、司莫司汀

【英文名称】semustine，me-CCNU

【药理作用】本品为细胞周期非特异性药物，对处于 G₁～S 期边界或 S 早期的细胞最敏感，对 G₂ 期也有抑制作用。本品进入体内后其分子从氨甲酰胺键处断裂为两部分，一为氯乙胺部分，将氯解离形成乙烯碳正离子，发挥烃化作用，使 DNA 链断裂，RNA 及蛋白质受到烃化，这与抗肿瘤作用有关；另一部分为氨甲酰基部分变为异氰酸酯或再转化为氨甲酸，以发挥氨甲酰化作用，主要与蛋白质特别是其中的赖氨酸末端的氨基等反应，这主要与骨髓毒性作用有关，氨甲酰化还破坏一些酶蛋白使 DNA 被破坏后难以修复，这有助于抗癌作用。本品与其他烷化剂并无交叉耐药性。

【适应证】本品脂溶性强，可通过血脑屏障，进入脑脊液，常用于脑原发肿瘤及转移瘤。与其他药物合用可治疗恶性淋巴瘤、胃癌、大肠癌、黑色素瘤。

【用法用量】口服 100～200 mg/m²，顿服，每 6～8 周 1 次，睡前与止吐剂、安眠药同服。

【不良反应】

（1）骨髓抑制，呈延迟性反应，有累积毒性。

（2）白细胞或血小板减少最低点出现在 4～6 周，一般持续 5～10 日，个别可持续数周，一般 6～8 周可恢复。

（3）服药后可有胃肠道反应；因与较高浓度药物接触，可影响肝肾功能。

（4）乏力，轻度脱发，偶见全身皮疹。

（5）可抑制睾丸与卵巢功能，引起闭经及精子缺乏。

【药物的相互作用】选用本品进行化疗时应避免同时联合其他对骨髓抑制较强的药物。

【禁忌证】①对本药过敏的患者。②孕妇及哺乳期妇女应禁用。

【注意事项】

（1）骨髓抑制、感染、肝肾功能不全者慎用。

（2）用药期间应密切注意血象、血尿素氮、尿酸、肌酐清除率、血胆红素、转氨酶的变化、肺功能。老年人易有肾功能减退，可影响排泄，应慎用。

（3）本品可抑制身体免疫机制，使疫苗接种不能激发身体抗体产生。

（4）用药结束后 3 个月内不宜接种活疫苗。预防感染，注意口腔卫生。

【规格】胶囊剂：10 mg，50 mg。

七、洛莫司汀

【英文名称】lomustine，CCNU

【药理作用】本品与 BCNU 同属氯乙胺基亚硝脲类抗肿瘤药物，进入体内后，其分子从氨甲酰胺键处断裂为两部分，一部分为氯乙胺，将氯解离，形成乙烯碳正离子（$CH_2 =CH^+$），发挥烷化作用，使 DNA 断裂，抑制核酸及蛋白质合成；另一部分为氨甲酰基部分再转化为异氰酸酯或转化为氨甲酸，发挥氨甲酰化作用，与蛋白质尤其是其中的赖氨酸末端氨基相作用，这一作用主要与骨髓抑制有关，但氨甲酰化作用还可破坏一些酶蛋白而起抗肿瘤作用。本品为细胞周期非特异性药物，可作用于增殖细胞各期和非增殖细胞，处于 $G_1 \rightarrow S$ 期边界或 S 期的细胞对之最敏感，对 G_2 期抑制作用强于 BCNU。本品与一般烷化剂无交叉耐药，与长春新碱、丙卡巴肼及抗代谢剂也无交叉耐药，但与 BCNU 呈交叉耐药。

本品脂溶性高，能迅速穿过胃肠黏膜及血脑屏障。口服后 30 分钟内即可完全吸收，3 小时可产生血浆代谢产物的高峰；注射后 10 分钟即可达到有效的血浆水平，其代谢完全而迅速，在血浆、脑脊液及尿中测不到药物原形。代谢产物环己基的血浆半衰期为 5 小时，氯乙基为 72 小时。本品在体内分布较广，以肝肾较多，脑脊液浓度为血浆浓度的 50%～

55%，可经胆汁排入肠道，形成肠肝循环，故药效持久。口服 48 小时内有 60% 以代谢物形式从尿中排泄，但 4 日排泄量小于 75%，大便中排出少于 5%，从呼吸道排出约 10%。

【适应证】常用于脑部原发肿瘤（如成胶质细胞瘤）及继发性肿瘤；治疗实体瘤，如联合用药治疗胃癌、直肠癌及支气管肺癌、恶性淋巴瘤等。

【用法用量】$100 \sim 130 \ \text{mg/m}^2$，顿服，每 $6 \sim 8$ 周 1 次，3 次为 1 个疗程。

【不良反应】

（1）口服后 6 小时内可发生恶心、呕吐，可持续 $2 \sim 3$ 日，预先使用镇静药或甲氧氯普胺并空腹服药可减轻。

（2）少数患者发生胃肠道出血及肝功能损害。

（3）骨髓抑制，服药后 $3 \sim 5$ 周可见血小板减少，白细胞降低可在服药后第 1 周及第 4 周先后出现两次，第 $6 \sim 8$ 周才恢复；但骨髓抑制有累积性。

（4）偶见全身性皮疹，有致畸胎的可能，也可能抑制睾丸或卵巢功能，引起闭经或精子缺乏。

【药物相互作用】以本品组成联合化疗方案时，应避免合用有严重降低白细胞和血小板的抗癌药。

【禁忌证】有肝功能损害、白细胞低于 $4 \times 10^9/\text{L}$、血小板低于 $80 \times 10^9/\text{L}$ 者禁用。合并感染时应先治疗感染。

【注意事项】

（1）因可引起突变和畸变，孕妇及哺乳期妇女应禁用。

（2）对诊断的干扰：本品可引起肝功能一时性异常。

（3）下列情况慎用：骨髓抑制、感染、肾功能不全、经过放射治疗或抗癌药治疗的患者或有白细胞低下史者。

（4）用药期间应注意随访检查血常规及血小板、血尿素氮、血尿酸、肌酐清除率、血胆红素、丙氨酸氨基转移酶等。

（5）患者宜睡前与止吐药、安眠药共服，用药当天不能饮酒。

（6）治疗前和治疗中应检查肺功能。

【规格】胶囊剂：40 mg，50 mg，100 mg。

八、六甲蜜胺

【英文名称】altretamine，HMM

【药理作用】本品为嘧啶类抗代谢药物，主要抑制二氢叶酸还原酶，干扰叶酸代谢，选择性抑制 DNA、RNA 和蛋白质的合成。为周期特异性药，与烷化剂无交叉耐药。体内需经肝脏微粒体 P_{450} 单氧化酶活化后，发挥细胞毒效应，口服血浆 $T_{\max}$ 为 $2 \sim 3$ 小时，血浆 $t_{1/2}$ 为 13 小时，主要代谢物经尿排出。

【适应证】本品用于卵巢癌、小细胞肺癌（SCLC）、恶性淋巴瘤、子宫内膜癌的联合化疗，对卵巢癌及 SCLC 疗效尤佳。

【用法用量】口服，每日 $10 \sim 16 \ \text{mg/kg}$，分 4 次服用，21 日为 1 个疗程或每日 $6 \sim 8 \ \text{mg/kg}$，90 日为 1 个疗程。联合方案中，推荐总量为按体表面积 $150 \sim 200 \ \text{mg/m}^2$，连用 14 日，耐受好。饭后 $1 \sim 1.5$ 小时或睡前服用能减少胃肠道反应。

【不良反应】

（1）严重恶心、呕吐为剂量限制性毒性，骨髓抑制轻至中度，以白细胞降低为著，多发生于治疗1周后，3~4周达最低点。

（2）中枢或周围神经毒性作用出现于长期服用后，为剂量限制性毒性，停药4~5个月可减轻或消失。

（3）偶有脱发、膀胱炎、皮疹、瘙痒、体重减轻等。

【药物相互作用】与单胺氧化酶抑制剂、抗抑郁药合用可导致严重的直立性低血压，应慎用。与甲氧氯普胺合用可致肌张力障碍。与维生素 B_6 同时使用，可能减轻周围神经毒性。

【禁忌证】对本品过敏者禁用。

【注意事项】用药期间应定期查血象及肝功能。严重骨髓抑制和神经毒性患者忌用。

【规格】片剂：50 mg，100 mg。

九、白消安

【英文名称】busulfan，BUS

【药理作用】属双甲基磺酸酯类的双功能烷化剂，为细胞周期非特异性药物。进入人体内磺酸酯基团的环状结构打开，通过与细胞的 DNA 内鸟嘌呤起烷化作用而破坏 DNA 的结构与功能。本品的细胞毒作用几乎完全表现在对造血功能的抑制，主要表现在对粒细胞生成的明显抑制作用。其次是血小板和红细胞的抑制，对淋巴细胞的抑制作用很弱。易经胃肠道吸收，口服吸收良好。吸收后很快自血浆消失，反复给药可逐渐在体内蓄积。在体内水解后，其水解物经环化作用变为4-羟呋喃等中间代谢产物。主要代谢在肝内进行。$t_{1/2}$ 为2~3小时，主要经肾脏以代谢产物排出。

【适应证】主要适用于慢性粒细胞白血病的慢性期，对 Ph 染色体阴性患者效果不佳。也可用于治疗原发性血小板增多症、真性红细胞增多症等慢性骨髓增殖性疾病。

【用法用量】成人常用量：慢性粒细胞白血病，每日总量4~6 mg/m²，每日1次。如白细胞计数下降至 20×10^9/L 则需酌情停药，或给维持量每日或隔日1~2 mg，以维持白细胞计数在 10×10^9/L 左右。

【不良反应】

（1）可产生骨髓抑制。常见为粒细胞减少、血小板减少。严重者需及时停药。

（2）长期服用或用药过大可致肺纤维化，可有皮肤色素沉着，高尿酸血症及性功能减退，男性乳房女性化、睾丸萎缩，女性月经不调等。

（3）白内障、多型性红斑、结节性多动脉炎为罕见不良反应。

（4）曾有个别报道使用高剂量后出现癫痫发作；心内膜纤维化，并由此出现相应症状；以及少见的肝静脉闭锁。

【药物相互作用】因为服用本品可增加血及尿中尿酸水平，故对有痛风病史的患者或服用本品后尿酸增高的患者可用抗痛风药物。

【禁忌证】①对本品过敏者禁用。②本品有致突变、致畸胎作用，可造成胎儿死亡或先天畸形，故早孕妇女禁用。

【注意事项】

（1）慢性粒细胞白血病患者治疗时有大量细胞破坏，血及尿中尿酸水平可明显升高，严重时可发生尿酸肾病。

（2）对有骨髓抑制、感染、使用细胞毒药物或放疗史的患者也应慎用。

（3）治疗前及治疗中应严密观察血象及肝肾功能的变化，及时调整剂量，特别注意检查血尿素氮、内生肌酐清除率、胆红素、丙氨酸转移酶、谷丙转氨酶及血清尿酸。

（4）服药应根据患者对药物的反应、骨髓抑制程度、个体差异而调整剂量。

（5）嘱患者多摄入液体并碱化尿液或服用别嘌醇以防止高尿酸血症及尿酸性肾病的产生。

（6）发现粒细胞或血小板迅速大幅度下降时应立即停药或减量以防止出现严重骨髓抑制。

【规格】片剂：0.5 mg，2 mg。

十、噻替哌

【英文名称】thiotepa，TSPA

【药理作用】为细胞周期非特异性药物，在生理条件下，形成不稳定的亚乙基亚胺基，具有较强的细胞毒作用。噻替哌是多功能烷化剂，能抑制核酸的合成，与DNA发生交叉联结，干扰DNA和RNA的功能，改变DNA的功能，故也可引起突变。体外试验显示可引起染色体畸变，在小鼠的研究中可清楚看到有致癌性，但对人尚不十分清楚。近年来证明本品对垂体促卵泡激素含量有影响。本品不宜从消化道吸收，注射后广泛分布在各组织内。1~4小时后血浆浓度下降90%，24~48小时大部分药物通过肾脏排出。注射药物后血浆蛋白结合率为10%，主要和白蛋白、脂蛋白结合，对白蛋白亲和力最大，$t_{1/2}$约3小时。尚无资料表明药物能否通过胎盘屏障。

【适应证】主要用于乳腺癌、卵巢癌、癌性体腔积液的腔内注射以及膀胱癌的局部灌注等，也可用于胃肠道肿瘤等。

【用法用量】静脉或肌内注射（单一用药）：每次10 mg（0.2 mg/kg）每日1次，连续5日后改为每周3次，1个疗程总量300 mg。胸腹腔或心包腔内注射：每次10~30 mg，每周1~2次。膀胱腔内灌注：每次排空尿液后将导尿管插入膀胱内向腔内注入60 mg，溶于生理盐水60 mL，每周1~2次，10次为1个疗程。动脉注射：每次10~20 mg，用法同静脉。

【不良反应】

（1）骨髓抑制是最常见的剂量限制毒性，多在用药后1~6周发生，停药后大多数可恢复。有些病例在疗程结束时开始下降，少数患者抑制时间较长。

（2）可有食欲减退、恶心及呕吐等胃肠道反应。

（3）个别报道用此药后再接受手术麻醉时，用琥珀酰胆碱后出现呼吸暂停。少见过敏，个别有发热及皮疹。

（4）有少量报道有出血性膀胱炎，注射部位疼痛，头痛、头晕，闭经，影响男性患者精子形成。

【药物相互作用】

（1）噻替哌可增加血尿酸水平，为了控制高尿酸血症可给予别嘌醇。

（2）与放疗同时应用时，应适当调整剂量。

（3）与琥珀胆碱同时应用可使呼吸暂停延长，在接受噻替哌治疗的患者，应用琥珀胆碱前必须测定血中假胆碱酯酶水平。

（4）与尿激酶同时应用可增加噻替哌治疗膀胱癌的疗效，尿激酶为纤维蛋白溶酶原的活化剂，可增加药物在肿瘤组织中的浓度。

【禁忌证】对本药过敏者禁用，有严重肝肾功能损害，严重骨髓抑制者禁用。

【注意事项】

（1）妊娠初期的3个月应避免使用此药，因其有致突变或致畸胎作用，可增加胎儿死亡及先天性畸形。

（2）下列情况应慎用或减量使用：骨髓抑制、肝功能损害、感染、肾功能损害、肿瘤细胞浸润骨髓、有泌尿系结石史和痛风病史。

（3）用药期间每周都要定期检查外周血象、白细胞与血小板及肝肾功能。停药后3周内应继续进行相应检查，已防止出现持续的严重骨髓抑制。

（4）肝肾功能较差时，本品应用较低的剂量。

（5）在白血病、淋巴瘤患者中为防止尿酸性肾病或高尿酸血症，可给予大量补液（或）给予别嘌醇。

（6）尽量减少与其他烷化剂联合使用或同时接受放疗。

【规格】注射剂：10 mg。

（成西霞）

第二节 抗代谢药

抗代谢药是能干扰细胞正常代谢过程的药物，其中多数作用于核酸合成。可分为3类：叶酸类抗代谢药、嘌呤类抗代谢药和嘧啶类抗代谢药。抗代谢药属于细胞周期特异性药物，主要抑制细胞 DNA 的合成，对 S 期细胞最敏感。有时也可抑制 RNA 与蛋白质的合成，故对 G_1 期或 G_2 期细胞也有一定作用。

一、甲氨蝶呤

【英文名称】methotrexate，MTX

【药理作用】四氢叶酸是在体内合成嘌呤核苷酸和嘧啶脱氧核苷酸的重要辅酶，本品作为一种叶酸还原酶抑制剂，主要抑制二氢叶酸还原酶而使二氢叶酸不能还原成有生理活性的四氢叶酸，从而使嘌呤核苷酸和嘧啶核苷酸的生物合成过程中一碳基团的转移作用受阻，导致 DNA 的生物合成受到抑制。此外，本品也有对胸腺核苷酸合成酶的抑制作用，但抑制 RNA 与蛋白质合成的作用则较弱，本品主要作用于细胞周期的 S 期，属细胞周期特异性药物，对 G_1/S 期的细胞也有延缓作用，对 G_1 期细胞的作用较弱。用量小于 30 mg/m^2 时，口服吸收良好，1~5 小时血药浓度达最高峰。肌内注射后达峰时间为 0.5~1 小时。血浆蛋白结合率约为 50%，本品透过血脑屏障的量甚微，但鞘内注射后则有相当量可达全身循环。部分经肝细胞代谢转化为谷氨酸盐，另有部分通过胃肠道细菌代谢。主要经肾（约 40%~90%）排泄，大多以原型药排出体外；小于 10% 的药物通过胆汁排泄。少量甲氨蝶呤及其代谢产物可以结合型形式贮存于肾脏和肝脏等组织中长达数月，在有胸腔或腹腔积液情况下，本品的清除速度明显减缓。清除率个体差别极大，老年患者更甚。

【适应证】

（1）各型急性白血病，特别是急性淋巴细胞白血病、恶性淋巴瘤、非霍奇金淋巴瘤和蕈样肉芽肿、多发性骨髓病。

（2）头颈部癌、肺癌、各种软组织肉瘤、银屑病。

（3）乳腺癌、卵巢癌、宫颈癌、恶性葡萄胎、绒毛膜上皮癌、睾丸癌。

【用法用量】

（1）一般剂量为 7.5 mg，每周 1~2 次，口服或 5~10 mg 肌内注射，每周 1 次，持续给予 3~6 个月或更长，可收到较好的临床效果。

（2）本品用注射用水 2 mL 溶解，可供静脉、肌内、动脉、鞘内注射。

（3）用于急性白血病：肌内注射或静脉注射，每次 10~30 mg，每周 1~2 次；儿童每日 20~30 mg/m^2，每周 1 次或视骨髓情况而定。

（4）用于绒毛膜上皮癌或恶性葡萄胎：每日 10~20 mg，也可溶于 5% 或 10% 的葡萄糖注射液 500 mL 中静脉滴注，每日 1 次，5~10 次为 1 个疗程。总量 80~100 mg。

（5）用于脑膜白血病：鞘内注射甲氨蝶呤每次一般 6 mg/m^2，成人常用为 5~12 mg，最大不大于 12 mg，每日 1 次，5 日为 1 个疗程。用于预防脑膜白血病时，每日 10~15 mg，每日 1 次，每隔 6~8 周 1 次。

（6）用于实体瘤：①静脉一般每次 20 mg/m^2；②也可介入治疗；③高剂量并叶酸治疗某些肿瘤，方案根据肿瘤由医师判定，如骨肉瘤等。

（7）治疗风湿免疫性疾病：①用于类风湿关节炎每周 1 次 10~15 mg；②脊柱关节病累及大关节者每周 10~15 mg，顿服，持续应用 3~6 个月或更长；③用于系统性红斑狼疮每周 0.3 mg/kg（最大剂量每周≤20 mg）。

【不良反应】

（1）胃肠道反应，包括恶心、呕吐、腹痛、腹泻、消化道出血。食欲减退常见，偶见假膜性或出血性肠炎等。

（2）肝功能损害，包括黄疸，丙氨酸氨基转移酶、碱性磷酸酶、γ-谷氨酰转肽酶等增高，长期口服可导致肝细胞坏死、脂肪肝、肝纤维化甚至肝硬化。

（3）大剂量应用时，由于本品和其代谢产物沉积在肾小管而致高尿酸血症肾病，此时可出现血尿、蛋白尿、少尿、氮质血症甚或尿毒症。

（4）长期用药可引起咳嗽、气短、肺炎或肺纤维化。

（5）骨髓抑制：主要为白细胞和血小板减少，长期口服小剂量可导致明显骨髓抑制，贫血和血小板下降而伴皮肤或内脏出血。

（6）脱发、皮肤发红、瘙痒或皮疹。

（7）白细胞低下时可并发感染。

【药物相互作用】

（1）乙醇和其他对肝脏有损害作用的药物，如与本品同用，可增加肝脏的毒性。

（2）由于用本品后可引起血液中尿酸的水平增多，对于痛风或高尿酸血症患者应相应增加别嘌醇等药剂量。

（3）本品可增加抗凝血作用，甚至引起肝脏凝血因子的缺少和（或）血小板减少症，因此与其他抗凝药同用宜谨慎。

（4）与保泰松和磺胺类药物同用后，因与蛋白质结合的竞争，可能会引起本品血清浓度增高而导致毒性反应的出现。

（5）口服卡那霉素可增加口服本品的吸收，而口服新霉素钠可减少其吸收。

（6）与弱有机酸和水杨酸盐等同用，可抑制本品的肾排泄而导致血清药浓度增高，继而毒性增加，应酌情减少用量。

（7）氨苯蝶啶、乙胺嘧啶等药物均有抗叶酸作用，如与本品同用可增加其不良反应。

（8）先用或同用时，与氟尿嘧啶有拮抗作用，如先用本品，4~6小时后再用氟尿嘧啶则可产生协同作用。本品与门冬酰胺酶合用也可导致减效，如用门冬酰胺酶者10日后用本品或于本品用药后24小时内给门冬酰胺酶，则可增效而减少对胃肠道和骨髓的不良反应。有报道如在用本品前24小时或10分钟后用阿糖胞苷，可增加本品的抗癌活性。本品与放疗或其他骨髓抑制药同用时宜谨慎。

【禁忌证】①对本品过敏者禁用。②本品有致突变、致畸胎作用，故孕妇、哺乳期妇女禁用。

【注意事项】

（1）本品的致突变性、致畸性和致癌性较烷化剂为轻，但长期服用后，有潜在的导致继发性肿瘤的危险。

（2）对生殖功能的影响，虽较烷化剂类抗癌药也为小，但也可导致闭经和精子减少或缺乏，尤其是在长期应用较大剂量后，但一般不严重，有时呈不可逆性。

（3）全身极度衰竭、恶液质或并发感染及心、肺、肝、肾功能不全时，禁用本品。周围血象如白细胞低于 $3.5 \times 10^9/L$ 或血小板低于 $50 \times 10^9/L$ 时不宜用。

【规格】片剂：2.5 mg；注射剂：0.1 g，5 mg。

二、氟尿嘧啶

【英文名称】fluorouracil，5-FU

【药理作用】在体内先转变为 5-氟-2-脱氧尿嘧啶核苷酸，抑制胸腺嘧啶核苷酸合成酶，阻断脱氧尿嘧啶核苷酸转变为脱氧胸腺嘧啶核苷酸，从而抑制 DNA 的生物合成。此外，还能掺入 RNA，通过阻止尿嘧啶和乳清酸掺入 RNA 而达到抑制 RNA 合成的作用。本品为细胞周期特异性药，主要抑制 S 期瘤细胞。本品主要经肝脏分解代谢，大部分降解为二氧化碳经呼吸道排出体外，约 15% 在给药 1 小时内经肾以原型药排出体外。大剂量用药能透过血脑屏障，静脉注射后于半小时内到达脑脊液中，并可维持 3 小时，$t_{1/2\alpha}$ 为 10~20 分钟，$t_{1/2\beta}$ 为 20 小时。

【适应证】为恶性葡萄胎、绒毛膜上皮癌的主要化疗药物。也用于乳腺癌、消化道肿瘤（包括原发性和转移性肝癌和胰腺癌）、卵巢癌和原发性支气管肺癌的辅助化疗和姑息治疗。

【用法用量】

（1）成人常用量，每日 0.15~0.3 g，分 3~4 次服。疗程总量 10~15 g。

（2）外用，每日 1~2 次涂患处。

（3）氟尿嘧啶作静脉注射或静脉滴注所用剂量相差甚大。单药静脉注射剂量一般为按体重每日 10~20 mg/kg，连用 5~10 日，每疗程 5~7 g（甚至 10 g）。若为静脉滴注，通常

按体表面积每日 $300 \sim 500 \ mg/m^2$，连用 $3 \sim 5$ 日，每次静脉滴注时间不得少于 $6 \sim 8$ 小时；静脉滴注时可用输液泵连续给药维持 24 小时。用于原发性或转移性肝癌，多采用动脉插管注药。腹腔内注射按体表面积每次 $500 \sim 600 \ mg/m^2$。每周 1 次，$2 \sim 4$ 次为 1 个疗程。

（4）缓释植入剂。

1）术中使用。①手术野散布，手术野散布是在手术基本结束，腹腔冲洗完毕，即将关腹前将植入用缓释氟尿嘧啶药粒散布于手术野内，尽量做到均匀或者以肿瘤原在部位为中心逐渐递减散布。这种方法的优点是较为简单，耗时短，不需要特别的人工或仪器设计。推荐剂量：$500 \sim 1\ 200 \ mg$。②定点穿刺给药，手术中定点穿刺是根据肿瘤的部位、肿瘤可能侵犯和转移的途径进行穿刺预埋植入用缓释氟尿嘧啶，起到杀灭残留肿瘤细胞的作用，预防复发转移。内镜引导下给药：某些腔道，可在内镜下，通过特殊的穿刺装置给药，也可利用人造管腔支架上的携药囊装药，经内镜放置于肿瘤狭窄部位。胸、腹腔直接穿刺给药：胸、腹腔癌性积液患者或不愿接受全身化疗的患者，可直接将植入用缓释氟尿嘧啶经皮穿刺进入胸、腹腔，剂量可比术中给药更大些。直视下经皮穿刺给药：对于体表肿瘤可以在直视下经皮穿刺给药到瘤体或瘤周，根据肿瘤的大小确定给药剂量，为使治疗更精确、更有效，可在治疗前用肿瘤治疗计划系统（TPS）进行计划和治疗设计，两个植药点间的距离不低于 3cm，植药点距体表不低于 1.5cm，单点剂量不超过 150 mg。

2）与其他治疗方法配合使用。与常规化疗配合使用。与放射粒子 ^{125}I、^{103}Pd 配合使用。与微波刀、超声聚焦刀、氩氦刀等配合使用。先用微波刀（或超声聚焦刀等）杀死肿瘤主体，再于瘤体边缘（或肿瘤残余部位）植入化疗粒子。

【不良反应】①接触性皮炎、皮肤红肿、糜烂、炎症后色素沉着、刺激、疼痛、光过敏、瘙痒、瘢痕、皮疹、溃疡、甲床变黑（可恢复）。②白细胞减少是最经常发生的血液学不良反应。

【药物相互作用】本品与甲酰四氢叶酸或顺铂合用，其抗肿瘤疗效明显提高。本品与甲氨蝶呤也存在相互作用。氟尿嘧啶用药在先，甲氨蝶呤用药在后则产生抵抗；反之，先用甲氨蝶呤，$4 \sim 6$ 小时后再用氟尿嘧啶则产生抗肿瘤协同作用。

【禁忌证】①对本品过敏者禁用。②本品有致突变、致畸胎作用，故孕妇禁用。

【注意事项】①肝肾功能不良、感染（如水痘患者）、心脏病患者慎用。②用药期间应定期检查血象。③用药期间出现毒性反应，立即停药。

【规格】片剂：50 mg。注射剂：0.125 g，0.25 g。缓释植入剂：0.1 g。软膏：20 mg，100 mg。

三、替加氟

【英文名称】ftorafur，UFT

【药理作用】本品为氟尿嘧啶的衍生物，在体内经肝脏活化逐渐转变为氟尿嘧啶而起抗肿瘤作用。能干扰和阻断 DNA、RNA 及蛋白质合成，主要作用于 S 期，是抗嘧啶类的细胞周期特异性药物，其作用机制、疗效及抗瘤谱与氟尿嘧啶相似，但作用持久，吸收良好，毒性较低。化疗指数为氟尿嘧啶的 2 倍，毒性仅为氟尿嘧啶的 $1/7 \sim 1/4$。慢性毒性试验中未见到严重的骨髓抑制，对免疫的影响较轻微。口服吸收良好，给药后 2 小时作用达最高峰，持续时间较长，为 $12 \sim 20$ 小时。血浆 $t_{1/2}$ 为 5 小时，静脉注射后均匀地分布于肝、肾、小肠、脾和脑，以肝、肾中的浓度为最高。由于本品具有较高的脂溶性，可通过血脑屏障，在脑脊液中浓度比氟尿嘧啶高。本品经肝脏代谢，主要由尿和呼吸道排出，给药后 24 小时内由尿中以原型排出 23%，由呼吸道以 CO_2 形式排出 55%。静脉注射后，均匀分布于肝、肾、小肠、脾和脑，而以肝、肾浓度较高，且可通过血脑屏障，脑脊液中浓度比氟尿嘧啶高，血浆 $t_{1/2}$ 为 5 小时，24 小时后尿排出原形 23%，55% 经肺呼吸排出。

【适应证】主要治疗消化道肿瘤，对胃癌、结肠癌、直肠癌有一定疗效；也可用于治疗乳腺癌、支气管肺癌和肝癌等；还可用于膀胱癌、前列腺癌、肾癌等。

【用法用量】口服：每日 800 ~ 1 200 mg，分 3 ~ 4 次服用，总量 30 ~ 50 g 为 1 个疗程。注射剂：单药成人每日剂量 800 ~ 1 000 mg 或每次 15 ~ 20 mg/kg，溶于 5% 葡萄糖注射液或 0.9% 氯化钠注射液 500 mL 中，每日 1 次静脉滴注，总量 20 ~ 40 g 为 1 个疗程。

【不良反应】

（1）轻度骨髓抑制：表现为白细胞和血小板减少。

（2）轻度胃肠道反应：以食欲减退、恶心为主，个别患者可出现呕吐、腹泻和腹痛，停药后可消失。

（3）其他反应：有乏力、寒战、发热、头痛、眩晕、运动失调、皮肤瘙痒、色素沉着、黏膜炎及注射部位血管疼痛等。

【药物相互作用】替加氟呈碱性且含碳酸盐，避免与含钙、镁离子及酸性较强的药物合用。本品注射液禁与酸性药物配伍。

【禁忌证】①孕妇及哺乳期妇女禁用。②对本品过敏者禁用。

【注意事项】

（1）用药期间定期检查白细胞、血小板计数，若出现骨髓抑制，轻者对症处理，重者需减量，必要时停药。一般停药 2 ~ 3 周即可恢复。

（2）轻度胃肠道反应可不必停药，给予对症处理，严重者需减量或停药，餐后服用可以减轻胃肠道反应。

（3）有肝肾功能障碍的患者使用时应慎重，酌情减量。

【规格】片剂：50 mg。注射剂：0.2 g，0.5 g。

四、阿糖胞苷

【英文名称】cytarabine，Ara-C

【药理作用】本品为主要作用于细胞 S 期的嘧啶类抗代谢药物，通过抑制细胞 DNA 的合成干扰细胞的增殖。阿糖胞苷进入人体后经激酶磷酸化后转为阿糖胞苷三磷酸及阿糖胞苷二磷酸，前者能强有力地抑制 DNA 聚合酶的合成，后者能抑制二磷酸胞苷转变为二磷酸脱氧胞苷，从而抑制细胞 DNA 聚合及合成。本品为细胞周期特异性药物，对处于 S 期细胞的作用最为敏感，对抑制 RNA 及蛋白质合成的作用较弱。可静脉、皮下、肌内或鞘内注射而吸收。静脉注射后能广泛分布于体液、组织及细胞内，静脉滴注后约有中等量的药物可透过血脑屏障，其浓度约为血浆中浓度的 40%。本品在肝、肾等组织内代谢，在血及组织中很容易被胞嘧啶脱氨酶迅速脱氨而形成无活性的尿嘧啶阿糖苷。在脑脊液内，由于脱氨酶含量较低，故其脱氨作用较缓慢。静脉给药时，$t_{1/2\alpha}$ 为 10 ~ 15 分钟。$t_{1/2\beta}$ 2 ~ 2.5 小时；鞘内给药时，$t_{1/2}$ 可延至 11 小时。在 24 小时内约 10% 以阿糖胞苷，70% ~ 90% 以尿嘧啶阿糖苷为主的无活性物质形式从肾脏排泄。

【适应证】适用于急性白血病的诱导缓解期及维持巩固期。对急性非淋巴细胞白血病效果较好，对慢性粒细胞白血病的急变期，恶性淋巴瘤也有效。

【用法用量】

1. 成人常用量

（1）诱导缓解：静脉注射或滴注每次 2 mg/kg（或 1～3 mg/kg），每日 1 次，连用 10～14 日，如无明显不良反应，剂量可增大至每次 4～6 mg/kg。

（2）维持：完全缓解后改用维持治疗量，每次 1 mg/kg，每日 1～2 次，皮下注射，连用 7～10 日。

2. 中剂量阿糖胞苷

中剂量是指阿糖胞苷的剂量为按体表面积每次 0.5～1.0 g/m² 的方案，一般需静脉滴注 1～3 小时，每日 2 次，以 2～6 日为 1 个疗程；大剂量阿糖胞苷的剂量按体表面积为 1～3 g/m² 的方案，静脉滴注及疗程同中剂量方案。由于阿糖胞苷的不良反应随剂量增大而加重，有时反而限制了其疗效，故现多偏向用中剂量方案。中剂量或大剂量阿糖胞苷主要用于治疗难治性或复发性急性白血病，也可用于急性白血病的缓解后，延长其缓解期。由于不良反应较多，故疗程中必须由有丰富经验的医师指导，并要有充分及时的支持疗法保证方可进行。

3. 小剂量阿糖胞苷

剂量为按体表面积每次 10 mg/m²，皮下注射，每日 2 次，以 14～21 日为 1 个疗程，如不缓解而患者情况容许，可于 2～3 周重复 1 个疗程。本方案主要用于治疗原始细胞增多或骨髓增生异常综合征患者，也可治疗低增生性急性白血病、老年性急性淋巴细胞白血病等。

4. 鞘内注射

阿糖胞苷为鞘内注射防治脑膜白血病的第二线药物，剂量为每次 25～75 mg，联合使用地塞米松 5 mg，用 2 mL 0.9% 氯化钠注射液溶解，鞘内注射，每周 1～2 次，至脑脊液正常。如为预防性则每 4～8 周 1 次。使用本品时，应适当增加患者液体的摄入量，使尿液保持碱性，必要时同用别嘌醇以防止血清尿酸增高及尿酸性肾病的形成；快速静脉注射虽引起较严重的恶心、呕吐反应，但对骨髓的抑制较轻，患者也能耐受较大剂量的阿糖胞苷。

【不良反应】

（1）造血系统不良反应主要是骨髓抑制，白细胞及血小板减少，严重者可发生再生障碍性贫血或巨幼细胞性贫血。

（2）白血病、淋巴瘤患者治疗初期可发生高尿酸血症，严重者可发生尿酸性肾病。

（3）较少见的不良反应有口腔炎、食管炎、肝功能异常、发热及血栓性静脉炎。阿糖胞苷综合征多出现于用药后 6～12 小时，有骨痛或肌痛、咽痛、发热、全身不适、皮疹、眼睛发红等表现。

【药物相互作用】四氢尿苷可抑制脱氨酶，延长阿糖胞苷血浆半衰期，提高血中浓度，起增效作用。本品可使细胞部分同步化，继续应用柔红霉素、多柔比星、环磷酰胺及亚硝脲类药物可以增效。本品不应与氟尿嘧啶并用。

【禁忌证】①对本品过敏者禁用。②孕妇、哺乳期妇女禁用。

【注意事项】

（1）使用本品时可引起血清丙氨酸氨基转移酶、尿酸增高。

（2）下列情况应慎用：骨髓抑制、白细胞及血小板显著减低、肝肾功能不全、有胆道疾病、有痛风病史、有尿酸盐肾结石病史、近期接受过细胞毒药物或放射治疗。

（3）用药期间应定期检查红细胞和血小板计数、骨髓涂片以及肝肾功能。

【规格】注射剂：0.1 g，0.5 g。

五、卡培他滨

【英文名称】capecitabine

【药理作用】卡培他滨是一种对肿瘤细胞有选择性活性的口服细胞毒类制剂，其本身无细胞毒性，但可转化为具有细胞毒性的氟尿嘧啶，其结构通过肿瘤相关性血管因子胸腺嘧啶磷酸化酶在肿瘤所在部位进行转化，从而最大限度地降低了氟尿嘧啶对人体正常细胞的损害。

【适应证】适用于紫杉醇和包括有蒽环类抗生素化疗方案治疗无效的晚期原发性或转移性乳腺癌的进一步治疗。

【用法用量】每日 2 500 mg/m²，连用 2 周，休息 1 周。每日总剂量分早晚 2 次于饭后半小时用水吞服。如病情继续恶化或产生不能耐受的毒性时应停止治疗。

【不良反应】

1. 消化系统不良反应

卡培他滨最常见的不良反应为可逆性胃肠道反应，如腹泻、恶心、呕吐、腹痛、胃炎等。严重的（3~4 级）不良反应相对少见。

2. 皮肤不良反应

在几乎一半使用卡培他滨的患者中发生手足综合征，表现为麻木、感觉迟钝、感觉异常、麻刺感、无痛感或疼痛感，皮肤肿胀或红斑，脱屑、水疱或严重的疼痛。皮炎和脱发较常见，但严重者很少见。

3. 一般不良反应

常有疲乏但严重者极少见。其他常见的不良反应为黏膜炎、发热、虚弱、嗜睡等，但均不严重。

4. 神经系统不良反应

头痛、感觉异常、味觉障碍、眩晕、失眠等较常见，但严重者少见。

5. 心血管系统不良反应

下肢水肿较轻且不常见。尚未见其他心血管系统不良反应作用。

6. 血液系统不良反应

中性粒细胞减少，少见且不严重，贫血极少见也不严重。

7. 其他不良反应

畏食及脱水常见，但重者极少见。

【药物相互作用】

（1）卡培他滨与大量药物合用，如抗组胺药、NSAID、止吐药、H₂ 受体拮抗剂等，未见具有临床意义的不良反应。

（2）蛋白结合：卡培他滨与血清蛋白结合率较低（64%），通过置换与能和蛋白紧密结合的药物发生相互作用的可能性尚无法预测。

（3）与细胞色素 P_{450} 酶间的相互作用：在体外实验中，未发现卡培他滨对人类肝微粒体细胞色素 P_{450} 酶产生影响。

【禁忌证】有卡培他滨严重不良反应或对氟尿嘧啶（卡培他滨的代谢产物）有过敏史者禁用，孕妇、哺乳妇禁用。

【注意事项】需限制剂量的毒性包括：腹泻、腹痛、恶心、胃炎及手足综合征。近半数接受本品治疗者会发生腹泻，对发生脱水的严重腹泻者应严密监测并给予补液治疗。每日腹泻 4 ~ 6 次或有夜间腹泻者为 2 级腹泻，每日腹泻 7 ~ 9 次或大便失禁和吸收障碍者为 3 级腹泻，每日腹泻 10 次以上或者有肉眼血便和需静脉补液者为 4 级腹泻。如发生 2 级、3 级或 4 级腹泻，则应停用本品，直到腹泻停止或腹泻次数减少到 1 级时再恢复使用。3 级或 4 级腹泻后再使用本品时应减少用量。几乎近一半使用本品的患者发生手足综合征，但多为 1 ~ 2 级，3 级综合征者不多见。多数不良反应可以消失，但需要暂时停止用药或减少用量，无须长期停止治疗。

【规格】片剂：0.15 g，0.5 g。

六、吉西他滨

【英文名称】gemcitabine，dFdC

【药理作用】盐酸吉西他滨为核苷同系物，属细胞周期特异性抗肿瘤药。主要杀伤处于 S 期（DNA 合成）的细胞，同时也阻断细胞增殖由 G_1 期向 S 期过渡的进程。本品在细胞内由核苷激酶代谢成有活性的二磷酸核苷和三磷酸核苷，其细胞毒活性来源于这两种核苷抑制 DNA 合成的联合作用。二磷酸吉西他滨可抑制核糖核苷酸还原酶，而该酶催化 DNA 合成过程中生成三磷酸脱氧核苷的化学反应，从而导致脱氧核苷酸（包括 dCTP）的浓度降低。三磷酸吉西他滨可与 dCTP 竞争性结合到 DNA 上，而细胞中 dCTP 浓度的降低（由其二磷酸盐的作用而产生）可促进三磷酸吉西他滨与 DNA 的结合，结果一个核苷酸掺入到合成过程中的 DNA 链上，从而阻止 DNA 的进一步合成。另外 DNA 聚合酶并不能够清除吉西他滨核苷酸和修复合成过程中的该 DNA 链。

【适应证】非小细胞肺癌、胰腺癌、膀胱癌、乳腺癌及其他实体肿瘤。

【用法用量】推荐成人使用吉西他滨剂量为 1 000 mg/m^2，静脉滴注 30 分钟，每周 1 次，连续 3 周。随后休息 1 周，每 4 周重复 1 次，依据患者的毒性反应相应减少剂量。配制方法：每瓶（含吉西他滨 200 mg）至少注入 0.9% 氯化钠注射液 5 mL（含吉西他滨浓度 ≤ 40 mg/mL），振摇使溶解。给药时所需药量可用 0.9% 氯化钠注射液进一步稀释，配制好的吉西他滨溶液应贮存在室温下并在 24 小时内使用。吉西他滨溶液不得冷藏，以防结晶析出。65 岁以上的高龄患者也能很好耐受，尽管年龄对吉西他滨的清除率和半衰期有影响，但并没有证据表明高龄患者需要调整剂量。未研究过儿童使用吉西他滨。

【不良反应】

1. 血液系统不良反应

由于吉西他滨具有骨髓抑制作用，因此应用吉西他滨后可出现贫血、白细胞降低和血小板减少、骨髓抑制，常为轻到中度，多为中性粒细胞减少，血小板减少也比较常见。

2. 消化系统不良反应

约 2/3 的患者发生肝脏氨基转移酶的异常，但多为轻度，非进行性损害，无须停药。肝功能受损的患者使用吉西他滨应特别谨慎。据报道约 1/3 的患者出现恶心和呕吐反应，20%的患者需药物治疗，并且宜用抗呕吐药物控制。

3. 肾脏不良反应

近一半的患者用药后可出现轻度蛋白尿和血尿，但极少伴有临床症状和血清肌酐与尿素氮的变化。然而报道有部分病例出现不明原因的肾功能衰竭。因此对于已有肾功能损害的患者使用吉西他滨应特别谨慎。

4. 过敏

约 25% 的患者可有皮疹，10% 的患者可出现瘙痒，通常皮疹轻度，非剂量限制性毒性，局部治疗有效。极少报道有脱皮、水疱和溃疡。

5. 支气管痉挛

滴注吉西他滨过程中，不到 1% 的患者可发生支气管痉挛，痉挛一般为轻度且持续短暂。但可能需要胃肠道外的给药治疗。已知对本药高度敏感的患者应严禁使用。有报道约 10% 的患者在用药后数小时内发生呼吸困难，这种呼吸困难常常持续短暂，症状轻，几乎很少需要调整剂量，大多无须特殊治疗，其发病机制不清，与吉西他滨的关系也不清楚。

6. 其他不良反应

大约 20% 的患者有类似于流感的表现，大多症状较轻，短暂且为非剂量限制性。仅1.5% 的患者表现较重，发热、头痛、背痛、寒战、肌痛、乏力和畏食是最常见的症状。咳嗽、鼻炎、不适、出汗和失眠也有发生，有些仅表现为发热和乏力，此类症状的发病机制尚不清楚。有报道证实水杨酸类药物可减轻症状。水肿/周围性水肿的发生率约 30%，部分患者可出现面部水肿。肺水肿的发生率约 1%，水肿/周围性水肿常由轻度到中度，几乎不影响用药剂量。部分患者伴有局部疼痛，停止用药（吉西他滨）后常自行逆转，引起这种毒性的机制尚不清楚，没任何证据表明与心脏、肝肾功能受损有关。

其他常见的不良反应报道有 13% 的患者脱发（常为轻度），10% 患者嗜睡，8% 患者腹泻，7% 的患者有口腔毒性（主要为溃疡及红斑），6% 患者有便秘。曾有低血压的病例报道，有的研究报道有心肌梗死、充血性心力衰竭及心律失常，但无明确表明是吉西他滨引起的心脏毒性。

【药物相互作用】一项治疗非小细胞肺癌的试验中，应用 1 000 mg/m² 吉西他滨的患者，同时给予连续 6 周的胸部放射治疗，结果出现了严重的甚至威胁生命的毒性反应，并发生食管炎和肺炎。尤其当接受大剂量放疗时，上述反应更明显。目前尚无将吉西他滨与治疗剂量放射治疗配合进行综合治疗的合适方案。

【禁忌证】对本品过敏者禁用。

【注意事项】已证明滴注药物时间延长和增加用药频率可增大药物的毒性。

（1）吉西他滨可抑制骨髓，表现为白细胞和血小板减少及贫血。然而，由于骨髓抑制时间短，通常并不影响以后的用药剂量。

（2）高敏反应：有报道极个别患者发生过敏反应。应当注意的是，一般情况，接受吉西他滨治疗的患者需密切观察，包括实验室监测，在出现药物毒性反应时，应能够及时处理。

（3）使用吉西他滨的患者应定期检查肝肾功能，包括氨基转移酶和血清肌酐。

（4）对驾驶和操作机器能力的影响：据报道，吉西他滨可引起轻至中度的困倦。患者在此期间必须禁止驾驶和操作机器，直到经鉴定已不再倦怠。

【规格】注射剂：0.2 g，1 g。

七、羟基脲

【英文名称】hydroxycarbamide，HU

【药理作用】本品是一种核苷二磷酸还原酶抑制剂，可阻止核苷酸还原为脱氧核苷酸，干扰嘌呤及嘧啶碱基生物合成，选择性地阻碍 DNA 合成，对 RNA 及蛋白质合成无阻断作用。周期特异性药，S 期细胞敏感。本品口服吸收佳，血浆 T_{max} 为 1~2 小时，6 小时从血中消失，可透过血脑屏障，CSF 中 T_{max} 为 3 小时，20% 在肝内代谢，80% 由尿排出。

【适应证】①对慢性粒细胞白血病（CML）有效，并可用于对白消安耐药的 CML。②对黑色素瘤、肾癌、头颈部癌有一定疗效，与放疗联合对头颈部及宫颈鳞癌有效。

【用法用量】口服，CML 每日 20~60 mg/kg，每周 2 次，6 周为 1 个疗程；头颈癌、宫颈鳞癌等每次 80 mg/kg，每 3 日 1 次，需与放疗合用。

【不良反应】

（1）骨髓抑制为剂量限制性毒性，可致白细胞和血小板减少，停药后 1~2 周可恢复。

（2）有时出现胃肠道反应，尚有致睾丸萎缩和致畸胎的报道。

（3）偶有中枢神经系统症状和脱发，也有本药引起药物性发热的报道，重复给药时可再出现。

【药物相互作用】可能减少 5-Fu 转变为活性代谢物（Fd-UMP），二者并用应慎重；本品对中枢神经系统有抑制作用，故使用本品时慎用巴比妥类、苯二氮䓬类、麻醉药等；本品有可能提高患者血中尿酸的浓度，故与别嘌醇、秋水仙碱、丙磺舒等合用治疗痛风时，须调整上述药物剂量。本品与别嘌醇合用能预防并逆转其所致的高尿酸血症，与烷化剂无交叉耐药。

【禁忌证】①水痘、带状疱疹及各种严重感染禁用。②对本品过敏者禁用。③本品有诱变、致畸胎及致癌的潜在可能，孕妇及哺乳期妇女禁用。

【注意事项】

（1）服用本品可使患者免疫功能受到抑制，故用药期间避免接种疫苗，一般停药 3 个月至 1 年才可考虑接种疫苗。

（2）服用本品时应适当增加液体的摄入量，以增加尿量及尿酸的排泄。定期监测白细胞、血小板、血中尿素氮、尿酸及肌酐浓度。

【规格】片剂：0.5 g。

八、硫鸟嘌呤

【英文名称】tioguanine

【药理作用】属于抑制嘌呤合成途径的常用嘌呤代谢拮抗药物，是细胞周期特异性药物，对处于 S 期细胞最敏感，除能抑制细胞 DNA 的合成外，对 RNA 的合成也有轻度抑制作用。本品是鸟嘌呤的类似物，在人体内必须由磷酸核糖转移酶转为硫鸟嘌呤核糖核苷酸方具活性，本品的作用环节与硫嘌呤相似，此外，硫鸟嘌呤核糖核苷酸通过对鸟苷酸激酶的抑制作用，可阻止一磷酸鸟苷（GMP）磷酸化为二磷酸鸟苷（GPD）。本品经代谢为脱氧核糖三磷酸后，能掺入 DNA，因而进一步抑制核酸的生物合成，巯嘌呤无此作用。本品与巯嘌呤有交叉耐药，而与阿糖胞苷等药物合用可提高疗效。口服后吸收不完全，约 30%。本品的活化及分解过程均在肝脏内进行，经甲基化作用转为氨甲基巯嘌呤或经脱氨作用转为巯嘌呤而失去活性，但灭活的代谢过程与黄嘌呤氧化酶无关，因而服用别嘌醇，对本品的代谢并无明显的抑制作用。一次口服，40% 的药物在 24 小时内以代谢产物形式经尿液排出，尿中仅能测出微量的硫鸟嘌呤。

【适应证】①急性淋巴细胞白血病及急性非淋巴白血病的诱导缓解期及继续治疗期。②慢性粒细胞白血病的慢性期及急变期。

【用法用量】成人常用量，口服，开始时每日 2 mg/kg 或 100 mg/m^2，一次或分次服用，如 4 周后临床未改进，白细胞未见抑制，可慎将每日剂量增至 3 mg/kg。维持量按每日 2 ~ 3 mg/kg 或 100 mg/m^2，一次或分次口服。联合化疗中 75 ~ 200 mg/m^2 一次或分次服，连用 5 ~ 7 日。小儿常用量，口服每日 2.5 mg/kg，每日 1 次或分次日服。

【不良反应】

(1) 常见的毒性反应为骨髓抑制，可有白细胞和血小板减少。

(2) 消化系统反应：表现为恶心、呕吐、食欲减退等胃肠道反应及肝功能损害，可伴有黄疸。

(3) 开始治疗的白血病及淋巴瘤患者可出现高尿酸血症，严重者可发生尿酸性肾病。

(4) 本品有抑制睾丸或卵巢功能的可能，引起闭经或精子缺乏，与药物的剂量和疗程有关，反应可能是不可逆的。

【药物相互作用】本品有增加血尿酸含量的作用，因而和抗痛风药物同时使用时，须调节抗痛风药的剂量，以控制高尿酸血症及痛风；与其他对骨髓有抑制的抗肿瘤药或放射治疗合并使用时，会增强本品的效应，因而须考虑调节本品的剂量与疗程。

【禁忌证】已知对本品高度过敏的患者禁用。

【注意事项】

(1) 骨髓已有显著的抑制（血常规表现为白细胞减少或血小板显著降低），并出现相应严重的感染或明显的出血现象者，有肝肾功能损害、胆道疾患、有痛风病史、有尿酸盐结石病史者，4 ~ 6 周内已接受过细胞毒药物或放射治疗者均应慎用。

(2) 用药期间应注意定期（每周）检查血常规，检查肝功能，包括总胆红素、直接胆红素等，其他包括血尿素氮、血尿酸、肌酐清除率等。

(3) 服用本品时，应适当增加水的摄入量，并使尿液保持碱性或同时服用别嘌醇以防止患者血清尿酸含量的增高及尿酸性肾病的形成。

(4) 本品作用迟缓，因此在疗程中首次出现血细胞减少症，特别是粒细胞减少症、血小板减少症、黄疸、出血或出血倾向时，即应迅速停药，当各实验值恢复后，可以小剂量开始服用。有增加胎儿死亡或先天性畸形的危险，应避免在妊娠初期的 3 个月内服用，哺乳期妇女慎用。

【规格】片剂：25 mg。

九、巯嘌呤

【英文名称】mercaptopurine，6-MP

【药理作用】属于抑制嘌呤合成途径的细胞周期特异性药物，化学结构与次黄嘌呤相似，因而能竞争性地抑制次黄嘌呤的转变过程。本品进入体内，在细胞内必须由磷酸核糖转移酶转为 6-巯基嘌呤核糖核苷酸后，方具有活性。其主要的作用环节有 2 个：①通过负反馈作用抑制酰胺转移酶，因而阻止磷酸核糖基焦磷酸（PRPP）转为 1-氨基-5-磷酸核糖（PRA）的过程，干扰了嘌呤核苷酸合成的起始阶段；②抑制复杂的嘌呤间的相互转变，即能抑制次黄嘌呤核苷酸转为腺嘌呤核苷酸及次黄嘌呤核苷酸转为黄嘌呤核苷酸、鸟嘌呤核苷酸的过程，同时本品还抑制辅酶 I（NAD$^+$）的合成，并减少了生物合成 DNA 所必须的脱氧腺苷三磷酸（dATP）及脱氧鸟苷三磷酸（dGTP），因而肿瘤细胞不能增殖，本品对处于 S 期的细胞较敏感，除能抑制细胞 DNA 的合成外，对细胞 RNA 的合成也有轻度的抑制作用。用巯嘌呤治疗白血病常产生耐药现象，其原因可能是体内出现了突变的白血病细胞株，因而失去了将巯嘌呤变为巯嘌呤核糖核苷酸的能力。

口服胃肠道吸收不完全，约 50%。广泛分布于体液内。血浆蛋白结合率约为 20%。本品吸收后的活化分解代谢过程主要在肝脏内进行，在肝内经黄嘌呤氧化酶等氧化及甲基化作用后分解为硫尿酸等而失去活性。静脉注射后的半衰期约为 90 分钟，约半量经代谢后在 24 小时即迅速从肾脏排泄，其中 7%～39% 以原型排出。

【适应证】适用于绒毛膜上皮癌、恶性葡萄胎、急性淋巴细胞白血病及急性非淋巴细胞白血病，慢性粒细胞白血病的急变期。

【用法用量】

1. 绒毛膜上皮癌

成人常用量，每日 6～6.5 mg/kg，分 2 次口服，以 10 日为 1 个疗程，疗程间歇为 3～4 周。

2. 白血病

（1）开始，每日 2.5 mg/kg 或 80～100 mg/m^2，每日 1 次或分次服用，一般于用药后 2～4 周可见显效，如用药 4 周后，仍未见临床改进及白细胞数下降，可考虑在仔细观察下，加量至每日 5 mg/kg。

（2）维持，每日 1.5～2.5 mg/kg 或 50～100 mg/m^2，每日 1 次或分次口服。小儿常用量，每日 1.5～2.5 mg/kg 或 50 mg/m^2，每日 1 次或分次口服。

【不良反应】

（1）较常见的为骨髓抑制：可有白细胞及血小板减少。

（2）肝脏损害：可致胆汁淤积而出现黄疸。

（3）消化系统不良反应：恶心、呕吐、食欲减退、口腔炎、腹泻，但较少发生，可见于服药量过大的患者。

（4）高尿酸血症：多见于白血病治疗初期，严重的可发生尿酸性肾病。

（5）间质性肺炎及肺纤维化少见。

【药物相互作用】

（1）与别嘌醇同时服用时，由于后者抑制了巯嘌呤的代谢，明显地增加巯嘌呤的效能与毒性。

（2）本品与对肝细胞有毒性的药物同时服用时，有增加对肝细胞毒性的危险。

（3）本品与其他对骨髓有抑制的抗肿瘤药物或放射治疗合并应用时，会增强巯嘌呤效应，因而必须考虑调节本品的剂量与疗程。

【禁忌证】①对本品过敏者禁用。②孕妇禁用。

【注意事项】

（1）对诊断的干扰：白血病时有大量白血病细胞破坏，在服本品时则破坏更多，致使血液及尿中尿酸浓度明显增高，严重者可产生尿酸盐肾结石。

（2）下列情况应慎用：骨髓已有显著的抑制现象（白细胞减少或血小板显著降低）或出现相应的严重感染或明显的出血倾向；肝功能损害、胆道疾患、有痛风病史、有尿酸盐肾结石病史者；4~6周内已接受过细胞毒药物或放射治疗者。

（3）用药期间应注意定期检查外周血象及肝肾功能，每周应检查白细胞计数及分类、血小板计数、血红蛋白1~2次，对血细胞在短期内急骤下降者，应每日观察血象。

【规格】50 mg。

十、卡莫氟

【英文名称】carmofur

【药理作用】本品为氟尿嘧啶的衍生物，口服吸收迅速，在体内缓慢释放出氟尿嘧啶，干扰或阻断DNA、RNA及蛋白质合成而发挥抗肿瘤作用。本品口服后，能在体内经多种途径代谢，逐渐释放出氟尿嘧啶，并能较长时间维持氟尿嘧啶于有效的血药浓度范围内，T_{max} 2~4小时，肝、肾及胃壁浓度较高，主要由尿排出。

【适应证】主要用于消化道癌（食管癌、胃癌、结直肠癌），对乳腺癌也有效。

【用法用量】成人口服每次200 mg，每日3~4次或按体表面积每日140 mg/m²，分3次口服。联合化疗每次200 mg，每日3次。

【不良反应】

（1）血液系统偶见白细胞、血小板减少。神经系统偶见言语、步行及意识障碍、锥体外系反应等。

（2）消化道反应有恶心、呕吐、腹痛、腹泻，罕见消化道溃疡。

（3）其他有皮疹、发热、水肿等。

【药物相互作用】尚不明确。

【禁忌证】①对本品过敏者禁用。②孕妇、哺乳期妇女慎用。

【注意事项】高龄、骨髓功能低下、肝肾功能不全、营养不良者以及孕妇慎用。服药后避免摄入乙醇类饮料。

【规格】片剂：50 mg。

（许嘉媚）

第三节 靶向治疗药物

靶向治疗药物指一类能使药物浓集于靶器官、靶组织、靶细胞且疗效高、不良反应小的靶向给药系统，为第四代药物剂型，且被认为是抗癌药的适宜剂型。此类药物有非细胞毒性和靶向性的特点，主要对肿瘤细胞起调节作用和稳定作用。目前已在临床上广为应用并已取得一定成效的分子靶向治疗药物有以下四大类。①表皮生长因子单靶点信号传导抑制剂：如伊马替尼、吉非替尼、厄洛替尼等。②抗肿瘤单克隆抗体：如利妥昔单抗、曲妥珠单抗、西妥昔单抗、尼妥珠单抗等。③新生血管抑制剂：如贝伐珠单抗、重组人血管内皮抑素等。④多靶点抗肿瘤靶向治疗药：如索拉非尼（多吉美）、凡德他尼等。

一、利妥昔单抗

【英文名称】rituximab

【药理作用】利妥昔单抗是一种嵌合鼠/人的单克隆抗体，该抗体与纵贯细胞膜的 CD20 抗原特异性结合。此抗原位于前 B 细胞和成熟 B 淋巴细胞，但在造血干细胞、后 B 细胞、正常血浆细胞或其他正常组织中不存在。该抗原表达于 95% 以上的 B 淋巴细胞型的非霍奇金淋巴瘤。在与抗体结合后，CD20 不被内在化或从细胞膜上脱落。CD20 不以游离抗原形式在血浆中循环，因此，也就不会与抗体竞争性结合。利妥昔单抗与 B 淋巴细胞上的 CD20 结合，并引发 B 细胞溶解的免疫反应。细胞溶解的可能机制包括补体依赖的细胞毒性（CDC）和依赖抗体的细胞毒性（ADCC）作用。此外，体外研究证明，利妥昔单抗可使药物抵抗性的人体淋巴细胞对一些化疗药的细胞毒性敏感。

【适应证】复发或耐药的滤泡性中央型淋巴瘤（国际工作分类 B、C 和 D 亚型的 B 细胞非霍奇金淋巴瘤）。未经治疗的 CD20 阳性Ⅲ～Ⅳ期滤泡性非霍奇金淋巴瘤，应与标准 CVP 化疗（环磷酰胺、长春新碱和泼尼松）8 个周期联合治疗。CD20 阳性弥散大 B 细胞淋巴瘤（DLBCL），应与标准 CHOP 化疗（环磷酰胺、多柔比星、长春新碱、泼尼松）8 个周期联合治疗。

【用法用量】须稀释后静脉滴注。无菌条件下，用氯化钠注射液或 5% 葡萄糖注射液稀释到浓度为 1 mg/mL，通过专用输液管给药。初次静脉滴注，起始滴注速度每小时 50 mg；最初 60 分钟过后，可每 30 分钟增加 50 mg/h，直至最大速度每小时 400 mg。以后的滴注，起始滴注速度可为每小时 100 mg，每 30 分钟增加 100 mg/h，直至最大速度每小时 400 mg。

用于滤泡性非霍奇金淋巴瘤，单药治疗，成人每次 375 mg/m²，每周 1 次，22 日疗程内共给药 4 次。首次治疗后复发患者，每次 375 mg/m²，每周 1 次，连续 4 周。

弥散大 B 细胞淋巴瘤联合 CHOP，每次 375 mg/m²，每个化疗周期的第 1 日使用，化疗的其他组分应在本品应用后使用。

不推荐本品在治疗期间减量使用，与标准化疗合用时，标准化疗药剂量可以减少。

【不良反应】疼痛，不适，腹胀，高血压，心动过缓，心动过速，体位性低血压，心律失常，腹泻，消化不良，厌食症，高血糖，外周水肿，乳酸脱氢酶增高，低血钙，肌张力增高，头晕，焦虑，感觉异常，感觉过敏，易激惹，失眠，神经质，咳嗽，鼻窦炎，支气管炎，呼吸道疾病，阻塞性细支气管炎，盗汗，出汗，单纯疱疹，带状疱疹，泪液分泌疾病，结膜炎，味觉障碍。

【药物相互作用】目前尚未见本药与其他药物相互作用的报道。当患者存在人抗鼠抗体（HAMA）或人抗嵌合抗体（HACA）滴度时，若使用其他诊断或治疗性单克隆抗体，会产生过敏或高敏反应。

【禁忌证】对本品的任何组分和鼠蛋白过敏者，妊娠及哺乳期妇女禁用。

【注意事项】

（1）细胞因子释放综合征或肿瘤溶解综合征。出现严重细胞因子释放综合征的患者应立即停止滴注，并予对症治疗，严密监护至症状和体征消失。

（2）约50%的患者会出现输液相关不良反应，约10%的患者较严重，出现低血压、呼吸困难和支气管痉挛。

（3）静脉滴注期间可能出现一过性低血压，滴注前12小时及滴注期间应考虑停用抗高血压药。有心脏病史的患者在滴注过程中应严密监护。

（4）可能导致严重的皮肤黏膜反应。

（5）定期检查全血细胞计数。骨髓功能差的患者慎用。

【规格】注射液：10 mL：100 mg，50 mL：500 mg。

二、曲妥珠单抗

【英文名称】trastuzumab

【药理作用】曲妥珠单抗是一种重组 DNA 衍生的人源化单克隆抗体，选择性地作用于人表皮生长因子受体2（HER2）的细胞外部位。此抗体属 IgG1 型，含人的框架区，及能与 HER2 结合的鼠抗-p185 HER2 抗体的互补决定区。人源化的抗 HER2 抗体是由悬养于无菌培养基中的哺乳动物细胞（中国仓鼠卵巢细胞 CHO）产生的，用亲和色谱法和离子交换法纯化，包括特殊的病毒灭活的去除程序。

HER2 原癌基因或 C-erbB2 编码单一的受体样跨膜蛋白，分子量 185kD，其结构上与表皮生长因子受体（EGFR）相关。在原发性乳腺癌患者中观察到有 25%～30% 的患者 HER2 过度表达。HER2 基因扩增的结果是这些肿瘤细胞表面 HER2 蛋白表达增加，导致 HER2 受体活化。

研究表明，HER2 过度表达的肿瘤患者较无过度表达的无病生存期短。HER2 的过度表达可通过以下方法诊断：对肿瘤组织块以免疫组化为基础的评价法，组织或血浆样品的酶联免疫吸附测定（ELISA）法或荧光原位杂交（FISH）法。

曲妥珠单抗是依赖抗体的细胞毒性作用（ADCC）的潜在介质。在体外研究中，曲妥珠单抗介导的 ADCC 被证明在 HER2 过度表达的癌细胞中比 HER2 非过度表达的癌细胞中更优先产生。

【适应证】HER2 过度表达的转移性乳腺癌，已接受过 1 个或多个化疗方案的转移性乳腺癌，联合紫杉类药物治疗未接受过化疗的转移性乳腺癌。

【用法用量】静脉滴注：初次剂量每次 4 mg/kg，90 分钟内输入。

维持剂量，每次 2 mg/kg，每周 1 次，如初次剂量可耐受，则维持剂量可于 30 分钟内输完。治疗持续到疾病进展为止。

【不良反应】疼痛，乏力，寒战，发热，感冒样症状，感染，白细胞减少，血小板减少，贫血，肝毒性，心功能不全，血管扩张，低血压，畏食，便秘，腹泻，消化不良，腹胀，呕吐，恶心，周围水肿，关节痛，肌肉疼痛，焦虑，抑郁，眩晕，失眠，感觉异常，嗜睡，哮喘，咳嗽增多，呼吸困难，鼻出血，肺部疾病，胸腔积液，咽炎，鼻炎，鼻窦炎，瘙痒，皮疹。

【药物相互作用】本药在人体内与其他药物相互作用的研究，未观察到临床试验中与其共同使用的药物有临床明显的相互作用。

【禁忌证】对本品或其他成分过敏者，妊娠及哺乳期妇女禁用。

【注意事项】

（1）须在有经验的医师监测下用药。

（2）注意观察有无心脏相关症状和体征：与蒽环类药物和环磷酰胺合用时心脏不良事件风险增加。治疗前应进行全面的基础心脏评价，治疗中应评估左室功能，若出现显著的左室功能减退应考虑停药。监测并不能发现全部将发生心功能减退的患者。

（3）在灭菌注射水中，苯甲醇作为防腐剂，它对新生儿和 3 岁以下的儿童有毒性。用于对苯甲醇过敏的患者，应用注射用水重新配制。

（4）不能使用 5% 葡萄糖注射液作为溶剂，因其可使蛋白凝固，不可与其他药物混合输注。

【规格】注射剂：440 mg。

三、西妥昔单抗

【英文名称】cetuximab，C225

【药理作用】本品可与表达于正常细胞和多种癌细胞表面的 EGFR 特异性结合，并竞争性阻断 EGF 和其他配体，如转化生长因子-α（TGF-α）的结合。本品是针对 EGF 受体的 IgG1 单克隆抗体，两者特异性结合后，通过对与 EGF 受体结合的酪氨酸激酶（TK）的抑制作用，阻断细胞内信号转导途径，从而抑制癌细胞的增殖，诱导癌细胞的凋亡，减少基质金属蛋白酶和血管内皮生长因子的产生。

本品单剂治疗或与化疗、放疗联合治疗时的药动学呈非线性特征。当剂量从 20 mg/m^2 增加到 400 mg/m^2 时，药时曲线下面积（AUC）的增加程度超过剂量的增长倍数。当剂量从 20 mg/m^2 增加到 200 mg/m^2 时，清除率（CL）从 0.08 L/（m^2·h）下降至 0.02 L/（m^2·h），当剂量 >200 mg/m^2 时，CL 不变。表观分布容积（Vd）与剂量无关，接近 2 ~ 3 L/m^2。本品 400 mg/m^2 滴注 2 小时后，平均最大血药浓度（G_{max}）为 184 μg/mL（92 ~ 327 μg/mL），平均消除半衰期（$t_{1/2}$）为 97 小时（41 ~ 213 小时）。按 250 mg/m^2 静脉滴注 1 小时后，平均 C_{max} 为 140 μg/mL（120 ~ 170 μg/mL）。在推荐剂量下（初始 400 mg/m^2，以后一周 250 mg/m^2）到第 3 周时，本品达到稳态血药浓度，峰值、谷值波动范围分别为 168 ~ 235 μg/mL 和 41 ~ 85 μg/mL。平均 $t_{1/2}$ 为 114 小时（75 ~ 188 小时）。

【适应证】与伊立替康联用治疗表达 EGFR、经伊立替康治疗失败的转移性结直肠癌。

【用法用量】静脉滴注：初始剂量为 400 mg/m^2，滴注 120 分钟，之后每周给药 1 次 250 mg/m^2，滴注 60 分钟，最大滴注速率不得超过每分钟 5 mL。治疗持续至病情进展。

【不良反应】急性气道阻塞，支气管痉挛，喘鸣，嘶哑，说话困难，风疹，低血压，发热，寒战，恶心，皮疹，结膜炎，呼吸困难，粉刺样皮疹，指甲病，甲床炎，低血镁症。

【药物相互作用】伊立替康不会影响西妥昔单抗的安全性，反之亦然。一项正式的药物相互作用研究显示，单剂量（350 mg/m^2 体表面积）伊立替康不会影响本品的药代动力学性质。同样，本品也不会影响伊立替康的药代动力学性质。尚未进行本品与其他药物相互作用的人体研究。

【禁忌证】已知对本品有严重超敏反应（3 级或 4 级）者，妊娠及哺乳期妇女禁用。

【注意事项】

（1）如出现轻中度超敏反应，应减慢本品的滴注速率，一旦发生严重超敏反应，应立即并永久停用，并进行紧急处理。

（2）给药时发生呼吸困难可能与本品相关。老年患者、体能状况低下或伴有肺部疾病的患者可能存在更高的与呼吸困难相关的风险。

（3）发生严重（3级）皮肤反应，须中断治疗。

（4）体能状况低下或伴有心肺疾病的患者慎用。

（5）注意监测血清中镁的水平，需要时应补充镁。

（6）用药过程中及用药结束后1小时内，需密切监测患者的状况，并须配备复苏设备。

（7）首次滴注本品之前，患者须接受抗组胺药物治疗，建议在一次使用本品前都进行这种治疗。

（8）伊立替康须在本品滴注结束1小时后开始使用。

（9）本品须在有经验的医师指导下使用。建议检测 EGFR。

【规格】注射液：50 mL ∶ 100 mg。

四、吉非替尼

【英文名称】gefitinib

【药理作用】吉非替尼是一种选择性 EGFR 酪氨酸激酶抑制剂，该酶通常表达于上皮来源的实体瘤。对于 EGFR 酪氨酸激酶活性的抑制可妨碍肿瘤的生长、转移和血管生成，并增加肿瘤细胞的凋亡。在体内，吉非替尼广泛抑制异种移植于裸鼠的人肿瘤细胞衍生系的肿瘤生长，并提高化疗、放疗及激素治疗的抗肿瘤活性。在临床试验中已证实吉非替尼对局部晚期或转移性非小细胞肺癌具客观的抗肿瘤反应并可改善疾病相关的症状。

【适应证】既往接受过铂化合物和多西他赛治疗或不适于化疗的晚期或转移性非小细胞肺癌。

【用法用量】口服：每次 250 mg，每日 1 次，空腹或与食物同服。

【不良反应】腹泻，消化道反应，口腔黏膜炎，脱水，口腔溃疡，胰腺炎，脓疱性皮疹，指甲异常，多形性红斑，血管性水肿，荨麻疹，皮肤干燥，瘙痒，痤疮，肝功能异常，乏力，脱发，体重下降，外周性水肿，结膜炎，眼睑炎，睫毛生长异常，弱视，角膜糜烂，角膜脱落，眼部缺血/出血，鼻出血，血尿，INR 升高，出血性膀胱炎，胰腺炎，呼吸困难，间质性肺病。

【药物相互作用】体外实验证实吉非替尼通过 CYP3A4 代谢。在健康志愿者中将吉非替尼与利福平同时给药，吉非替尼的平均 AUC 降低 83%，在健康志愿者中将吉非替尼与伊曲康唑（itraconazole，一种 CYP3A4 抑制剂）合用，吉非替尼的平均 AUC 增加 80%。由于药物不良反应与剂量及作用时间相关，该结果可能有临床意义。与能引起胃 pH 持续升高 ≥ 5 的药物合用，可使吉非替尼的平均 AUC 降低 47%。

【禁忌证】对本品或赋形剂有严重过敏反应者，妊娠及哺乳期妇女禁用。

【注意事项】

（1）接受本品治疗的患者，偶尔可发生急性间质性肺病，部分患者可因此死亡。伴有先天性肺纤维化、间质性肺炎、肺尘病、放射性肺炎、药物诱发性肺炎的患者出现这种情况时死亡率增加。若患者气短，咳嗽和发热等呼吸道症状加重，应中断治疗，及时查明原因。当证实有间质性肺病时，应停药并进行相应治疗。

（2）应告诫患者有眼部症状、严重或持续的腹泻、恶心、呕吐或畏食加重时应立即就医。

（3）定期检查肝功能，氨基转移酶轻中度升高者慎用，严重升高者停药。

（4）治疗期间可出现乏力症状，影响驾驶及操纵机器能力。

（5）不推荐用于儿童或青少年。

【规格】片剂：0.25 g。

五、厄洛替尼

【英文名称】erlotinib

【药理作用】厄洛替尼的临床抗肿瘤作用机制尚未完全明确。厄洛替尼能抑制与 EGFR 相关的细胞内酪氨酸激酶的磷酸化。对其他酪氨酸激酶受体是否有特异性抑制作用尚未完全明确。EGFR 表达于正常细胞和肿瘤细胞的表面。在临床前研究中没有观察到潜在致癌性的证据。

【适应证】两个或两个以上化疗方案失败的局部晚期或转移的非小细胞肺癌。

【用法用量】口服：每次 150 mg，每日 1 次，进食前 1 小时或进食后 2 小时服用。

【不良反应】可见皮疹，腹泻，腹痛，食欲下降，乏力，呼吸困难，咳嗽，恶心，呕吐，感染，口腔黏膜炎，荨麻疹，皮肤干燥，结膜炎，干燥性角结膜炎，ALT、AST 和胆红素升高。

【药物相互作用】尚不明确。

【禁忌证】妊娠及哺乳期妇女禁用。

【注意事项】同服华法林或其他双香豆素类抗凝药的患者应定期监测凝血酶原时间或 INR。

【规格】片剂：25 mg，100 mg，150 mg。

六、索拉非尼

【英文名称】sorafenib

【药理作用】索拉非尼是一种新颖的二芳基脲，临床使用的是索拉非尼的甲苯磺酸盐。索拉非尼是一种口服多激酶抑制剂，具有靶向抑制肿瘤细胞增殖和肿瘤血管生成的作用。索拉非尼采取"多靶点"方式攻击肿瘤细胞，对 Raf-1 激酶、B-Raf、血管内皮生长因子受体-2、血小板源性生长因子受体、Fms 样酪氨酸激酶-3（Flt-3）和干细胞生长因子（c-Kit）均具有抑制作用。它一方面可以通过上游抑制受体酪氨酸激酶 KIT 和 Flt-3，以及下游抑制 RAFIMEK/ERK 途径中丝氨酸—苏氨酸激酶，减少肿瘤细胞增生；另一方面，通过上游抑制受体酪氨酸激酶血管内皮生长因子受体（VEGFR）和血小板衍生生长因子受体（PDGFR），以及下游抑制 RAF/MEK/ERK 途径中丝氨酸—苏氨酸激酶，减少肿瘤血管生成。

【适应证】不能手术的晚期肾细胞癌。

【用法用量】口服，每次 0.4 g，每日 2 次，空腹或伴低脂、中脂饮食服用，治疗持续至患者不能临床受益或出现不可耐受的毒性反应。出现不良反应时，剂量可减为 0.4 g，每日 1 次或隔日 1 次，必要时停药。

【不良反应】淋巴细胞减少，白细胞减少，中性粒细胞减少，血小板减少，贫血，低磷血症，低钠血症，脱水，腹泻，皮疹，脱屑、瘙痒、红斑，皮肤干燥，脱发，手足综合征，血压升高，疲劳、虚弱，发热，恶心，呕吐，吞咽困难，食欲减退，口腔炎，头痛，面部潮红，便秘，肢体疼痛，关节炎，脂肪酶升高，淀粉酶升高，胰腺炎，勃起功能障碍，男性乳房发育，声嘶，耳鸣，抑郁。

【药物相互作用】索拉非尼与多柔比星或伊立替康合用时，后两者的 AUC 将分别增加 21% 和 26% ~42%，目前尚不清楚上述现象是否具有临床意义，但一般建议索拉非尼与上述两种药物合用时应注意密切观察。索拉非尼与酮康唑合用时较安全。从理论上说，任何能够诱导 CYP3A4 的药物均能加快索拉非尼的代谢，降低其血药浓度和临床疗效。索拉非尼是 CYP2C9 的竞争性抑制剂，因此，它有可能会升高其他经 CYP2C9 代谢的药物的血药浓度。当索拉非尼与其他治疗范围较窄的 CYP2C9 底物（如塞来昔布、双氯芬酸、四氢大麻酚、苯妥英或磷苯妥英、吡罗昔康、舍曲林、甲苯磺丁脲、托吡酯和华法林等）合用时应注意观察，以防出现严重不良反应。

【禁忌证】对本品或非活性成分严重过敏者，妊娠及哺乳期妇女禁用。

【注意事项】

（1）注意治疗期间血压变化、出血风险、骨髓抑制。

（2）合用华法林的患者应定期进行相关检查。

（3）有活动性出血倾向的患者应慎用，且不宜进行肌内注射，因本品可能诱发血小板减少，使患者易出现出血、碰伤或血肿等情况。

（4）既往进行过骨髓抑制治疗（包括放疗和化疗）的患者慎用。

（5）活动性感染（包括真菌感染或病毒感染）患者在应用本品前宜先进行相关治疗，曾感染过带状疱疹、单纯疱疹等疱疹病毒或有其他病毒感染既往史的患者，化疗后感染可能复发。

（6）本品在儿童患者中的安全性和有效性尚未得到验证。

（7）肝病、黄疸或肾病患者慎用。

【规格】片剂：0.2 g。

七、舒尼替尼

【英文名称】sunitinib

【药理作用】舒尼替尼是一种能抑制多个受体酪氨酸激酶的小分子，可抑制血小板衍生生长因子受体（PDGFRα 和 PDGFRβ）、血管内皮生长因子受体（VEGFR1、VEG-FR2 和 VEGFR3）、干细胞因子受体（KIT）、Fms 样酪氨酸激酶-3（Flt-3）、1 型集落刺激因子受体（CSF-1R）和神经胶质细胞系衍生的神经营养因子（NTF）受体。在表达受体酪氨酸激酶靶点的肿瘤模型的体内试验中，舒尼替尼能抑制多个受体酪氨酸激酶（PDGFRβ、VEGFR2、KIT）的磷酸化进程；在某些动物肿瘤模型中显示出抑制肿瘤生长或导致肿瘤消退和（或）抑制肿瘤转移的作用。体外试验结果表明舒尼替尼能抑制靶向受体酪氨酸激酶（PDGFR、RET 或 KIT）表达失调的肿瘤细胞生长，体内试验结果表明其能抑制 PDGFRβ 和 VEGFR2 依赖的肿瘤血管形成。

【适应证】伊马替尼治疗失败或不能耐受的胃肠道间质瘤（GIST），不能手术的晚期肾细胞癌（RCC）。

【用法用量】口服：每次 50 mg，每日 1 次，服药 4 周，停药 2 周（4/2 给药方案）。与食物同服或不同服均可。

【不良反应】食欲减退，恶心，腹泻，腹痛，便秘，乏力，味觉改变，畏食，呕吐，黏膜炎/口腔炎，消化不良，发热，高血压，皮疹，手足综合征，皮肤变色，外周性水肿，出血，左心室功能障碍，心电图 QT 间期延长，静脉血栓事件，头晕，头痛，背痛，关节痛，肢痛，体重改变，灵敏性下降，精神功能改变，视力丧失，结膜炎，嗜睡，呼吸困难，AST/ALT、脂肪酶、碱性磷酸酶、淀粉酶、总胆红素、间接胆红素、肌酐升高；低钾血症，高血钠症，左室射血分数下降，血小板减少，白细胞减少，淋巴细胞减少，甲状腺功能减低。

【药物相互作用】尚不明确。

【禁忌证】对本品或非活性成分严重过敏者禁用。

【注意事项】

（1）若出现充血性心力衰竭的临床表现应停药。无充血性心力衰竭临床证据但射血分数 <50% 以及射血分数低于基线 20% 的患者也应停药或减量。

（2）本品可延长心电图 QT 间期，且呈剂量依赖性，应慎用于已知有心电图 QT 间期延长病史、服用抗心律失常药物或有相应基础心脏疾病、心动过缓和电解质紊乱的患者。

（3）用药期间如果发生严重高血压应暂停使用，直至高血压得到控制。

（4）育龄妇女用药时应避孕；哺乳期妇女用药时应停止哺乳。

【规格】胶囊：12.5 mg，25 mg，50 mg。

八、伊马替尼

【英文名称】imatinib

【药理作用】甲磺酸伊马替尼在体内、外均可在细胞水平上抑制 bcr-abl 酪氨酸激酶，能选择性抑制 bcr-abl 阳性细胞系细胞、Ph 染色体阳性的慢性粒细胞白血病和急性淋巴细胞白血病患者的新鲜细胞的增殖和诱导其凋亡。此外，甲磺酸伊马替尼还可抑制血小板衍化生长因子（PDGF）受体、干细胞因子（SCF），c-Kit 受体的酪氨酸激酶，从而抑制由 PDGF 和 SCF 介导的细胞行为。

【适应证】慢性髓细胞性白血病急变期、加速期或 INF-α 治疗失败后的慢性期患者，不能切除和（或）发生转移的恶性胃肠道间质肿瘤（GIST）的成人患者。

【用法用量】口服：成人每日 1 次，儿童和青少年每日 1 次或分 2 次服用，宜在进餐时服用，并饮一大杯水，不能吞咽胶囊的患者（儿童），可将胶囊内药物分散于水或苹果汁中。

慢性髓细胞性白血病患者慢性期，每日 400 mg；急变期和加速期，每日 600 mg，只要有效，就应持续服用。不能切除和（或）转移的恶性 GIST：每日 400 mg，治疗后如未获得满意效果，若无药品不良反应，可考虑增加剂量至每日 600 mg。治疗剂量应依据出现的不良反应作调整。

【不良反应】恶心，呕吐，腹泻、腹胀，消化不良，便秘，食管反流，口腔溃疡，肌痛，肌痉挛，关节肿胀，水潴留，疲劳，发热，畏寒，胃肠道出血，肿瘤内出血，败血症，肺炎，性功能障碍，肝坏死，单纯疱疹，带状疱疹，上呼吸道感染，胃肠炎，骨髓抑制，中性粒细胞减少，血小板减少，食欲减退，体重增加，脱水，高尿酸血症，低钾血症，低钠血症，抑郁，焦虑，性欲降低，意识模糊，头痛，头晕，味觉障碍，失眠，感觉异常，嗜睡，周围神经病变，记忆损害，结膜炎，流泪增多，视物模糊，视网膜出血，青光眼，心力衰竭，心动过速，高血压，低血压，潮红，四肢发冷，呼吸困难，皮肤干燥，毛发稀少，色素沉着。

【药物相互作用】

（1）CYP3A4 抑制剂：健康志愿者同时服用单剂酮康唑（CYP3A4 抑制剂）后，甲磺酸伊马替尼的药物暴露量大大增加，平均 C_{max} 和 AUC 可分别增加 26% 和 40%，因此同时服用甲磺酸伊马替尼和 CYP3A4 抑制剂（如酮康唑、伊曲康唑、红霉素和克拉霉素）时必须谨慎。

（2）CYP3A4 诱导剂：在临床研究中发现，同时给予苯妥英药物后，甲磺酸伊马替尼的血浆浓度降低，疗效减低。其他诱导剂如地塞米松、卡他咪嗪、利福平、苯巴比妥和含有麦汁浸膏制剂等，可能有类似问题，但尚未进行专门研究，因此同时服用这些药物时须谨慎。

（3）甲磺酸伊马替尼可使下列药物改变血浆浓度甲磺酸伊马替尼使辛伐他汀（CYP3A4 底物）的平均 C_{max} 和 AUC 分别增加 2 倍和 3.5 倍。当同时服用本药和治疗窗狭窄的 CYP3A4 底物（如环孢素、匹莫齐特）时应谨慎。甲磺酸伊马替尼可增加经 CYP3A4 代谢的其他药物（如苯二氮䓬类、双氢吡啶、钙离子拮抗剂和 HMG-CoA 还原酶抑制剂等）的血浆浓度。

（4）在与抑制 CYP3A4 活性相似的浓度下，甲磺酸伊马替尼还可在体外抑制细胞色素 P_{450} 异构酶 CYP2D6 的活性，因此在与甲磺酸伊马替尼同时服用时，有可能增加全身与 CYP2D6 底物的接触量，尽管尚未做专项研究，用药时仍应谨慎。

（5）甲磺酸伊马替尼在体外还可抑制 CYP2C9 和 CYP2C19 的活性，同时服用华法林后可见到凝血酶原时间延长。因此在甲磺酸伊马替尼治疗的始末或更改剂量时，若同时在用双香豆素，宜短期监测凝血酶原时间。

（6）应告知患者避免使用含有对乙酰氨基酚的非处方药和处方药。

【禁忌证】对本品活性物质或任何赋形剂过敏者，妊娠及哺乳期妇女禁用。

【注意事项】

（1）儿童患者水潴留可能不出现可以识别的水肿，水潴留可以加重或导致心力衰竭，严重心力衰竭者、青光眼的患者应慎用。

（2）可能出现胃肠道出血和肿瘤内出血，在治疗初始应监测患者的胃肠道症状。

（3）有肝功能损害者慎用。

（4）定期检查血象、肝功能。

【规格】胶囊：100 mg。

（杨　萍）

第九章

中药调剂的基本知识与操作技能

　　中药调剂所涉及的知识内容极为丰富，它与中医学基础、中药学、中药鉴定学、中药炮制学、方剂学、中药制剂学、药事管理学等学科知识有着广泛而密切的联系，中药调剂工作与中药临床药学工作更是密切相关。中药调剂人员除了熟悉或掌握调剂学科的专业知识外，还应掌握常用中药饮片、中成药的组成、剂型、功能主治、用法用量、注意事项等方面的知识，以便指导患者合理用药，为患者提供药学咨询服务。

第一节　概述

一、中药调剂与中药临床药学的关系

　　中药调剂是指根据临床中医的处方将中药饮片或者相关制剂调剂成方剂供应用的一个实际操作过程，是一项涉及知识面很广（包括中医基础学、中药学、中药鉴定学、中药炮制学、方剂学和中药调剂学等医药相关学科）并且负有法律责任的专业操作技能。调剂质量的高低直接影响着临床疗效和患者的安全用药，同时，中药调剂工作者还肩负着指导患者合理用药，为患者提供药学咨询服务的任务。因此，中药调剂工作是中药临床药学工作中的重要组成部分，要使患者收到药到病除的效果，既要求医师做到诊病精确、辨证施药，又要求药物调剂人员按处方意图准确调配，准确及时地为患者提供合理用药指导及药学咨询服务。现就中药调剂中影响临床疗效的因素作如下介绍。

（一）中药处方审核与中药临床药学的关系

　　中药处方审核是指中药调剂人员在调配药方之前，对药方进行审阅核准的行为，是中药调剂工作的首要环节，是提高配方质量、保证患者用药安全有效的关键。只有审查合格的中药处方方可以在审方人员签字后，再进行下一步的中药调剂，对于一些在审方中存在疑问或者存在明显不合格的中药处方，审方人员应该立即和开具处方医师进行联系，详细了解原因，并进行协商处理，避免由于临床医师的疏忽大意造成处方错误，因为处方的错误会严重影响处方治疗效果的发挥。审方除了要对患者的基本信息，如姓名、性别、年龄和处方日期、患者病情临床表现、临床医师签字等项目进行核查外，也要重点关注药名的书写是否正确、清楚，治疗剂量是否合乎标准，是否存在超出正常量或者未达到治疗剂量的情况，对于儿童和年老体弱患者的处方要更加注意不良反应发生的概率，避免由于用药不当给患者带来

健康隐患。以及处方中是否存在"十八反"和"十九畏"以及"妊娠禁忌"等一些配伍禁忌的情况，避免由于临床医师的疏忽大意而影响正常的治疗。因此，中药处方审核是确保安全合理用药的首要一步。

（二）中药处方调配与中药临床药学的关系

中药处方调配是指把药屉内的中药饮片按处方要求调配齐全、集合一处的操作方法，是调剂工作程序的关键环节。接方后要再次进行细致审核，无误后方可调配。调配前先对戥秤，检查定盘星是否平衡。调配后应自行核对一遍，同时在处方上签名。需要进行特殊处理的药物，要进行事先处理，对于存在特殊煎煮要求的药物，要进行单独的包装，并且在外包装上注明具体煎煮的方法。如果在调配中由于疏忽大意拿错了药品或称错药物剂量，会严重影响临床疗效的发挥。

（三）中药处方复核与中药临床药学的关系

中药处方复核是指对所调配中药处方进行再次审核，避免差错。在处方调配完毕后，复核程序可以让中药调剂人员对所调配的处方进行全面的核对，这一程序有效避免了由于药味繁多、工作量大等情况导致的错误发生。国家中医药管理局和原卫生部于2007年制定了《医院中药饮片管理规范》（国中医药发〔2007〕11号），其中第三十条规定中药饮片调配后，必须经复核后方可发出，二级以上医院应当由主管中药师以上专业技术人员负责调剂复核工作，复核率应当达到100%。通过复核可以及时发现遗漏或调配错误的药物，进而有效避免了由于药味的错误或遗漏而对处方疗效造成的影响。同时，复核人员不仅仅只是复核药物品种和数量，也要复核有无超剂量、超禁忌用药，以确保处方药物安全合理应用。

（四）发药交代与中药临床药学的关系

药品不同于一般商品，如果用药错误对患者的生命安全危害较大。因此，药剂人员必须充分重视发药交代的必要性和重要性，认真落实好发药交代工作，以促进患者科学合理用药，保证患者的用药安全。在实际操作中，药师发药时应认真详细核对患者个人信息，确认无误后方可发药，并要详细讲解药物的煎煮方法、服药剂量及时间、禁忌等注意事项，为患者提供必要的合理用药指导及药学咨询服务。

在整个调剂过程中，审方和复核工作与中药临床药学工作的关系最为密切，对于保障安全合理用药至关重要。

因此，中药调剂人员应培养高度的责任心和职业道德，认真履行好自身职责，保证患者用药安全有效。随着临床药学技术的不断完善和发展，医院药师必须转变传统思想观念，在完成照方发药、审查药物用量用法等常规工作的基础上，应不断加强学习，增加中医药知识储备，不断提高自身业务能力，及时发现工作中出现的问题，吸取教训，总结经验，尽量避免调剂过程中的差错，促进中药调剂的科学性和有效性，提高临床用药治疗效果，推动药学服务的提高和完善。

二、中药调剂室基本条件

中药调剂室是中药调剂的必备硬件条件。为规范中药调剂室的管理、使用和运行，2009年根据《医疗机构管理条例》有关规定，国家中医药管理局和原卫生部制定了《医院中药房基本标准》，对中药调剂室的基本条件做出如下规定。

（1）医院（含中医医院、中西医结合医院、综合医院，下同）中药房应当按照国家有关规定，提供中药饮片调剂、中成药调剂和中药饮片煎煮等服务。中药品种、数量应当与医院的规模和业务需求相适应，常用中药饮片品种应在 400 种左右。

（2）部门设置。

1）中药房由药剂部门统一管理，可分为中药饮片调剂组、中成药调剂组、库房采购组。

2）至少中药饮片库房、中药饮片调剂室、中成药库房、中成药调剂室、周转库、中药煎药室，有条件的医院可按照有关标准要求设置中药制剂室。

（3）人员设置。

1）中药专业技术人员占药学专业技术人员比例至少达到 20%，中医医院中药专业技术人员占药学专业技术人员比例至少达到 60%。三级医院具有大专以上学历的中药人员不低于 50%，二级医院不低于 40%。

2）中药房主任或副主任中，三级医院应当有副主任中药师以上专业技术职务任职资格的人员；二级医院应当有主管中药师以上专业技术职务任职资格的人员。

3）中药饮片调剂组、中成药调剂组、库房采购组负责人至少应具备主管中药师以上专业技术职务任职资格。

4）中药饮片质量验收负责人应为具有中级以上专业技术职务任职资格和中药饮片鉴别经验的人员或具有丰富中药饮片鉴别经验的老药工。中药饮片调剂复核人员应具有主管中药师以上专业技术职务任职资格。煎药室负责人应为具有中药师以上专业技术职务任职资格的人员。有条件的医院应有临床药学人员。

（4）房屋设置。

1）中药房的面积应当与医院的规模和业务需求相适应。

2）中药饮片调剂室的面积三级医院不低于 100 m²，二级医院不低于 80 m²；中成药调剂室的面积三级医院不低于 60 m²，二级医院不低于 40 m²。

3）中药房应当远离各种污染源。中药饮片调剂室、中成药调剂室、中药煎药室应当宽敞、明亮，地面、墙面、屋顶应当平整、洁净、无污染、易清洁，应当具备有效的通风、除尘、防积水以及消防等设施。

（5）设备（器具）。中药房的设备（器具）应当与医院的规模和业务需求相适应。

1）中药储存设备（器具）：药架、除湿机、通风设备、冷藏柜或冷库。

2）中药饮片调剂设备（器具）：药斗（架）、调剂台、称量用具（药戥、电子秤等）、粉碎用具（铜缸或小型粉碎机）、冷藏柜、新风除尘设备（可根据实际情况选配）、贵重药品柜、毒麻药品柜。

3）中成药调剂设备（器具）：药架（药品柜）、调剂台、贵重药品柜、冷藏柜。

4）中药煎煮设备（器具）：煎药用具（煎药机或煎药锅）、包装机（与煎药机相匹配）、饮片浸泡用具、冷藏柜、储物柜。

5）临方炮制设备（器具）（可根据实际情况选配）：小型切片机、小型炒药机、小型煅炉烘干机、消毒锅、标准筛。

（6）规章制度。

1）制定人员岗位责任制、药品采购制度、药品管理制度、在职教育培训制度等各项规章制度。

2）执行中医药行业标准规范，有国家制定或认可的中药技术操作规程和管理规范，并成册可用。

（7）民族医院中药房（民族药房）参照本《基本标准》执行。

（黄小区）

第二节　处方的常用术语

一、处方的概念

（一）处方

处方是医师诊断患者疾病后为其预防或治疗需要而写给药品调剂人员的书面文件，由药品调剂人员审核、调配、核对并作为发药凭证的医疗用药的医疗文书。它是药品调剂、发药的书面依据，也是统计调剂工作量、药品消耗及销售金额等的原始资料。凡制备任何一种药剂的书面通知均可称为处方。

（二）中药处方

根据医师的辨证立法和用药要求，凡载有中药药品名称、数量、用法等内容和制备任何一种中药药剂的书面文件，都可称为中药处方或药方。每一个完整的中药处方的组成，除在辨证论治的基础上选择合适的药物外，还必须严格遵循配伍组成的原则。一张完整的中药处方一般包括君、臣、佐、使4个方面。

1. 君药

君药是针对发病原因或主症而起主要治疗作用的药物，它是处方中不可缺少的主要部分。

2. 臣药

臣药是协助君药以加强治疗作用的药物，它是处方中的辅助部分。

3. 佐药

佐药有3个意义：一是佐助药，即配合君药、臣药以加强治疗作用或直接治疗兼症及次要病症的药物；二是佐制药，即用以消除或者减弱君药、臣药的毒性或制约其峻烈之性的药物；三是反佐药，即病重邪盛可能拒药时，配用与君药性味相反而能在治疗中起相成作用的药物。

4. 使药

使药即引经药或调和药性的药物。

（三）经方

经方是指《黄帝内经》《伤寒杂病论》等经典著作中所记载的方剂。大多数经方组方严谨，疗效确切，经长期临床实践沿用至今。

（四）时方

时方是指张仲景以后的医家，尤其是清以后的医家制订的方剂，它在经方基础上有很大发展。

（五）秘方

秘方又称禁方。是医疗上有独特疗效、不轻易外传（多系祖传）的药方。

（六）单方、验方

单方是配伍比较简单而有良好药效的方剂，往往只有一两味药，力专效捷，服用简便；验方是指民间积累的经验方，简单而有效。这类方均系民间流传并对某些疾病有效的药方。由于患者体质、病情各异，在使用时应该由医师指导，以防发生意外。

（七）法定处方

法定处方是指国家药典、部（局）颁标准及地方颁布药品规范中所收载的处方，它具有法律的约束力。

（八）协定处方

协定处方是由医院药房或药店根据经常性医疗需要，与医师协商制定的方剂。它主要解决数量多的处方，做到预先配制与贮备，以加快配方速度，缩短患者候药时间。同时，还可减少忙乱造成的差错，提高工作效率，保证配方质量。

二、药名附加术语

一般在中药正名前冠以说明语而构成中药的处方全名。说明语多表示医师对中药饮片的产地、采收季节、性状特征、炮制、新陈程度等方面的要求。

（一）产地（道地）要求

如川芎、广陈皮、云茯苓、辽细辛、台党、怀牛膝、信前胡、亳白芍等。目前由于药材资源需求量大增，原产地分布已扩大。

（二）采收季节要求

药材的采收季节与药物质量有密切的关系，如绵茵陈以初春细幼苗质软如绵者佳；冬（霜）桑叶于秋后经霜者采集为好。

（三）炮制要求

炮制是医师按照中医药理论，根据病情不同，为发挥药效而提出的不同要求，包括炒、炙、煅、蒸、煨、煮等。如常用的炒焦白术、蜜炙甘草、煅龙骨、酒蒸地黄、煨豆蔻、醋煮芫花、杏仁等。此外，还有发酵、发芽、净提、干馏、制霜、水飞等，都是常用的中药炮制方法。

调剂人员应熟悉各种术语、特殊处理的方法和品种，调剂时单独包装后再与群药同包。对门诊患者在发药时要特殊交代，为住院患者煎药时要严格执行煎煮操作常规，不可随意简化。其他需要特殊处理的药物视医嘱而定。值得注意的是，对需特殊处理的饮片品种，即使处方未加脚注，也应按规定处理。

（郑雪皎）

第三节　中药饮片处方的药品名称

中药品种繁多，名称复杂，同名异物、同物异名的现象比较严重。在 2009 年国家中医药管理局下发的《关于中药饮片处方用名和调剂给付有关问题的通知》 （国中医药发〔2009〕7 号） 和 2010 年的《国家中医药管理局关于印发中药处方格式及书写规范的通知》 （国中医药医政发〔2010〕57 号） 中均规定名称应当按《中华人民共和国药典》规定准确使用，《中华人民共和国药典》没有规定的，应当按照本省（区、市）或本单位中药饮片处方用名与调剂给付的规定书写。

一、中药饮片的正名和别名

（一）正名

以《中华人民共和国药典》一部，局、部颁《药品标准》或《炮制规范》为依据，以历代本草文献做参考。

（二）别名

别名是指除正名以外的中药名称。由于地区不同，习惯各异，一种中药除正名外，往往有别名、地区用名、简化名称等。如大黄与庄黄、锦纹；白果与银杏；金银花与忍冬花；茜草与血见愁；甘草与国老等。常用中药处方的正名和别名见表 9-1。

表 9-1　常用中药处方的正名和别名

正名	别名	正名	别名
三七	田三七、参三七、旱三七	木蝴蝶	玉蝴蝶、千张纸
大黄	川军、生军、锦纹	王不留行	王不留
山豆根	广豆根、南豆根	牛蒡子	大力子、鼠粘子、牛子
山药	怀山药、淮山药	龙眼肉	桂圆肉
天冬	天门冬	瓜蒌	全栝楼、栝楼
天花粉	栝楼根	白果	银杏
丹参	紫丹参	赤小豆	红小豆
升麻	绿升麻	佛手	川佛手、广佛手、佛手柑
牛膝	怀牛膝	诃子	诃子肉、诃黎勒
乌药	台乌药	补骨脂	破故纸
北沙参	辽沙参、东沙参	沙苑子	沙苑蒺藜、潼蒺藜
甘草	粉甘草、皮草、国老	青果	干青果
白芍	杭白芍、白芍药、芍药	枸杞子	甘枸杞、枸杞
白芷	杭白芷、香白芷	栀子	山栀子
延胡索	元胡、玄胡索	牵牛子	黑丑、白丑、二丑
当归	全当归、秦当归	砂仁	缩砂仁
百部	百部草	草决明	决明子、马蹄决明
苍术	茅苍术	茺蔚子	益母草子、坤草子
土鳖虫	地鳖虫、䗪虫	莱菔子	萝卜子
牡蛎	左牡蛎	婆罗子	梭罗子
艾叶	祁艾、蕲艾	蒺藜	白蒺藜、刺蒺藜

正名	别名	正名	别名
西红花	藏红花、番红花	槟榔	花槟榔、大腹子、海南子
红花	红花、红蓝	罂粟壳	米壳、御米壳
辛夷	木笔花	广防己	木防己
金银花	忍冬花、双花、二花	防己	粉防己、汉防己
桑叶	霜桑叶、冬桑叶	羌活	川羌活、两羌活
淫羊藿	仙灵脾	麦冬	麦门冬、杭寸冬、杭麦冬
橘叶	南橘叶、青橘叶	附子	川附片、淡附片、炮附子
肉苁蓉	淡大芸	郁金	黄郁金、黑郁金
佩兰	佩兰叶、醒头草	泽泻	建泽泻、福泽泻
细辛	北细辛、辽细辛	前胡	信前胡
青蒿	嫩青蒿	南沙参	泡沙参、空沙参
茵陈	绵茵陈	干姜炭	炮姜、炭姜炭
浮萍	紫背浮萍、浮萍草	独活	川独活、香独活
益母草	坤草	茜草	红茜草、茜草根
墨旱莲	旱莲草	党参	潞党参、台党参
山茱萸	山萸肉、杭山萸	香附	香附子、莎草根
千金子	续随子	重楼	七叶一枝花、蚤休
马钱子	番木鳖	柴胡	北柴胡、南柴胡、软柴胡
五味子	辽五味子、北五味子	桔梗	苦桔梗
木瓜	宣木瓜	浙贝母	象贝母

别名的使用，加剧了中药名称的混乱，阻碍中药药名的规范化，也给调剂工作带来了很多困难与麻烦，甚至发生误解而造成差错事故，产生不良后果。因此，必须引起重视，坚决予以纠正。

二、并开药名

医师处方时，将疗效基本相似或起协同作用的 2~3 种饮片缩写在一起而构成 1 个药名书写，称为"合写"，又称"并开"。调剂时，则应分别调配。兹将处方中常见的药名合写及应付中药饮片举例见表9-2。

表9-2 处方常用并开药名

并开药名	调配应付	并开药名	调配应付
二冬	天冬　麦冬	知柏	知母　黄柏
苍白术	苍术　白术	炒知柏	炒知母　炒黄柏
潼白蒺藜	刺蒺藜　沙苑子	盐知柏	盐知母　盐黄柏
生熟地	生地黄　熟地黄	炒谷麦芽	炒谷芽　炒麦芽

并开药名	调配应付	并开药名	调配应付
羌独活	羌活　独活	生熟麦芽	生麦芽　炒麦芽
二枫藤	青枫藤　海枫藤	生熟谷芽	生谷芽　炒谷芽
赤白芍	赤芍　白芍	生熟稻芽	生稻芽　炒稻芽
砂蔻仁	砂仁　蔻仁	生熟枣仁	生酸枣仁　炒酸枣仁
红白豆蔻	红豆蔻　白豆蔻	生熟薏米	生薏苡仁　炒薏苡仁
二地丁	黄花地丁　紫花地丁	生龙牡	生龙骨　生牡蛎
二决明	生石决明　决明子	煅龙牡	煅龙骨　煅牡蛎
冬瓜皮子	冬瓜皮　冬瓜子	猪茯苓	猪苓　茯苓
炒三仙	炒神曲　炒麦芽　炒山楂	腹皮子	大腹皮　生槟榔
焦三仙	焦神曲　焦麦芽　焦山楂	棱术	三棱　莪术
焦四仙	焦神曲　焦麦芽　焦山楂　焦槟榔	乳没	制乳香　制没药
荆防风	荆芥　防风	龙齿骨	生龙齿　生龙骨
二乌	制川乌　制草乌	青陈皮	青皮　陈皮
芦茅根	芦根　茅根	全紫苏	紫苏叶　紫苏梗　紫苏子
桃杏仁	桃仁　杏仁	藿苏梗	藿香　紫苏梗

三、处方应付

中药饮片调剂的处方应付是指调剂人员依据医师处方和传统习惯调配中药饮片。各地区根据历史用药习惯和多年积累的丰富经验，形成了本地区的一套处方给药规律，即处方应付常规，使医师和调剂人员对处方名称和给付的不同炮制品种达成共识，在处方中无须注明炮制规格，调剂人员即可按医师的处方用药意图给药。但由于全国缺乏统一的中药饮片调剂给付的规定，各地或各单位调剂给付规定也不够完善，常造成药房给付的中药饮片与医师的要求不一致，影响了临床疗效，出现了医患纠纷和医疗安全隐患。

为保障医疗安全，保证临床疗效，2009年国家中医药管理局下发了《关于中药饮片处方用名和调剂给付有关问题的通知》（国中医药发〔2009〕7号），规定各医疗机构应当执行本省（区、市）的中药饮片处方用名与调剂给付的相关规定，没有统一规定的，各医疗机构应当制定本单位中药饮片处方用名与调剂给付规定。制定中药饮片处方用名与调剂给付规定应符合国家有关标准和中医药理论。开具中药饮片处方的医师要掌握本省（区、市）或本单位中药饮片处方用名与调剂给付的规定，并据此书写中药饮片处方用名。医师开具中药饮片处方对饮片炮制有特殊要求的，应当在药品名称之前写明。各医疗机构中药饮片调剂人员应当按照本省（区、市）或本单位中药饮片处方调剂给付规定进行调剂，对未按规定书写中药饮片处方的应由处方医师修正后再给予调剂。对有特殊炮制要求的中药饮片，调剂时应临方炮制。

一般来说，处方应付常包括以下 3 个方面。

（一）药别名应付

在调配处方时，常常遇到一味药物具有多个名称的现象。目前，尽管处方要求写正名，但少数医师开处方时仍沿用传统习惯使用别名。因此，调剂人员在掌握药物正名的同时还应熟悉本地区常用的药物别名，结合审方，以保证正确调配药物。

（二）并开药物应付

并开的药物有的因疗效相似而经常配伍使用；有的则相须、相使同用，以增强疗效。

（三）炮制品应付

由于各地区的用药习惯和炮制方法的差异，处方应付很难统一，一般分为两类。

（1）处方中书写药名或炮制品名称时给付炮制品，写生品名时才给付生品。此类饮片一般需炮制后使用，很少生用。如写"麦芽"给付炒麦芽，写"生麦芽"给付生麦芽；写"乳香"给付制乳香，写"生乳香"给付生乳香；写"杜仲"给付盐炙杜仲，写"生杜仲"给付生杜仲；未注明生用则一律给付炮制品。

（2）处方中书写药名时给付生品，写炮制品时才给付炮制品。因炮制品与生品的作用有较大不同。如写"甘草"给付生甘草，写"炙甘草"给付蜜炙甘草；写"柴胡"给付生柴胡，写"醋柴胡"给付醋炙柴胡；写"黄柏"给付生黄柏，写"盐黄柏"给付盐炙黄柏等。

（于　翔）

第四节　中药的用药禁忌

为了确保疗效、安全用药、避免不良反应的产生，必须注意用药禁忌。中药的用药禁忌主要包括配伍禁忌、妊娠禁忌和服药的饮食禁忌、证候禁忌 4 个方面。

一、配伍禁忌

中药相互间的配伍禁忌，是中药学基础理论中一个古老的药性理论问题，也是中医临床处方和中药调剂工作中经常涉及的问题，历代医药学家对此素有争议，许多医药学家进行了多方研究，有的还撰有专论，但至目前尚无十分精确的定论，其中影响较大的是金元时期所概括的"十八反"和"十九畏"歌诀。"十八反"和"十九畏"是前人留下的经验总结，而后人对其内涵却有不尽相同的解释，目前也无确切的科学论证。为保证患者用药的安全有效，对歌诀所记述的药对，若无充分的科学根据时，仍应持谨慎态度，避免盲目配伍使用，以免造成医疗事故。

调剂人员在审方和调配时除应熟记歌诀内容外，还必须掌握《中华人民共和国药典》和其他药品标准中有关不宜同用药物的规定，以其作为判断是否属配伍禁忌的法定依据。若病情需要同用时，必须经处方医师重新签字后才能调配。

（一）"十八反"歌诀

本草明言十八反，半蒌贝蔹及攻乌。藻戟遂芫俱战草，诸参辛芍叛藜芦。

（二）"十九畏"歌诀

硫黄原是火中精，朴硝一见便相争。水银莫与砒霜见，狼毒最怕密陀僧。

巴豆性烈最为上，偏与牵牛不顺情。丁香莫与郁金见，牙硝难合京三棱。

川乌草乌不顺犀，人参最怕五灵脂。官桂善能调冷气，若逢石脂便相欺。

大凡修合看顺逆，炮爁炙煿莫相依。

（三）配伍禁忌的药典记载

《中华人民共和国药典》自 1963 年版收载中药以来，历版均有配伍禁忌的规定。《中华人民共和国药典》1963 年版标注中药不宜同用者 27 种，1977 年版标注不宜同用者 39 种，1985 年版标注不宜同用者 38 种，1990 年版标注不宜同用者 35 种，1995 年版标注不宜同用者 40 种，2000 年版标注不宜同用者 44 种，2005 年版标注中药不宜同用者 47 种，2010 年版标注不宜同用者 56 种，对某些药物配伍的宜忌，药典记载时有出入。

2010 年版《中华人民共和国药典》中【注意事项】中有关不宜同用中药的规定如下。

川乌、草乌、制川乌、制草乌、附子：不宜与半夏、瓜蒌、瓜蒌子、瓜蒌皮、天花粉、川贝母、浙贝母、平贝母、伊贝母、湖北贝母、白蔹、白及同用。

生半夏、法半夏、姜半夏、清半夏：不宜与川乌、制川乌、草乌、制草乌、附子同用。

甘草：不宜与海藻、京大戟、红大戟、甘遂、芫花同用。

母丁香、丁香：不宜与郁金同用。

红人参、白人参：不宜与五灵脂同用。

三棱：不宜与芒硝、玄明粉同用。

硫黄：不宜与芒硝、玄明粉同用。

赤石脂：不宜与肉桂同用。

藜芦：不宜与人参（包括各类人参）、人参叶、西洋参、党参、苦参、丹参、玄参、北沙参、南沙参及细辛、赤芍和白芍同用。

巴豆、巴豆霜：不宜与牵牛子同用。

狼毒：不宜与密陀僧同用。

从《中华人民共和国药典》规定的不宜同用药品种来看，没有突破"十八反"和"十九畏"规定的品种。

二、妊娠禁忌

能影响胎儿生长发育、有致畸作用，甚至造成堕胎的中药为妊娠禁忌用药，妇女在怀孕期间应禁止使用。一般具有毒性的中药或有峻下逐水、破血逐瘀及芳香走窜功能的中药均属妊娠禁忌用药。

《中华人民共和国药典》（2010 年版）中有关妊娠禁忌的规定为判断是否属妊娠禁忌的依据。《中华人民共和国药典》（2010 年版）将妊娠禁忌分为妊娠禁用药、妊娠忌用药、妊娠慎用药 3 种。

妊娠禁用药为毒性中药，凡禁用的中药绝对不能使用。

妊娠忌用药大多为毒性较强或药性猛烈的中药，应避免使用。

妊娠慎用药一般包括有通经祛瘀、行气破滞以及药性辛热和过于苦寒的中药。慎用的中药可根据孕妇患病的情况酌情使用，但没有特殊必要时应尽量避免使用，以免发生事故。

（一）妊娠禁忌歌诀

斑蝥水蛭及虻虫，乌头附子配天雄。野葛水银并巴豆，牛膝薏苡与蜈蚣。

三棱芫花代赭麝，大戟蝉蜕黄雌雄。牙硝芒硝牡丹桂，槐花牵牛皂角同。

半夏南星与通草，瞿麦干漆桃仁通。硇砂干漆蟹爪甲，地胆茅根都失中。

（二）《中华人民共和国药典》（2010 年版）

注意事项中规定的妊娠禁用、忌用和慎用药品种。

1. 妊娠禁用药

土鳖虫、猪牙皂、马钱子、马兜铃、天仙子、天仙藤、巴豆、甘遂、水蛭、红粉、朱砂、芫花、全蝎、红大戟、京大戟、闹羊花、牵牛子、洋金花、轻粉、莪术、商陆、斑蝥、雄黄、蜈蚣、罂粟壳、麝香、阿魏、两头尖、黑种草子、三棱、丁公藤、千金子、猪牙皂。

2. 妊娠忌用药

大皂角、天山雪莲。

3. 妊娠慎用药

人工牛黄、三七、大黄、川牛膝、王不留行、艾片、天南星、制天南星、木鳖子、牛黄、牛膝、片姜黄、白附子、西红花、华山参、肉桂、芦荟、冰片、苏木、牡丹皮、没药、乳香、青葙子、苦楝皮、金铁锁、草乌叶、禹州漏芦、禹余粮、急性子、郁李仁、虎杖、卷柏、枳壳、枳实、穿山甲、桂枝、桃仁、凌霄花、黄蜀葵花、益母草、通草、常山、蒲黄、漏芦、薏苡仁、瞿麦、蟾酥、番泻叶、芒硝、玄明粉。

三、饮食禁忌

患者服药或用药期间，对某些食物不宜同时进服，前人称为服药禁忌，也就是民间通常所说的"忌口"。中药服药食忌是中药传统禁忌理论的重要组成部分，有些药物在使用时必须在饮食上加以注意，才能提高疗效，降低不良反应。《伤寒论》中有服桂枝汤后"忌生冷、粘滑、肉面、五辛、酒酪、臭恶"的记载。古代文献上还有常山忌葱，地黄、何首乌忌葱、蒜、萝卜，薄荷忌鳖肉，茯苓忌醋以及鳖甲忌苋菜等记载。

具体而言，在服药期间，不宜吃与药物性味相反或影响治疗的食物。因为各种食物与药物一样，都有不同的性能，要做到忌口适宜，必须根据疾病和药物的性能特点来考虑，才不至于忌得过多、过少或忌错，从而有利于发挥药效，缩短病程，使患者早日恢复健康。例如，患脾胃虚寒或胃寒疼痛等的患者，服温中祛寒药时不宜吃生冷助寒类食物；属胃热疼痛的患者，服清热药时不宜吃辛辣助热类食物；患脾胃消化功能减退的食积不化、胸腹胀闷等症的患者，服健脾消导药时不宜吃黏滞、油煎类不易消化的食物；患神经衰弱、心悸失眠等症的患者，在服镇静安神药时，不宜吃辛辣、酒、浓茶等刺激和兴奋中枢神经的食物；患外科疮疡、痔瘘及皮肤疾病的患者，对姜、椒、酒、腥臭（俗称"发物"）等类食物，当在禁忌之列，否则可助热动血，扩散炎症，增加疼痛，难以收口等。

总之，服药和用药期间的忌口与治疗进程是有密切关系的。要恢复健康，除药物力量外，还须患者调理得宜，在服药期间不能吃影响药效的食物，只有这样，才能达到尽快恢复健康的目的。

四、证候禁忌

由于药物的药性不同，其作用各有专长和一定的适应范围，因此，临床用药也就有所禁忌，称"证候禁忌"。即指某些证候使用某些中药，将发生不良后果，损害患者健康的用药禁忌。如体虚多汗者，忌用发汗药，以免加重出汗而伤阴津；阳虚里寒者，忌用寒凉药，以免再伤阳生寒；阴虚内热者，慎用苦寒清热药，以免苦燥伤阴；脾胃虚寒、大便稀溏者，忌用苦寒或泻下药，以免再伤脾胃；阴虚津亏者，忌用淡渗利湿药，以免加重津液的耗伤；火热内炽和阴虚火旺者，忌用温热药，以免助热伤阴；妇女月经过多及崩漏者，忌用破血逐瘀之品，以免加重出血；脱证神昏者，忌用香窜的开窍药，以免耗气伤正；邪实而正不虚者，忌用补虚药，以免闭门留邪；表邪未解者，忌用固表止汗药，以免妨碍发汗解表；湿热泻痢者，忌用涩肠止泻药，以免妨碍清热解毒、燥湿止痢。如麻黄性味辛温，功能发汗解表、散风寒，又能宣肺平喘利尿，故只适宜于外感风寒表实无汗或肺气不宣的喘咳，而对表虚自汗及阴虚盗汗、肺肾虚喘则应禁止使用。又如黄精甘平，功能滋阴补肺、补脾益气、主要用于肺虚燥咳、脾胃虚弱及肾虚精亏的病证；但因其性质滋腻，易助湿邪，因此，凡脾虚有湿、咳嗽痰多以及中寒便溏者则不宜服用。所以除了药性极为平和者无须禁忌外，一般药物都有证候用药禁忌，其内容详见各论中每味药物的"使用注意"部分。

2010 年版《中华人民共和国药典》中有关药物证候禁忌的规定如下。

大皂角：咯血、吐血患者忌服。

猪牙皂：咯血、吐血患者禁用。

大黄：月经期、哺乳期慎用。

天仙子：心脏病、心动过速、青光眼患者禁用。

天仙藤：肾功能不全者禁用。

马兜铃：肾功能不全者禁用。

亚麻子：大便滑泻者禁用。

华山参：青光眼患者禁服；前列腺重度肥大者慎用。

肉桂：有出血倾向者慎用。

朱砂：肝肾功能不全者禁用。

没药：胃弱者慎用。

乳香：胃弱者慎用。

青葙子：本品有扩散瞳孔作用，青光眼患者禁用。

青叶胆：虚寒者慎服。

苦楝皮：肝肾功能不全者慎用。

茺蔚子：瞳孔散大者慎用。

闹羊花：体虚者禁用。

油松节：阴虚血燥者慎用。

洋金花：外感及痰热咳喘、青光眼、高血压及心动过速患者禁用。

银杏叶：有实邪者忌用。

黑种草子：热性病患者禁用。

蜂胶：过敏体质者慎用。

（雷吉娜）

第五节　中药的用法用量

自古就有"中医不传之秘在于量"之说。我国各种中医药参考书记载的中药用量不统一，《中华人民共和国药典》的用量范围与临床也存在一定的差距，临床上常出现超出药典用量的现象，这与药材品种、产地、季节、加工炮制，不同的用法，患病群体的体质差异，药物之间的相互作用等因素密切相关。随着时代的变迁，生活和社会条件的变化，环境的变化，药材来源的不同，疾病谱的改变，中药饮片产生疗效的用量也在发生着变化，中药饮片用量的科学性、合理性，不仅对中医临床疗效至关重要，而且与中药资源的可持续利用、中药不良反应或不良反应紧密相关。中药饮片用量不统一、不规范的问题已成为制约中医临床疗效的瓶颈之一，影响了中医的发展。

一、中药饮片的用法用量

中药饮片的用量是指处方中每味药物的剂量，是处方的一个重要组成部分。在方剂中，每一味药使用的剂量并不是固定不变的，而是要根据患者的证候情况随时调整，但并不是无章可循。因此，调配处方时必须注意审核用量是否正确，有无笔误等，发现问题要与医师联系解决。常用药物的剂量一般可从以下几个方面的使用原则进行考虑。

（1）一般药物就质地而论，质地疏松的药材，如花、叶、全草之类，其药物成分容易被煎出，剂量不宜过大；质地重实的药材，如矿物、贝壳类，其药物成分不易被煎出，剂量相应要大些。从气味上比较，芳香走散的药物剂量宜小；味厚滋腻的药物剂量可大些。过于苦寒、辛热的药物用多了易伤脾胃和伤阴耗气，不宜量大久服。就药物的新陈而言，新鲜药材，如鲜地黄、鲜芦根、鲜石斛、鲜茅根等，应考虑药材本身所含水分，剂量应大些。

（2）同样的药物入汤剂的剂量比入丸散的剂量要大，复方配伍比单味药使用剂量要小。

（3）根据年龄的不同：青壮年患者用药剂量可适当大些；老年患者用药剂量应减少；婴幼儿按年龄或体重比例换算使用，减少剂量。

（4）疾病初起或体质较强的患者用药剂量可大些，体弱久病的患者用药剂量要适当减少。

（5）常见临床处方药物每剂一般用量。

1）一般药物：干燥饮片用量 9～10 g，如黄芩、川芎、苍术等；新鲜药物的用量 15～30 g，如鲜生地、鲜芦根、鲜茅根等。

2）质地较轻的药物：干燥饮片用量 1.5～3 g，如木蝴蝶、细辛、灯心草等或 3～4.5 g，如九节菖蒲、九香虫、水蛭、干姜、肉桂等。

3）质地较重的药物：干燥饮片用量 10～15 g，如生地、熟地、何首乌等或 15～30 g，如石膏、石决明、龙骨、磁石等。

4）其他用量表示：如蜈蚣 1 条；生姜 3 片；鲜竹沥 15 mL 等。此外，一些贵重药一般用量也比较小，如牛黄 0.1～0.3 g，麝香 0.03～0.01 等。

总之，中药的临床用量多寡虽非"不传之秘"，但的确是历代医家临床经验的宝贵结晶。一张处方中每一味中药剂量的确定具有很强的技巧性，与临床疗效的关系十分密切。纵观历代医案，对同一患者，用同一张药方，甲医用之无效，而乙医对其中某药稍作增减，其效立显之例，屡见不鲜。可见临证处方用药不可随心所欲，否则轻则影响疗效，重则因药致病。正因为如此，对调剂人员的要求必须十分严格。如果调剂人员操作时粗枝大叶或变更某些药物的剂量，那么方剂的治疗范围、功能主治、禁忌等均可随之改变。例如，同为枳实和白术两药组成的枳术汤和枳术丸，前者枳实用量倍于白术，以消积导滞为主；后者白术用量倍于枳实，以健脾和中为主。又如小承气汤和厚朴三物汤，同为大黄、枳实、厚朴三药组成，只因各药用量不同，方剂名称、功能主治也均不相同。前者大黄用量重于厚朴，故偏重于泻热通便；后者厚朴用量重于大黄，故长于行气消胀。由此可见，在调剂中必须遵循处方的用量原则，才能确保临床疗效。

为加强中药饮片管理，保障人体用药安全、有效，根据《中华人民共和国药品管理法》等法律，国家中医药管理局和原卫生部于2007年制定了《医院中药饮片管理规范》（国中医药发〔2007〕111号），其中第二十九条规定中药饮片调剂人员在调配处方时，应当按照《处方管理办法》和中药饮片调剂规程的相关规定进行审方和调剂。对存在"十八反""十九畏"、妊娠禁忌、超过常用剂量等可能引起用药安全问题的处方，应当由处方医师确认（"双签字"）或重新开具处方后方可调配。

中药饮片主要是用于制作中药汤剂，中药汤剂的用法包括煎法和服法，两者同等重要，用法的恰当与否，对临床疗效有着直接的影响。

二、毒、麻中药的用法用量

历代本草书籍中，常在每一味药物的性味之下，标明其"有毒""无毒"。"有毒无毒"也可简称为"毒性"，也是药物性能的重要标志之一，它是确保用药安全必须注意的问题。由于中药毒性与其治疗作用有关，因此，有毒中药仍为临床常用之品，毒性仍属于中药性能理论之一。同一味中药剂量不同，尤其是有毒中药，则其产生的疗效和不良反应不同。然而近年来，中药处方用量存在普遍偏大的趋势。同时，中药不良反应报道呈上升趋势，其中主要是由于超剂量使用所致。

因此正确认识药物毒性，对于治疗用药有重要的意义。"毒药"作为中药内容之一，有广义与狭义之分。广义毒药是一切药物的总称。如金代医家张子和曰："凡药皆有毒也，非止大毒、小毒谓之毒。"张景岳《类经》也言："药以治病，因毒为能，所谓毒药，以气味之有偏也。"药物偏性即为毒性。"以偏纠偏"可治病，"用之不当"则伤人。李时珍曾说过："用之得宜，皆有功力，用之失宜，参术也能为害。"狭义毒药指治疗量与中毒量十分接近，治疗作用峻猛强烈，易引起中毒的药物，本书所言之毒药，即为狭义之毒，也是《中华人民共和国药典》2010年版中标有"毒"的药物，使用时需谨慎。

国家中医药管理局和原卫生部于2007年制定的《医院中药饮片管理规范》（国中医药发〔2007〕111号），其中第三十二条规定调配含有毒性中药饮片的处方，每次处方剂量不得超过二日极量。对处方未注明"生用"的，应给付炮制品。第三十三条规定罂粟壳不得单方发药，必须凭有麻醉药处方权的执业医师签名的淡红色处方方可调配，每张处方不得超过三日用量，连续使用不得超过七天，成人一次的常用量为每天3～6g。《中华人民共和国药典》2010 年版中标有"毒"药物的用量见表 9-3。

表 9-3 有毒中药饮片内服限量表

品名	最高限量/g	品名	最高限量/g
丁公藤	6	制吴茱萸	5
九里香	12	硫黄	3
三棵针	15	艾叶	9
干漆	5	艾叶炭	9
土荆皮	外用适量	蛇床子	10
千金子	2	苦楝皮	6
飞扬草	9	香加皮	6
小叶莲	9	酒蕲蛇	9
天仙子	0.6	南鹤虱	9
生天南星	外用生品适量	绵马贯众	10
制天南星	9	绵马贯众炭	10
木鳖子	1.2	金钱白花蛇	5
生巴豆	外用适量	雄黄	0.1
两头尖	3	华山参	0.2
两面针	10	红粉	只可外用，不可内服
北豆根	9	米炒斑蝥	0.06
生白附子	外用生品适量	制马钱子/马钱子粉	0.6
制白附子	6	醋芫花	3，研末吞服 0.9
白屈菜	18	红大戟	3
生半夏	内服一般炮制后使用，外用适量	洋金花	0.6
地枫皮	9	蟾酥	0.03
黑顺片	15	醋甘遂	1.5
生川乌	一般炮制后用	苦木	枝 4.5，叶 3
制川乌	3	金铁锁	0.3
生草乌	一般炮制后用	京大戟	3
制草乌	3	闹羊花	1.5
生水蛭	3	草乌叶	1.2
烫水蛭	3	蜜罂粟壳	6
白果仁	10	鹤虱	9
炒牵牛子	6	轻粉	0.2

品名	最高限量/g	品名	最高限量/g
鸦胆子	2	急性子	5
全蝎	6	臭灵丹草	15
土鳖虫	10	狼毒	熬膏外敷
蜈蚣	5	商陆	9
朱砂	0.5	紫萁贯众	9
炒苦杏仁	10	蓖麻子	5
大皂角/猪牙皂	1.5	翼首草	3
仙茅	10	山豆根	6
炒苍耳子	10	炒蒺藜	10
川楝子	10	重楼	9

三、中成药的用法用量

中成药作为药物，在临床应用过程中也应具备"安全、有效、经济、适当"4 个基本要素，同时还应认识到中成药是在中医药理论指导下应用的，其和化学药品理论体系不同，在临床使用过程中还应充分继承传统中医辨证论治的精髓，同时还应摒弃"中药没有不良反应""有病治病、无病强身"的错误认识，从中成药临床应用应遵循的指导原则、中成药的不良反应、使用禁忌、配伍应用等方面加强对中成药合理应用的认识。

为加强对中成药的临床应用管理，提高中成药应用水平，国家中医药管理局会同有关部门组织专家制定了《中成药临床应用指导原则》（以下简称《指导原则》）。《指导原则》由四部分组成，第一部分为中成药概述；第二部分为中成药临床应用基本原则；第三部分为各类中成药的特点、适应证及注意事项；第四部分为中成药临床应用的管理。其中中成药临床应用基本原则是《指导原则》的核心，重点指出中成药临床应用应遵循以下原则。

（一）辨证用药

依据中医理论，辨认、分析疾病的证候，针对证候确定具体治法，依据治法，选定适宜的中成药。

（二）辨病辨证结合用药

辨病用药是针对中医的疾病或西医诊断明确的疾病，根据疾病特点选用相应的中成药。临床使用中成药时，可将中医辨证与中医辨病相结合、西医辨病与中医辨证相结合，选用相应的中成药，但不能仅根据西医诊断选用中成药。

（三）剂型的选择

应根据患者的体质强弱、病情轻重缓急及各种剂型的特点，选择适宜的剂型。

（四）使用剂量的确定

对于有明确使用剂量的，应勿超剂量使用。有使用剂量范围的中成药，老年人使用剂量应取偏小值。理想的剂量要求有最好、最大的疗效，最小的不良反应。临床应用过程中成药的用量还要根据患者的年龄、体质、病程、发病季节等具体情况全面考虑。老年人一般气血渐衰，对药物耐受力较弱，特别是作用峻烈的药物易伤正气，应适当低于成人量。小儿 1 岁以上可用成人量的 1/4，2～5 岁儿童用成人量的 1/3，5 岁以上用成人量的 1/2。体弱患者不宜用较大剂量，久病者应低于新病者的剂量。老人及身体极度衰弱者用补药时，开始剂量宜小，逐渐增加，否则因药力过猛而使病者虚不受补。凡病势重剧者药量宜大，以增强疗效；病势轻浅者用药量宜小，以免伤正气。此外，在确定用药量时，对南北水土不同、生活习惯及职业等因素都应予以考虑。

（五）合理选择给药途径

能口服给药的，不采用注射给药；能肌内注射给药的，不选用静脉注射或滴注给药。

（六）中药注射剂使用注意事项

用药前应仔细询问过敏史，对过敏体质者应慎用；严格按照药品说明书规定的功能主治使用，辨证施药，禁止超功能主治用药；中药注射剂应按照药品说明书推荐的剂量、调配要求、给药速度和疗程使用药品，不超剂量、过快滴注和长期连续用药；中药注射剂应单独使用，严禁混合配伍，谨慎联合用药；对长期使用的，在每疗程间要有一定的时间间隔；加强用药监护，用药过程中应密切观察用药反应，发现异常，立即停药，必要时采取积极救治措施；尤其对老人、儿童、肝肾功能异常等特殊人群和初次使用中药注射剂的患者应慎重使用，加强监测。

中药注射剂是中成药的一种特殊剂型，为着重加强对中药注射剂的管理，原卫生部、国家食品药品监督管理局、国家中医药管理局还联合发布了《关于进一步加强中药注射剂生产和临床使用管理的通知》，并提出了中药注射剂临床使用基本原则以加强教育和引导。为进一步促进中药注射剂的合理使用，提高临床疗效，保证患者的用药安全，国家中医药管理局医政司、中华中医药学会临床药理专业委员会还组织有关专家编写了《中药注射剂临床应用指南》，这是中西医临床应用中药注射剂的权威指南。

（张晓幸）

第六节　中药的调剂

中药调剂根据所调配中药的性质不同，分为中药饮片调剂和中成药调剂。中药饮片调剂是根据医师处方要求，将加工合格的不同中药饮片调剂成可供患者内服或外用的汤剂的过程。中成药调剂是根据医师处方调配各种中成药或根据患者的轻微病症来指导患者购买中成药非处方药的过程。

一、中药饮片处方的调剂程序及注意事项

中药饮片调剂工作是中药药事工作的重要组成部分，也是中药经营企业经营业务活动的重要组成部分。中药饮片调剂工作是一项专业性、技术性很强的工作，调剂工作质量的好坏直接关系到患者生命的安危。中药饮片调剂按工作流程分为审方、计价、调配、复核和发药 5 个环节。

（一）审方

审方是调剂工作的第一个关键环节，调剂人员不仅要对医师负责，更要对患者用药的安全有效负责。只有确认拿到的是内容完整准确、书写清楚的处方，才能进行计价和调配，以减少差错。

（1）收方后必须认真审查处方各项内容，对处方的前记、正文和医师签章等逐项加以审查，如患者姓名、性别、年龄、住址或单位、处方日期、医师签字等是否填写，药品名称、规格、剂量、剂数、脚注等是否正确。

（2）对不符合规定者要与处方医师联系，也可使用一种"处方退改笺"，在其中说明需要更正和协商的内容，连同原处方同时交给患者，经医师修正后方可调配。

如发现处方中名称或剂量字迹不清时，不可主观猜测，以免错配；发现有配伍禁忌、超剂量用药、超时间用药、服用方法有误、毒麻药使用违反规定等方面的疑问或临时缺药，都应与处方医师联系，请处方医师更改或释疑后重新签字，否则可拒绝计价和调配。

（3）审方人员无权涂改医师处方。

（二）计价

计价是医疗单位或药品经营单位收费的依据，关系到医疗单位和药品经营单位的信誉、经济核算及患者的经济利益，必须做到准确无误。由于目前大多数医院采用计算机管理系统由专门收费人员进行计价工作，因此可省去调剂人员此项工作程序。

（三）调配

调配是调剂工作的主要环节，专业技术性强，劳动强度大，调剂人员应有高度的责任感。为达到配方准确无误，要注意以下几方面。

（1）中药饮片装斗时要清斗，认真核对，装量适当，不得错斗、串斗。

（2）调剂用计量器具根据处方药品的不同体积和重量，选用相应的衡器，一般选用克戥或电子秤。称取贵重药和毒性药时要选用毫克戥或天平。应当按照质量技术监督部门的规定定期校验，不合格的不得使用。

（3）中药饮片调剂人员在调配处方时，应当按照《处方管理办法》和《中华人民共和国药典》及有关规定进行再次审方，对处方中有无配伍禁忌药、妊娠禁忌、证候禁忌、需特殊管理的毒性药或麻醉药，超过常用剂量等可能引起安全问题的处方进行审核，如出现问题，应当由处方医师确认（"双签字"）或重新开具处方后方可调配。

（4）有次序调配，防止杂乱无章。急诊处方随到随配；婴幼儿及高龄老人给予提前照顾；其他处方按接方先后顺序调配。装药的药柜、药屉、大包装盒（箱）等用后立即放回原处。

（5）调剂人员对所调配的饮片质量负有监督的责任，所调配的饮片应洁净、无杂质，符合药典或地方的炮制规范，如发现发霉变质或假冒伪劣等质量不合格饮片应及时向有关责任人提出，更换后才可继续调配。注意遵从当地不同炮制品种的处方应付药味。并开药应分别称取。

（6）为便于复核，应按处方顺序调配，间隔摆放，不可混成一堆。

（7）一方多剂时应按等量递减、逐剂复戥的原则分剂量，每一剂的重量误差应当在5%以内。

（8）需先煎、后下或包煎等特殊处理的饮片，不论处方是否有脚注，都应按调剂规程的要求处理（应分剂单包，注明用法后与其他药一并装袋）。有鲜药时应分剂另包，以利患者低温保存。

（9）一张处方不宜两人共同调配，防止重配或漏配。

（10）含毒麻药处方的调配按《医疗用毒性药品管理办法》《麻醉药品、精神药品管理条例》的有关规定执行。

（11）调配完毕后，应按处方要求进行自查，确认无误后签字，交复核人员复核。

（四）复核

复核是调剂工作的把关环节，中药饮片调配后，必须经复核后方可发出。二级以上医院应当由主管中药师以上专业技术人员负责调剂复核工作，复核率应当达到100%。复核时除对所调配药品按处方逐项核对外，对处方的内容也要逐项审查。

（1）调配完毕的药品必须经复核人按处方要求逐项复核，发现错味、漏味、重味，重量有误或该捣未捣，需临时炮制而未炮制的饮片等应及时纠正。

（2）检查是否已将先煎、后下、包煎、烊化等需特殊处理的饮片单包并注明用法。贵重药和毒性药是否处理得当。

（3）发现有与调剂要求不符的情况时，要及时请原调剂人员更改。复核无误后在处方上签字，包装药品。包装袋上应写清患者姓名和取药号。包装时注意外用药要有外用标志，先煎、后下等特殊处理的中药要放在每一包的上面，以便发药人员提请患者注意。将处方固定在药包上。

（五）发药

（1）认真核对患者姓名、取药凭证和汤药剂数。

（2）向患者交代用法、用量、用药禁忌或饮食禁忌，特别要注意需特殊处理的中药的用法、是否有自备药引、鲜药的保存等。

（3）回答患者提出的有关用药问题。如常用中药饮片名称、用量、毒性、特殊煎法、配伍禁忌及注意事项。

二、中成药调剂注意事项

中成药是中医药学的重要组成部分，调剂中成药仍应遵从《中华人民共和国药品管理法》《处方管理办法》《中华人民共和国药典》等有关规定。调剂时需注意以下内容。

（一）审方

调剂人员接到医师处方后，先审查处方，包括医师签名，患者姓名、性别、年龄、住址，药物名称、剂量、数量、剂型、用法用量、配伍禁忌、交费与否等内容，无误后再进行调配。如处方内容有疑问，应与处方医师联系，修改、确认后方可调配。急诊处方优先调配。住院患者除上述内容外，还应核对患者所属科室，服药起止日期。

（二）配方

（1）配方时应细心、准确按处方配药，调配零散药品时，应在药品包装袋上注明药品名称、数量、剂量、用法用量。核对无误后在处方上签字交复核发药人。

（2）一张处方不得两人共同调配，以防重配、漏配。

（3）若有短缺药品应及时通知库管人员。

（4）药师在完成处主调配时，应当在处方上签名。

（三）复核

复核人员接到调配好的药品和处方后，应核对患者姓名、单位或住址，对住院患者应核对患者姓名、所在科室；核对处方与调配好的药品名称、规格、数量是否相符，零散药品包装袋上书写的药品名称、剂量、数量、用法用量是否正确。无误后在处方上签名，发药。发药时应向取药人说明使用方法和服用注意事项。

（李成博）

第十章

中药的合理应用

第一节　合理用药概述

合理用药是在充分考虑患者用药后获得的效益与承担的风险后所做的最佳选择，既使药效得到充分发挥，不良反应降至最低水平，也使药品费用更为合理。中药的临床应用是在中医的理论基础上进行的，研究探讨中药临床药学及合理应用，就应当从中医中药的理论基础出发，根据其作用机制，指导中医临床合理用药，达到充分发挥药物疗效的目的。中药对人体造成的损害，除了药物本身的因素外，很多是由于不合理用药引起的。

一、合理用药的概念及意义

所谓中药的合理应用，是指运用中医药学综合知识指导临床用药。也就是以中医药理论为指导，在充分辨析疾病和掌握中药性能特点的基础上，安全、有效、简便、经济地使用中药或中成药，达到以最小的投入取得最大的医疗和社会效益的目的。

合理用药这一概念是相对的、动态发展的。一般认为，以某种中药或中成药治疗某种病证，在选用时认为其合理，仅是与同类药物相比较而言。其次，不同时期合理使用中药或中成药的标准也不同。这是因为随着中医、药学、医学理论及其他相关科学技术的发展，人类对疾病的病因病机和中药或中成药性能主治的认识也在不断地深化，以及新药的不断研制开发，必然会影响合理使用中药和中成药的标准，并促使其日臻科学完善。

合理用药的目的，首先就是要最大限度地发挥药物治疗效能，将中药和中成药的不良反应降低到最低限度，甚至于零。其次是最有效地利用卫生资源，减少浪费，减轻患者的经济负担。最后是方便患者使用所选药物。

合理用药是在充分考虑患者用药后获得的效益与承担的风险后做出的最佳选择，即药效得到充分发挥，不良反应降至最低水平，药品费用更为合理。合理用药与广大群众的切身利益息息相关，是用药安全、有效、简便、经济的保障。合理用药可以经济有效地利用卫生资源，取得最大的医疗和社会效益，避免浪费。

二、合理用药的基本原则

（一）安全

所谓安全，即保证用药安全，是合理用药的首要条件。无论所使用的药物有毒还是无毒，均应首先考虑所用药物是否安全，是否会对患者造成不良反应，使用时必须了解。在用药过程中，安全性不是要求药物的不良反应最小或无不良反应，而是要让患者承受最小的治疗风险，获得最大的治疗效果，即风险/效果应尽可能小。

（二）有效

所谓有效，就是在用药安全的前提下，保证通过药物的治疗达到既定的治愈和延缓疾病进程的目的。即所推选的中药或中成药对患者既不会造成伤害，又有较好的疗效。使患者用药后能迅速达到预期目的，根除致病原，治愈疾病；延缓疾病进程；缓解临床症状；预防疾病发生；调节人的生理功能；避免不良反应发生。

（三）简便

所谓简便，即提倡用药方法要简便。在用药安全、有效的前提下，力争做到所推选药物的使用方法简便易行，使临床医师及使用者易于掌握，应用方便。

（四）经济

所谓经济，即倡导用药要经济实用，获得单位用药效果所投入的成本（成本/效果）应尽可能低。必须在用药安全、有效的前提下，除力争做到所推选的药物用法简便外，还必须做到用药不滥，经济实用，并有利于环境保护。最大限度地减轻患者的经济负担、降低中药材等卫生资源的消耗。

三、不合理用药的主要表现及不良后果

合理用药涉及的面很广，从药物的适应病证、剂型、剂量、用法、服用时间及配伍应用，到使用者的性别、年龄、体质及病情的变化等，无不密切相关。在临床用药过程中，只要有一个方面没有顾及就有可能出现不合理用药的状况，而只要出现不合理用药状况就一定会出现不良后果。临床上常见的中药不合理用药的主要表现有：①辨析病证不准确，用药指征不明确；②给药剂量失准，用量过大或过小；③疗程长短失宜，用药时间过长或过短；④给药途径不当，未选择最佳给药途径；⑤服用时间不当，不利于药物的药效发挥；⑥违反用药禁忌，有悖于明令规定的配伍禁忌、妊娠禁忌、服药时的饮食禁忌及证候禁忌；⑦同类药物重复使用，因对药物的性能不熟或单纯追求经济效益，导致同类药重复使用；⑧乱用贵重药品，因盲目自行购用或追求经济效益，导致滥用贵重药品。

不合理用药常会导致不良后果，这些后果可以是单方面的，也可是综合性的；可以是轻微的，也可以危及生命。大体可归纳为以下4种。①浪费医药资源：不合理用药会造成医药资源的浪费，这可以是直接的，如重复给药、无病用药、无必要的合并用药等；也可以是间接的，如处置药物不良反应、药源性疾病的治疗等会增加医药资源的消耗，且常会被医务人员和患者忽视。②延误疾病的治疗：许多不合理用药都不利于疾病的治疗，如用药错误或给药不足，会延误疾病治疗或导致疾病治疗不彻底，没有痊愈，容易复发，从而增加患者的痛苦和医师治疗的难度；而不适当的合并用药，则又会干扰药物的吸收和排泄，降低治疗效果等。③引发药物不良反应及药源性疾病：发生药物不良反应的因素很多。有药物的因素，如品种混淆、炮制不当；有患者的因素，如过敏性体质、个体差异、特殊人群；也有辨证是否准确、立法是否确当等；但更不能忽视不合理用药，如选用药物不准确、用药时间过长、剂量过大、用法不适当，均会引起不良反应，甚至药源性疾病。④造成医疗事故和医疗纠纷：

不合理用药常常会造成医疗事故或称为药疗事故；医疗事故的发生常常会引发医疗纠纷，不但会给患者、医师、药师带来许多的痛苦和不必要的经济支出，而且会给医院、药品经营单位乃至全社会带来许多的麻烦和不必要的经济损失。

四、保证合理用药的主要措施

（一）掌握中医药基本理论

辨证论治是中医理论体系的核心，是中医方法论的精髓，每一位医药工作者都应该熟练掌握中药基本知识和中医药理论，尤其是中药的性能特点、功效主治、配伍应用、用量用法及使用注意等，是合理用药的先决条件。若对中医药基本理论不熟悉或掌握不够，就无法指导中药的合理应用，尤其是中药临床药师，缺乏中医药的基本理论，就不可能发现临床医师的用药不合理问题，更不可能为临床医师和患者提供用药指导和药学服务，合理用药就会成为一句空话。

（二）正确把握辨证论治

正确的辨证是合理应用中药和中成药的根本保障，运用所学知识和技能，通过望、闻、问、切，搜集患者病症有关的各种资料，应用八纲辨证与脏腑辨证等手段进分析归纳，对病情作出正确诊断，依法确定治病法则及方药。只有这样才能为指导合理用药创造条件。

（三）参辨患者的身体状况

由于人的体质、年龄、性别、生活习惯差异，这些差异对药物的敏感性和耐受性不同，从而影响中药和中成药的有效性和安全性。不但健康人是如此，患者更是如此。应详细辨析患者的体质、年龄、性别和生活习惯等，选用药物及制订的方案时要以此作为重要依据，针对病情及患者具体情况选择最佳方案，确定合理给药剂量。如儿童、老人药物代谢功能低或衰退，易发生蓄积中毒；妇女经期，特别是肝肾功能不全的病患者，在应用有毒或作用强烈的药物时应慎重考虑。又如患者营养的好坏、体质的强弱、脏腑的功能是否正常及性别差异等，均能影响其机体对药物的代谢速度和耐受能力，以及毒性反应的发生与严重程度。遇到营养较差或体质较弱或脏腑功能失常或妇女经期的患者，特别是对患有心、肝、肾功能不全或糖尿病者，在应用有毒或作用强烈的药物时更应慎重考虑，以免用药失度，对患者造成伤害。

（四）确认有无药物过敏史

了解患者以往有无药物过敏史，以及遗传缺陷，如酶的缺陷或异常等，若有这些问题就应谨慎选择使用药物，特别是避开患者高度敏感的药物等，以保证用药安全。若患者用药后突发过敏反应，临床药师除依法确认其对何种药物过敏，并立即向有关单位报告外，还要将此结果告诉患者本人，以免再次发生过敏现象。

（五）选择质优的饮片

由于中药饮片质量良莠不齐，致使其对人体的疗效及不良反应有别，因此在采购、调剂时，一定要选择质优效佳的饮片。要认真做到品种混乱者不用，出产于被污染环境中者不用，药用部位失准者不用，违规炮制者不用，霉烂变质者不用。给患者使用的中药应是质量最佳、疗效最好的饮片。

（六）合理配伍用药

我国历代医药学家都十分重视研究合理配伍用药，并建立了包括中药基本配伍与高级配伍两大部分在内的中药配伍理论。所谓基本配伍，习称"七情配伍"，具体有单行、相须、相使、相畏、相杀、相恶、相反。药物的"七情配伍"中，相须、相使表示增效的；相杀、相畏是减毒的；相恶表示减效的；相反表示增毒的。经常配伍增效，酌情选择减毒，一般不用减效，坚决禁止增毒。所谓高级配伍，习称"君臣佐使"，其从多元角度论述了药物在方中的地位及配用后性效变化规律。配伍组方合理可以起到协调药物偏性、增强药物疗效、降低药物毒性、减少不良反应发生的作用。反之，配伍不当可造成药效降低，甚至毒性增大，产生不良后果。

（七）选择适宜的给药途径及剂型

中药的给药途径多种多样，为使药物能够迅速达到病变部位发挥作用，需要根据病情轻重缓急、用药目的以及药物性质选择适宜的给药途径和用药方案。一般病情，口服有效则多采用口服给药方法；危重、急症患者宜用静脉注射或静脉滴注；皮肤及阴道疾病常用外治法，也可口服给药；气管炎、哮喘患者等可用口服给药方法，也可采用气雾剂吸入疗法等。一般来说，经口服给药能达到预期疗效的，则不考虑注射，以避免中药注射剂引起不良反应。中药的剂型与其效用关系密切，若选用的剂型恰当，不但能提高其疗效，而且能减轻或消除其不良反应，否则不但不能增强其疗效，反而会引发或增强其不良反应。

（八）制订合理的用药时间和疗程

根据病情轻重缓急，确定合理的给药时间以充分发挥药物的作用，并减少不良反应的发生。用药时选用适当的疗程，是合理用药的重要一环。疗程过短则难以达到预期疗效，疗程过长则可能给患者带来新的伤害。这是因为有些中药或中成药所含的某些成分在人体内有蓄积作用，一旦这些成分的蓄积量达到了人体的最大耐受量，即可对人体造成伤害。故凡偏性突出、作用强烈的中药，特别是有毒中药或含毒性成分的中成药都不宜久服。

（九）严格遵守用药禁忌

中药用药禁忌是中医保证临床安全用药的经验总结，它包括配伍禁忌、妊娠禁忌、服药饮食禁忌及证候禁忌四大部分。超用药、禁忌用药不仅会影响药物疗效，还会引起不良反应，对人体产生不必要的损害，临床应用中药时应该严格遵守。

（十）认真审方堵漏

认真审核临床医师的处方，严堵处方中用药不合理的漏洞。在调配中药汤剂时，要依据所学中医药学知识及调剂规范，一字一句地认真审核每一个处方，若发现处方中有字迹潦草难辨，要立即询问处方医师，切勿主观臆断；若发现处方中有违背合理用药的地方，要立即提醒医师，并建议予以改正，切勿漠然置之。

（十一）详细嘱告用药宜忌

在患者领取中药饮片或中成药时，要详细地向其说明药物的煎煮或服用方法、服用剂量及注意事项等，耐心地叮嘱患者一定要按所嘱方法服用药物，以免因使用不当而影响药物的疗效或引起不良反应。

（十二）按患者的经济条件斟酌选药

选药时，还要从药物经济学方面考虑患者的经济承受能力。应尽可能使用价廉质优的中药，不到非用不可时，不使用价格昂贵的中药。

（十三）其他措施

适宜的用药方法也因不同的时令气候、地理环境有所不同。同时，社会舆论、不实药物信息等的导向和传播，有可能导致人们在使用药物过程中产生不合理用药的现象，要真正做到安全合理地应用中药，必须关注这些对正确合理使用药物有影响的因素。

五、中成药合理应用应遵循的基本原则

中成药的合理应用是一项复杂的系统工程，除了要重点做到以上几点措施外，还应遵循以下几个基本原则。

（一）辨证用药

依据中医理论，辨认、分析疾病的证候，针对证候确定具体治法，依据治法，选定适宜的中成药。

（二）辨病辨证结合用药

辨病用药是针对中医的疾病或西医诊断明确的疾病，根据疾病特点选用相应的中成药。临床使用中成药时，可将中医辨证与中医辨病相结合、西医辨病与中医辨证相结合，选用相应的中成药，但不能仅根据西医诊断选用中成药。

（三）合理选择剂型

应根据患者的体质强弱、病情轻重缓急及各种剂型的特点，选择适宜的剂型。

（四）确定合适使用剂量

对于有明确使用剂量的，慎重超剂量使用。有使用剂量范围的中成药，老年人使用剂量应取偏小值。

（五）合理选择给药途径

能口服给药的，不采用注射给药；能肌内注射给药的，不选用静脉注射或滴注给药。

（岳慧杰）

第二节 中药间的配伍使用

中药配伍是按照一定的组合原则，并根据病情的轻重缓急，结合患者的年龄、体重、嗜好及习俗等进行合理药物配伍。配伍是中药治疗疾病的主要形式，也是提高临床疗效的主要环节，配伍得当可起到事半功倍的疗效。从中药临床应用出发，常用配伍有相辅相成、相互补充、相生配伍、降低毒性、改变药性、明确主治等方面，起到增效、解毒、生效的作用，从而避免出现盲目堆积的有药无方及照搬方剂的有方无药现象，提高中药治病的疗效，减少药物的不良反应。

一、中药配伍原则

（一）七情配伍

七情配伍是中药配伍最基本的理论。七情是单行、相使、相须、相畏、相杀、相恶、相反的合称，用以说明中药配伍后药效、毒性变化的关系。

1. 单行

单行就是指用单味药治病。病情比较单纯，选用一种针对性强的药物即能获得疗效，如清金散单用一味黄芩治轻度的肺热咯血，以及许多行之有效的单方等。它符合简验便廉的要求，便于使用和推广。

2. 相须

性能功效相似的药物配合，可增加疗效。如黄柏配知母可增强滋阴降火作用，天冬配麦冬可增强滋阴润肺、止咳化痰作用。

3. 相使

功效有某些共性的药物合用，一药为主，一药为辅，辅药加强主药的作用。黄芪使茯苓，茯苓能增强黄芪补气利水的作用。

4. 相畏

相畏是指一药毒性反应或不良反应，能被合用的另一药减轻或消除的配伍关系。如生姜能制半夏、天南星的毒，所以半夏、天南星畏生姜。

5. 相杀

一种药物能消除另一种药物的毒性反应。如绿豆能杀巴豆的毒，防风能杀砒霜的毒。

6. 相恶

两种药物配合应用后，一种药物可减弱或牵制另一种药物的药效。如莱菔子能减低人参的补气作用，所以人参恶莱菔子。

7. 相反

两种药物合用以后可产生不良反应或剧毒作用。如甘草反芫花、甘遂。"十八反""十九畏"都属于相反。

上述 7 个方面，其变化关系可以概括为 4 项，即在配伍应用的情况下：①有些药物因产生协同作用而增进疗效，是临床用药时要充分利用的，如相须、相使；②有些药物可能互相拮抗而抵消、削弱原有功效，用药时应加以注意，如相恶；③有些药物则由于相互作用，而能减轻或消除原有的毒性或不良反应，在应用毒性药或剧烈药时必须考虑选用，如相畏、相杀；④另一些本来单用无害的药物，却因相互作用而产生毒性反应或强烈的不良反应，则属于配伍禁忌，原则上应避免配用，如相反。

（二）"十八反""十九畏"

"十八反"具体的内容是：川乌、草乌、附子不宜与贝母、半夏、白及、白蔹、瓜蒌同用。甘草不宜与海藻、大戟、甘遂、芫花同用。藜芦不宜与人参、人参叶、西洋参、党参、苦参、丹参、玄参、北沙参、南沙参及细辛、赤芍和白芍同用。

"十九畏"具体内容是：硫黄畏朴硝（芒硝），水银畏砒霜，狼毒畏密陀僧，巴豆畏牵牛，丁香畏郁金，川乌、草乌畏犀角，牙硝（芒硝）畏三棱，官桂畏赤石脂，人参畏五灵脂。

《神农本草经·序列》指出"勿用相恶、相反者""若有毒宜制，可用相畏、相杀者尔，勿合用也"。自宋代以后，将"相畏"关系也列为配伍禁忌，与"相恶"混淆不清。因此，"十九畏"的概念，与"配伍"所谈的"七情"之一的"相畏"含义并不相同。"十九畏"和"十八反"诸药，有一部分同实际应用有些出入，历代医家也有所论及，引古方为据，证明某些药物仍然可以合用。如感应丸中的巴豆与牵牛同用；甘遂半夏汤以甘草同甘遂并列；散肿溃坚汤、海藻玉壶汤等均合用甘草和海藻；十香返魂丹是将丁香、郁金同用；大活络丹中乌头与犀角同用，等等。现代这方面的研究工作做得不多，有些实验研究初步表明，如甘草、甘遂两种药合用时，毒性的大小主要取决于甘草的用量比例，甘草的剂量若相等或大于甘遂，毒性较大；又如贝母和半夏分别与乌头配伍，未见明显的增强毒性。而细辛配伍藜芦，则可导致实验动物中毒死亡。由于对"十九畏"和"十八反"的研究还有待进一步作较深入的实验和观察，并研究其机制，因此目前应采取慎重态度。一般说来，对于其中一些药物，若无充分根据和应用经验，仍须避免盲目配合应用。

（三）中药配伍的"四气五味"原则

"四气"指药物的"寒、凉、温、热"；"五味"指"辛、甘、酸、苦、咸"，各种药物配合使用的时候根据君臣佐使组成方剂。其运用原则如下。

四气，是指寒、凉、温、热四性。运用原则是"治寒以热药，治热以寒药"。温性，热性药如附子、肉桂、干姜、吴茱萸等，多具有温中散寒、助阳等作用，常用于治疗寒证；寒凉性药如石膏、黄芩、黄连、黄柏等，多具有清热泻火、解毒等作用，常用于治疗阳热证。温热与寒凉药同用，则多用于寒热错杂证。

五味，是指辛、甘、酸、苦、咸五味，"辛能散、能行""甘能补、能和、能缓""酸能收、能涩""苦能泄、能燥、能坚""咸能下、能软"。运用原则是：辛味药如麻黄、川芎、半夏等多用于外邪袭表、气滞血瘀、痰湿等证；甘味药如生地、鹿茸、黄芪、阿胶等多用于阴阳气血诸虚证；酸味药如山茱萸、五味子、乌梅、金樱子、白芍等，多用于久病滑脱虚证；苦味药如大黄、葶苈子、槟榔、莪术等多用于瘀结、痰饮、积滞、气逆、湿阻等证；咸味药如芒硝、牡蛎、鳖甲、海藻等多用于瘰疬、瘿瘤、血分瘀结、大便燥结等证。

大部分药物都具有一性一味，即使多味药也是其中一味为主，绝无二重性。诚然单行是不能满足临床需要的，因此必须相互配伍运用。

二、中药复方的配伍

中药复方是按照中医的辨证论治、理法方药原则，根据治疗的需要，依照君、臣、佐、使的配伍原则组成的。所谓君药是指针对疾病的病因病机，起主要作用的药物；臣药是指辅助主药以加强疗效的药物；佐药是治疗兼证或制约主药的不良反应的药物；使药是起调和作用的药物。在数以万计的中药复方中，这些药物的用量是十分讲究的，并有着一定的规律性，归纳起来，主要有以下3种情况，现介绍如下。

（一）复方中药物用量依君、臣、佐、使而递减

这是中药复方中最为常见的药物配伍原则，一般君药用量最大，臣药次之，佐、使药用量较小，故金元时期的名医李东垣指出："君药分量最多，臣药次之，佐使又次之。"如苓

桂术甘汤中以茯苓健脾渗湿，祛痰化饮，为君药，用量是 12 g；桂枝温阳化气，为臣药，用量是 9 g；白术健脾燥湿，为佐药，用量是 6 g；甘草（炙）益气和中，为使药，用量是 6 g，共奏温化痰饮、健脾利湿的功效，是治疗中阳不足之痰饮病的良方，此类复方具有组方严谨、结构分明、疗效显著的特点。又如著名的小承气汤由大黄、枳实、厚朴三味药物组成，其中大黄用量须倍于厚朴，以达清热通便的功效，用于热结便秘之证；但若将厚朴用量倍于大黄，则该方具有行气除满的作用，用于腹部气滞胀满之证的治疗，方名也变为厚朴三物汤了。因此，同为三味药物，由于剂量的变化，导致了方名、功效、主治的改变，由此可见中医复方用药的精当与奥妙。

（二）复方中各药物的用量相等

这种用法也比较常见，如越鞠丸由香附（醋制）、川芎、栀子（炒）、苍术（炒）、六神曲各 200 g 组成；九分散中马钱子粉、麻黄、乳香（制）、没药（制）等各药的用量均为 250 g 等。这类复方疗效是十分肯定的，如良附丸由高良姜、香附（醋制）各 50 g 组成，具有温中祛寒、行气止痛、舒肝调经的功效；用于气滞寒凝之胃痛、胁痛、痛经喜温等，疗效颇佳。

（三）复方中主药用量小于其他药物用量

这种情况主要是主药是一些贵重药材，如人参、牛黄、麝香、犀角等因作用强，价格昂贵而用量少，被用作复方的主药时，其用量往往小于其他药物。如万氏牛黄清心丸中的主药牛黄的用量为 10 g，其他药物的用量分别为：黄连 200 g，黄芩 120 g，栀子 120 g，郁金 80 g。人参健脾丸中的人参用量为 25 g，其他药物的用量为：白术（麸炒）150 g，茯苓 50 g，山药 100 g，陈皮 50 g，木香 12.5 g，砂仁 25 g，炙黄芪 100 g，当归 50 g，酸枣仁（炒）50 g，远志（制）25 g。这类复方处方严谨，效果明显，如牛黄解毒片（牛黄 5 g，雄黄 50 g，石膏 200 g，大黄 200 g，黄芩 150 g，桔梗 100 g，冰片 25 g，甘草 50 g）具有清热泻火解毒的功效，用于火热内盛、咽喉肿痛、牙龈肿痛、口舌生疮、目赤肿痛等，深受患者欢迎。

现代医学研究表明，中药配伍中可能存在着一种中药有效成分与其他中药有效成分在药理作用方面的相互作用，也可能存在着多种有效成分之间产生物理的或化学的相互作用。这种相互作用经常发生在中药方剂的煎煮或其他剂型制备过程中，从而使方剂中的有效成分无论在质的方面，还是在量的方面都与单味药有所改变。因此，合理的配伍可以增强药效，降低不良反应。而不合理的配伍则会降低药物疗效，产生或增强药物的不良反应。

三、中成药的合理联用

中成药是中医药学宝库中的重要组成部分，它是以中药材为原料，在中医药基本理论指导下，按规定的处方和方法加工制成一定的剂型，供临床医师辨证使用或患者根据需要直接购用的一类药物。我国的中成药制作生产与应用具有悠久的历史，长期而广泛的临床使用证明，中成药具有疗效确切，携带、使用方便，价格便宜等特点。因此，中成药已成为当今防病治病不可缺少的药物，在国内外享有较高的声誉。中成药作为中医防治疾病的一个重要工具，其对人体的效应也具有两重性，即产生治疗作用的同时也会产生不良反应。在临床上若能合理使用中药，就能在充分发挥治疗作用的同时使不良反应的发生概率降低，使患者早日康复。若不能正确合理地使用中药，不仅达不到治疗疾病的目的，反会使不良反应发生的概率增加，在延误疾病治疗的同时引发新的疾病，有的甚至危及生命。从国家食品药品监督管理总局每年公布的国家药品不良反应/事件报告数据看，近几年中成药的不良反应不断攀升，其不良反应发生率仅次于抗感染药而排第二位。由此可见，如何合理地应用中成药，避免中药药源性伤害及降低中药不良反应的发生已经成为迫在眉睫的问题，每一个医药学工作者都必须熟练地掌握有关合理用药的知识，以便在工作中更好地为患者服务。

（一）中成药与中药汤剂的配伍联用

临床上较多出现中成药与中药汤剂同时应用的情况，如肝气郁结并发血虚痛经、月经不调等病症可用中成药逍遥丸配伍中药汤剂当归补血汤，疗效较好；肾阳虚证可用附子理中汤配伍参茸卫生丸。而功能不同中成药配伍使用可以治疗有并发症疾病，如气血两虚中气下陷所致头昏、乏力、脱肛等，可选用复方阿胶浆配伍补中益气丸；治疗阳虚夹湿之泄泻时用附子理中丸配伍健脾丸；高血压证属肝肾阴虚、风阳上扰者，脑立清与六味地黄丸联合用药，脑立清含磁石、代赭石、怀牛膝、珍珠母等，可平肝潜阳降逆，六味地黄含熟地黄、山药、山茱萸、茯苓、牡丹皮、泽泻，可滋补肝肾之阴；药物流产后出血的常规治疗方案是益母草颗粒和妇血康颗粒联合用药，益母草颗粒收缩子宫，促进宫腔内残留组织、积血排出，妇血康颗粒活血化瘀、祛瘀止血。防治心脑血管卒中可用牛黄清心丸＋牛黄解毒丸＋柏子养心丸，改寒凉与温补为平补，养心益气而不燥，清心凉窜而不寒。这些合理的配伍对于提高药效具有重要的意义。

中成药与中药药引配伍联用也能提高疗效，降低不良反应。如活络丹、醒消丸、跌打丸、七厘散等可用黄酒送服，藿香正气丸、附子理中丸等可用姜汤送服，六味地黄丸、大补阴丸等可用淡盐水送服，至宝锭用焦三仙煎汤送服，银翘解毒丸用鲜芦根煎汤送服，川芎茶调散用清茶送服，四神丸、更衣丸用米汤送服。

（二）中成药联合使用的原则

（1）当疾病复杂，一种中成药不能满足所有证候时，可以联合应用多种中成药。

（2）多种中成药的联合应用，应遵循药效互补原则及增效减毒原则。功能相同或基本相同的中成药原则上不宜叠加使用。

（3）药性峻烈或含毒性成分的药物应避免重复使用。

（4）合并用药时，注意中成药的各药味、各成分间的配伍禁忌。

（5）一些病证可采用中成药的内服与外用药联合使用。

（6）中药注射剂联合使用时，还应遵循以下原则。①两种以上中药注射剂联合使用，应遵循主治功效互补及增效减毒原则，符合中医传统配伍理论的要求，无配伍禁忌。②谨慎联合用药，如确需联合使用时，应谨慎考虑中药注射剂的间隔时间以及药物相互作用等问题。③需同时使用两种或两种以上中药注射剂，严禁混合配伍，应分开使用。除有特殊说明，中药注射剂不宜两个或两个以上品种同时共用一条通道。

（7）中成药与西药联合使用时应针对具体病情制订用药方案，考虑中西药物的主辅地位确定给药剂量、给药时间、给药途径。具体内容如下。①中成药与西药如无明确禁忌，可以联合应用，给药途径相同的应分开使用。②应避免不良反应相似的中西药联合使用，也应避免有不良相互作用的中西药联合使用。③中西药注射剂联合使用时，还应遵循谨慎联合使用的原则。确需联合用药时，应根据中西医诊断和各自的用药原则选药，充分考虑药物之间的相互作用，尽可能减少联用药物的种数和剂量，根据临床情况及时调整用药；尽可能选择不同的给药途径（如穴位注射、静脉注射），必须同一途径用药时，应将中西药分开使用，谨慎考虑两种注射剂的使用间隔时间以及药物相互作用，严禁混合配伍。

四、中成药联用的配伍禁忌

（一）含"十八反""十九畏"的中成药配伍禁忌

临床常用以治疗风寒湿痹的大活络丸、祛风止痛胶囊、强力天麻杜仲胶囊等中成药含有草乌或附子，而常用的止咳化痰药川贝枇杷糖浆、羚羊清肺丸、通宣理肺丸、复方鲜竹沥液等分别含有川贝、浙贝、半夏，根据配伍禁忌原则，若将上述两类药联合使用当属相反禁忌。又如，由于甘草在中成药中较为常用。当与含相反成分的其他中成药联用时更被忽视。如临床常用中成药心通口服液中含有海藻，祛痰止咳颗粒含有甘遂，若与橘红痰咳颗粒、通宣理肺丸、镇咳宁胶囊等含甘草的中成药联用也属"十八反"禁忌。

此外，临床常用利胆中成药益胆片、胆乐胶囊、胆康胶囊、胆宁片以及治疗肿瘤的平消胶囊等都含有郁金，若与苏合香丸、紫雪散等含有丁香的中成药合用，便应该注意具有"十九畏"药物的配伍禁忌。

（二）含有同一毒性药物剂量叠加的配伍禁忌

临床中含有毒成分的中成药不在少数，如果只根据病情选用药物而不了解处方组成，易导致有毒成分的蓄积，产生不良反应，严重者还可以引起中毒。例如大活络丹与天麻丸两药均含有附子，如合用则加大了乌头碱的摄入量，增大了不良反应发生的概率，可能出现运动麻痹、心律失常、阿—斯综合征等不良反应。又如临床常用朱砂安神丸、天王补心丹治疗失眠，如将两药合用会增加有毒成分的服用量；因其均含有朱砂（其毒性成分为汞），过量或长期服用后轻者可出现恶心、呕吐、头昏倦怠的不良反应，重者可导致肾功能衰竭。再如患者咽喉肿痛，既用牛黄解毒片，又用六神丸或喉症丸，这几种药里都含有雄黄，其有毒成分砷的用量在无意中加大了 2~3 倍，有可能出现正常用药情况下一般不会出现的不良反应。还有报道含朱砂的中成药如磁朱丸、柏子养心丸、安宫牛黄丸、苏合香丸等与含较多还原性溴离子或碘离子的中成药如治癫灵片、消瘿顺气丸等长期服用，在肠内会形成有刺激性的溴化汞或碘化汞，导致药源性肠炎、赤痢样大便。

（三）药性相反中成药联用的配伍禁忌

临床常用的补中益气丸有补中益气、升阳举陷的作用，若与木香槟榔丸等降气药同用，一升一降，药效则相互抵消。另外，将温中散寒的附子理中丸与性质寒凉清热泻火药的牛黄解毒片联用，两者药性相反，也当属使用禁忌。这种现象经常发生，有些西医大夫不懂得中医的辨证论治，经常将治疗风寒感冒与风热感冒的中成药同用。药性相反，不但起不到治疗作用，而且增加了患者的经济负担。

（王　翠）

第三节　中西药的联合使用

近年来，随着中西医结合工作的深入开展，中西药并用的概率也越来越高了。据北京市中医院的统计表明，该院应用汤剂为主并用西药的患者占用汤剂患者的13.63%，用中成药为主并用西药的患者占中成药患者的24.70%，用西药为主的并用中成药占西药患者的57.34%。可见，中西药联用的情况已极为普遍。中西药物科学合理地配伍应用能提高疗效，降低药物不良反应。但长期的临床实践及药理研究表明，有些中西药配伍应用能使药物疗效降低，不良反应增强，加重病情，导致严重的不良后果。因此，在临床治疗过程中应避免不合理的中西药配伍使用，保证用药安全有效。

一、中西药合理联用的特点及举例

（一）中西药合理联用的特点

中西药合理联用可以增强药物疗效、降低药物的不良反应、减少药物的使用剂量、减少用药禁忌及扩大应用范围。

1. 协同增效

许多中西药联用后，均能使疗效提高，有时很显著地呈现协同作用，如黄连、黄柏与四环素、呋喃唑酮、磺胺甲基异噁唑联用治疗痢疾、细菌性腹泻有协同作用，常使疗效成倍提高。金银花能加强青霉素对耐药性金黄色葡萄球菌的杀菌作用。丙谷胺与甘草、白芍、冰片一起治疗消化性溃疡，有协同作用，并已制成复方丙谷胺（胃丙胺）制剂。甘草与氢化可的松在抗炎、抗变态反应方面有协同作用，因甘草酸有糖皮质激素样作用，并可抑制氢化可的松在体内的代谢灭活，使其在血液中浓度升高。丹参注射液、黄芪注射液、川芎嗪注射液等与低分子右旋糖酐、能量合剂等同用，可提高心肌梗死的抢救成功率。丹参注射液与间羟胺、多巴胺等升压药同用，不但能加强升压作用，还能减少对升压药的依赖性。

2. 降低不良反应

某些化学药品虽治疗作用明显但不良反应却较大，若与某些适当的中药配伍，既可以提高疗效，又能减轻不良反应。肿瘤患者接受化疗后常因燥热伤津出现阴虚内热或气阴两虚证，可同时配伍滋阴润燥清热或益气养阴中药，能取得显著疗效。用甘草与呋喃唑酮合用治疗肾盂肾炎，既可防止其胃肠道反应，又可保留呋喃唑酮的杀菌作用。氯氮平治疗精神分裂症有明显疗效，但最常见的不良反应之一是流涎；应用石麦汤（生石膏、炒麦芽）30～60剂为1个疗程治疗，流涎消失率为82.7%，总有效率达93.6%。

3. 减少剂量

珍菊降压片有较好的降压及改善症状的作用。若以常用量每次1片，每日3次计，与盐酸可乐定合用，盐酸可乐定比单用剂量减少60%。地西泮有嗜睡等不良反应，若与苓桂术甘汤合用，地西泮用量只需常规用量的1/3，嗜睡等不良反应也因为并用中药而减轻。

4. 减少禁忌，扩大适应范围

碳酸锂治疗白细胞减少症近年被广泛应用，但因其胃肠道反应也限制了其适用范围。如同时用白及、姜半夏、茯苓等复方中药，可减轻胃肠道反应，使许多有胃肠道疾患的白细胞减少症患者接受治疗。用生脉散、丹参注射液与莨菪碱合用，治疗病态窦房结综合征，既可适度提高心率，又能改善血液循环，从而改善缺血缺氧的状况，达到标本兼治的目的。

（二）中西药合理联用举例

中西医结合是我国一大医疗特色，同时中西药联用也是我国临床用药的特色。只有合理应用，取长补短，才能达到事半功倍的效果，尤其是对一些疑难重症的治疗。

1. 协同增效

（1）逍遥散或三黄泻心汤等与西药催眠镇静药联用，既可提高对失眠症的疗效，又可逐渐摆脱对西药的依赖性。

（2）石菖蒲、地龙与苯妥英钠等抗癫痫药联用，能提高抗癫痫的效果；大山楂丸、灵芝片、癫痫宁（含马蹄香、石菖蒲、甘松、牵牛子、千金子等）与苯巴比妥联用治疗癫痫有协同增效作用。

（3）芍药甘草汤等与西药解痉药联用，可提高疗效。

（4）补中益气汤、葛根汤等具有免疫调节作用的中药与抗胆碱酯酶药联用，治肌无力疗效较好。

（5）木防己汤、茯苓杏仁甘草汤、四逆汤等与强心药地高辛等联用，可以提高疗效和改善心功能不全患者的自觉症状。

（6）苓桂术甘汤、苓桂甘枣汤等与普萘洛尔类抗心律失常药联用，既可增强治疗作用，又能预防发作性心动过速。

（7）钩藤散、柴胡加龙骨牡蛎汤等与抗高血压药甲基多巴、卡托普利等联用，有利于改善对老年高血压的治疗作用。

（8）苓桂术甘汤、真武汤等与血管收缩药甲磺酸二氢麦角胺联用，可增强对体位性低血压的治疗作用。

（9）当归四逆加吴茱萸生姜汤等与血管扩张药联用，可增强作用，其中的中药方剂对于微循环系统的血管扩张特别有效。

（10）黄连解毒汤、大柴胡汤等与抗动脉粥样硬化、降血脂剂联用，可增强疗效。

（11）木防己汤、真武汤、越婢加术汤等与西药利尿药联用，可以增强利尿效果。

（12）枳实与庆大霉素联用，枳实能松弛胆管括约肌，有利于庆大霉素进入胆管，增强抗感染作用。

（13）小青龙汤、柴朴汤等与氨茶碱、色甘酸钠等联用，可提高对支气管哮喘的疗效。

（14）麦门冬汤、滋阴降火汤等对老年咳嗽的镇咳作用，优于磷酸可待因，若酌情选择联用，可提高疗效。

（15）具有抗应激作用的中药如柴胡桂枝汤、四逆散、半夏泻心汤等与治疗消化性溃疡的西药（H_2 受体拮抗剂，制酸剂）联用，可增强治疗效果。

（16）具有保护肝脏和利胆作用的茵陈蒿汤、茵陈五苓散、大柴胡汤等与西药利胆药联用，能相互增强作用。

（17）茵陈蒿及含茵陈蒿的复方与灰黄霉素联用，可增强疗效，这是因为茵陈蒿所含的羟基苯丁酮能促进胆汁的分泌，而胆汁能增加灰黄霉素的溶解度，促进其吸收，从而增强灰黄霉素的抗菌作用。

（18）甘草与氢化可的松在抗炎抗变态反应时同用，有协同作用。因甘草酸有糖皮质激素样作用，并可抑制氢化可的松在体内的代谢灭活，使其在血液中浓度升高，从而使疗效增强。

（19）丹参注射液加泼尼松，治结节性多动脉炎，有协同作用。

（20）炙甘草汤、加味逍遥散等与甲巯咪唑等联用，可使甲状腺功能亢进症的各种自觉症状减轻。四逆汤与左甲状腺素联用，可使甲状腺功能减退症的临床症状迅速减轻。

（21）延胡索与阿托品制成注射液，止痛效果明显增加；若再加少量氯丙嗪、异丙嗪，止痛效果更优；洋金花与氯丙嗪、哌替啶等制成麻醉注射液，用于手术麻醉不但安全可靠，而且术后镇痛时间长。

（22）十全大补汤、补中益气汤、小柴胡汤等与西药抗肿瘤药联用，可以提高疗效。其中的中药可以提高天然杀伤细胞活性的能力，还可能有造血及护肝作用。

（23）清肺汤、竹叶石膏汤、竹茹温胆汤、六味地黄丸等与抗生素类药联用，有增强抗生素治疗呼吸系统反复感染的效果。这些中药方剂具有抗炎、祛痰、激活机体防御功能的效果，尤其是含人参、柴胡或甘草的方剂效果更佳。有些单味中药如黄连、黄柏、葛根等，具有较强的抗菌作用，如与抗生素类药物联用，可增强抗菌作用。

（24）麻黄与青霉素联用，治疗细菌性肺炎，有协同增效作用；黄连、黄柏与四环素、呋喃唑酮、磺胺脒联用，可增强治疗细菌性痢疾的效果；香连化滞丸与呋喃唑酮联用，可增强治疗细菌性痢疾的效果；碱性中药与苯唑西林、红霉素同服，可防止后者被胃酸破坏，增强肠道吸收，从而增强抗菌作用。

（25）香连丸与甲氧苄啶联用后，其抗菌活性增强16倍。

（26）黄连、黄柏与呋喃唑酮、磺胺甲基异噁唑、四环素，治疗痢疾、细菌性腹泻有协同作用，常使疗效成倍提高。

（27）逍遥丸或三黄泻心汤等与西药镇静催眠药联用，既可提高对失眠症的疗效，又可逐渐摆脱对西药的依赖。

（28）补中益气丸、葛根汤等具有免疫调节作用的中药，与抗胆碱酯酶药如新斯的明、毒扁豆碱等联用，治疗肌无力疗效更好。

（29）地西泮有嗜睡等不良反应，若与苓桂术甘汤（丸）合用，地西泮用量只需常规用量的1/3，其不良反应也因为并用中药而减轻。

（30）丙谷胺对消化性溃疡临床症状的改善、溃疡的愈合有一定效果，如与甘草、白芍、冰片等合用，则有协同作用，疗效更好。

（31）间羟胺、多巴胺等升压药与丹参注射液合用，不仅可以增强升压作用，还可以延长升压作用的时间。

（32）桂枝茯苓丸与血管扩张药联用，中药对微循环系统的血管扩张有效，可增强西药的血管扩张作用。

（33）莨菪碱与生脉散、丹参注射液合用，治疗病态窦房结综合征，既能适度加快心率，又能改善血液循环，达到标本兼治的目的。

（34）氯丙嗪与中药珍珠层粉合用治疗精神病，不仅有一定的协同增效作用，而且能减轻氯丙嗪的肝损害不良反应。

此外，中西药联用还能促进药物的吸收，如木香、砂仁、黄芩等对肠道有明显抑制作用，可延长维生素 B_{12}、灰黄霉素、地高辛等在小肠上部的停留时间，从而有利于药物吸收。

2. 减轻西药的不良反应

（1）柴胡桂枝汤等具有抗癫痫作用的中药复方与西药抗癫痫药联用，可减少抗癫痫药的用量及肝损害、嗜睡等不良反应。

（2）六君子汤等与抗震颤麻痹药联用，可减轻胃肠道不良反应，但也可能影响其吸收、代谢和排泄。

（3）抗抑郁药与相应的中药方剂联用，可减少口渴、嗜睡等不良反应的产生。如氯氮平治疗精神分裂症有明显疗效，但最常见的不良反应是流涎；应用石麦汤（生石膏、炒麦芽）30~60剂为一疗程，流涎消失率82.7%，总有效率93.6%。

（4）芍药甘草汤等与解痉药联用，在提高疗效的同时，还能消除腹胀、便秘等不良反应。

（5）小青龙汤、干姜汤、柴朴汤、柴胡桂枝汤等与抗组胺药联用，可减少西药的用量和嗜睡、口渴等不良反应。

（6）木防己汤、真武汤、越婢加术汤、分消汤等与西药利尿药联用，可减轻因应用西药利尿药而导致的口渴等不良反应。

（7）桂枝汤类、人参类方剂与皮质激素类药联用，可减少激素的用量和不良反应。

（8）八味地黄丸、济生肾气丸、人参汤等中药与降血糖药联用，可使糖尿病患者的性神经障碍和肾功能障碍减轻。

（9）黄芪、人参、女贞子、刺五加、当归、山茱萸等，与西药化疗药联用，可降低患者因化疗药而导致的白细胞降低等不良反应。

（10）黄芩、黄连、黄柏、葛根、金银花、葛根等具有较强抗菌作用的中药与抗生素类药联用，可减少抗生素的不良反应。

（11）黄精、骨碎补、甘草等与链霉素联用，可消除或减少链霉素引发的耳鸣、耳聋等不良反应。

（12）逍遥散有保肝作用，与西药抗结核药联用，能减轻西药抗结核药对肝脏的损害。

（13）用含麻黄类中药治疗哮喘，常因含麻黄碱而导致中枢神经兴奋，若与巴比妥类西药联用，可减轻此不良反应。

（14）小柴胡汤、人参汤等与丝裂霉素C联用，能减轻丝裂霉素对机体的不良反应。

（15）碳酸锂治疗白细胞减少症时会引起胃肠道反应，若与白及、姜半夏、茯苓等同时服用，可明显减轻其胃肠道的不良反应。

二、中西药不合理联用出现的问题

不合理联用常见出现的问题主要有导致不良反应增加和导致药效降低，临床应用时应尽量避免配伍联用。

（一）导致不良反应增加

（1）两类药物毒性相类似，合并用药后出现不良反应的同类相加。如地榆、虎杖、五倍子等含鞣质的中药与四环素、利福平等西药，两者均有肝毒性。

（2）产生有毒的化合物。含雄黄、砒石等含砷中药及制剂牛黄解毒丸、六神丸等与硝酸盐、硫酸盐同服，砷在体内氧化成有毒的三氧化二砷，可引起砷中毒。

（3）中药能增加西药的不良反应。如杏仁、桃仁、白果等含氰苷的中药可加重麻醉、镇静止咳药如硫喷妥钠、可待因等呼吸中枢抑制作用，使不良反应增加，严重的可使患者死于呼吸衰竭；麻黄，含钙离子的矿物药如石膏、海螵蛸等能兴奋心肌而加快心率，增强心脏对强心苷类药物的敏感性而增加对心脏的毒性。

（4）加重或诱发并发症，诱发药源性疾病及过敏反应。如鹿茸、甘草具有糖皮质激素样成分，与刺激胃黏膜的阿司匹林等水杨酸衍生物合用，可诱发消化道溃疡；板蓝根、穿心莲及鱼腥草注射液、鹿茸精注射液等与青霉素 G 配伍用会增加过敏的危险。

（5）改变体内某些介质成分含量或环境也能增加不良反应。如某些中药能促进单胺类神经介质的释放，与单胺氧化酶抑制剂合用可使不良反应增强，严重时可致高血压危象。含钾离子高的中药如萹蓄、金钱草、丝瓜络等与保钾利尿药螺内酯、氨苯蝶啶等合用可引起高钾血症；含有机酸类中药山楂、乌梅、五味子等能酸化体内环境，与磺胺类药合用降低其溶解度而在尿中析出结晶，引起血尿，与呋喃坦啶、阿司匹林、吲哚美辛等联用可增加后者在肾脏的重吸收而加重对肾脏的毒性。

（二）导致药效降低

（1）中西药联用发生化学反应出现沉淀、形成络合物、螯合物、缔合物等而降低药物的吸收。如含生物碱的中药如黄连、黄柏、麻黄等与金属盐类、酶制剂、碘化物合用会产生沉淀；含鞣质的中药与酶制剂的酰胺或肽键形成氢键缔合物。

（2）中西药联用发生中和反应、吸附作用而使药物失效。如含有机酸的中药与碱性西药以及含生物碱的中药与酸性西药合用时会出现中和反应；而煅炭的中药其很强的吸附作用可使酶类制剂和生物碱类西药失效。

（3）中西药合用可因药理作用拮抗、作用受体竞争等因素引起药效降低。如麻黄及其制剂的中枢兴奋作用能拮抗镇静催眠药的中枢抑制作用；麻黄也能竞争性阻碍降压药进入交感神经末梢而使降压效果降低。

（4）中西药合用时因一方能加快另一方的代谢速度，缩短半衰期，降低血药浓度而降低疗效。如中药酒剂能加快苯妥英钠、甲苯磺丁脲、苯巴比妥、华法林等的代谢速度。

（房景望）

参考文献

[1] 姜远英. 临床药物治疗学 [M]. 5 版. 北京：人民卫生出版社，2022.

[2] 孙国平. 临床药物治疗学 [M]. 北京：人民卫生出版社，2021.

[3] 董志. 药理学 [M]. 4 版. 北京：人民卫生出版社，2017.

[4] 尤启冬. 药物化学 [M]. 4 版. 北京：化学工业出版社，2021.

[5] 杨宝峰，陈建国. 药理学 [M]. 9 版. 北京：人民卫生出版社，2018.

[6] 李俊. 临床药理学 [M]. 6 版. 北京：人民卫生出版社，2018.

[7] 唐星. 药剂学 [M]. 4 版. 北京：中国医药科技出版社，2019.

[8] 丁健. 高等药理学 [M]. 2 版. 北京：科学出版社，2019.

[9] 王建，张冰. 临床中药学 [M]. 3 版. 北京：人民卫生出版社，2021.

[10] 孙建宁. 中药药理学 [M]. 北京：中国中医药出版社，2019.

[11] 冯雪松. 药学概论 [M]. 北京：中国医药科技出版社，2021.

[12] 吕万良，王坚成. 现代药剂学 [M]. 北京：北京大学医学出版社，2022.

[13] 陆兔林，李飞. 中药炮制学 [M]. 3 版. 北京：人民卫生出版社，2022.

[14] 赵海霞. 药理学与药物治疗学基础 [M]. 北京：科学出版社，2014.

[15] 李学玲，秦红兵，邹浩军. 常用药物新编 [M]. 北京：人民卫生出版社，2016.

[16] 蔡映云，吕迁洲. 临床药物治疗学呼吸系统疾病 [M]. 北京：人民卫生出版社，2016.

[17] 陈冠容. 临床常见疾病药物治疗学 [M]. 北京：人民卫生出版社，2016.

[18] 李梅. 中医药学基础 [M]. 北京：中国中医药出版社，2016.

[19] 傅宏义. 新编药物大全 [M]. 4 版. 北京：中国医药科技出版社，2017.

[20] 陈新谦，金有豫，汤光. 陈新谦新编药物学 [M]. 18 版. 北京：人民卫生出版社，2019.